DROEMER

FRANK SCHNEIDER

Das *erschütterte* Ich

TRAUMA
verstehen und
bewältigen

DROEMER

In Medizin und Psychologie wird sehr viel geforscht, deswegen verändert sich der Wissensstand stetig. Autor und Verlag haben große Sorgfalt darauf verwendet, dass alle Angaben zum Zeitpunkt der Fertigstellung des Werkes dem aktuellen Wissensstand entsprechen.

Alle in diesem Buch enthaltenen Informationen dienen ausschließlich allgemeinen Bildungs- und Informationszwecken und wurden nach bestem Wissen erstellt. Individuelle Gesundheitsfragen müssen mit Ärzten oder Psychologischen Psychotherapeuten besprochen werden, daher ersetzt dieses Buch keinesfalls die persönliche Beratung durch diese. Bei akuten psychischen Krisen sollen unmittelbar niedergelassene Ärzte oder Kliniken aufgesucht werden. Wenn das Leben eines Menschen in akuter Gefahr ist, sollte umgehend professionelle Hilfe in Anspruch genommen werden, z. B. durch den ärztlichen Notdienst, den Rettungsdienst oder die Polizei.

Besuchen Sie uns im Internet:
www.droemer-knaur.de

FSC
www.fsc.org
MIX
Papier | Fördert gute Waldnutzung
FSC® C083411

Originalausgabe Juni 2025

Ein Imprint der Verlagsgruppe Droemer Knaur GmbH & Co. KG
Maria-Luiko-Straße 54, 80636 München

Lektorat: Dr. Ludger Ikas
Covergestaltung: Verena Metz | v e r i d e s i g n e d
Coverabbildung: Verena Metz Illustration
Satz und Layout: Adobe InDesign im Verlag
Druck und Bindung: CPI books GmbH, Leck
ISBN 978-3-426-56214-7

Kontaktadresse nach EU-Produktsicherheitsverordnung:
produktsicherheit@droemer-knaur.de

2 4 5 3

Inhalt

Teil 3:
Psychotherapie von Traumafolgestörungen
167

Teil 4:
Resilienz und
Traumatisierungen
293

Vorwort

Liebe Leserin, lieber Leser,
danke, dass Sie sich für Trauma und Traumafolgestörungen interessieren. Das finde ich nicht selbstverständlich. Vielleicht ist einer Ihrer Angehörigen oder Freunde in irgendeiner Weise betroffen? Oder sind Sie selbst erschüttert, haben noch nie jemandem davon erzählt oder womöglich bereits Ihren Weg gefunden, damit umzugehen? Vielleicht interessieren Sie sich einfach für die Verletzlichkeit der Menschen und ihre Widerstandsfähigkeit, die Resilienz?

Leider erfahren Menschen mit psychischen Erkrankungen, also auch solche mit Traumafolgestörungen, immer noch allzu oft gesellschaftliche Stigmatisierung. Es ist für viele Betroffene nach wie vor schwer, rechtzeitig Hilfe in Anspruch zu nehmen und offen mit ihrer Erkrankung umzugehen. Ich bin überzeugt: Beides wird umso eher möglich, je informierter diese Menschen und ihre Angehörigen und Freunde sind. In diesem Buch möchte ich Sie deshalb anhand von Fallbeispielen mit unterschiedlichen Arten von Traumata und Traumafolgestörungen vertraut machen und Ihnen aufzeigen, was es mit deren Bewältigung auf sich hat.

Einer Traumatisierung liegen immer extrem bedrohliche oder katastrophale Ereignisse zugrunde. Die Konfrontation mit tatsächlichem oder drohendem Tod, ernsthafter Verletzung oder sexueller Gewalterfahrung kann bei einem Menschen eine psychische Erschütterung in Form einer Traumafolgestörung auslösen. Eine kurzfristige Stressreaktion, beispielsweise als Folge einer Auseinandersetzung mit dem Chef oder einer Partnerin oder einem Partner, stellt im Gegensatz dazu noch keine Erkrankung dar.

Erzählen die dargestellten Fälle von konkreten Menschen und

ihren Geschichten? Ja und nein. Ich bin seit rund vierzig Jahren psychiatrisch und psychotherapeutisch tätig und habe viele Erinnerungen an einzelne Patientinnen und Patienten. Jedoch möchte ich nicht individuelle Personen vorstellen, sondern das Wesentliche an einem Thema herausarbeiten.

Darum verbinde ich in den einzelnen Kapiteln die bruchstückhaften Geschichten mehrerer Menschen zu einer fiktiven neuen Erzählung. Jedes geschilderte Detail hat sich folglich so zugetragen, nur eben meist in anderen Zusammenhängen. Zum Schutz der realen Personen habe ich die Schilderungen außerdem vollständig anonymisiert und sämtliche Spuren verschleiert. Sollten Sie dennoch sich oder einen Angehörigen in einer der Geschichten wiedererkennen, zeigt dies nur, dass Sie mit dem Erlebten nicht allein sind.

Mit diesem Buch möchte ich Sie nicht nur über die vielen Facetten von Traumata und ihre möglichen Folgen informieren, sondern auch berühren und zum Nachdenken bewegen. Es gibt einen großen Markt an Traumatherapien, die alle möglichen Behandlungsformen anbieten. Ich werde Ihnen nur solche Verfahren näherbringen, die wissenschaftlich fundiert sind, die also in mehreren unabhängigen klinischen Studien geprüft wurden und eine nachweisbare Wirksamkeit besitzen. Dabei handelt es sich ausschließlich um jene Therapien, die in den wissenschaftlichen Leitlinien[1] als empfehlenswert genannt und auch von Ihrer Krankenkasse finanziert werden.

Umbrüche und schwierige Zeiten hat es in der Menschheitsgeschichte immer wieder gegeben. Unser aktives Tun bietet trotz allem wunderbare Chancen auf konstruktive Veränderungen – eine Haltung, die mich durch mein Leben und meine langjährige psychotherapeutische Tätigkeit begleitet hat und die mir letztlich auch die entscheidende Basis für den Umgang mit jeder Form von Trauma zu sein scheint.

Es gibt einen Satz, den ich fast allen meinen Patientinnen und Patienten sage: »Jeder trägt seinen Rucksack.« Dieser »Rucksack« enthält all unsere persönlichen Erfahrungen, gute wie schlechte. Manchmal denkt man, es werden einem nur Steine reingeladen, und die Last ist so schwer, dass man sie nicht mehr alleine tragen kann. Oft ist alles nur hineingestopft und müsste dringend mal sortiert und aufgeräumt werden, damit man etwas wiederfindet. Und natürlich können traumatische Erlebnisse den Rucksack besonders schwer machen. Doch ob der Rucksack nun eine Traumaerfahrung enthält oder nicht – das Entscheidende ist nach meiner Überzeugung, überhaupt zu wissen und anzuerkennen, dass es diesen Rucksack gibt und, noch wichtiger, dass es therapeutisch unterstützte Wege gibt, sich mit seinem Inhalt wirksam auseinanderzusetzen.

Menschen sind viel widerstandsfähiger, resilienter, als uns die Gesellschaft mit all ihren Triggerwarnungen oft glauben macht. Viktor Frankl, der einst selbst in KZ-Lagerhaft war und später zu einem bedeutenden Psychotherapeuten wurde, sagte einmal: »Sehen Sie, meine Damen und Herren, gerade dort, wo wir eine Situation nicht ändern können, gerade dort ist uns abverlangt, uns selbst zu ändern, nämlich zu reifen, zu wachsen, über uns selbst hinauszuwachsen!«[2] Mögliche Wege dazu möchte ich Ihnen in dem vorliegenden Buch aufzeigen.

Düsseldorf, im Mai 2025
Prof. Dr. Dr. Frank Schneider

Teil 1

Was ist ein Trauma und was eine Traumatisierung?

In den folgenden 19 Fallgeschichten stelle ich Ihnen Traumata und Traumafolgestörungen mit einzelnen Themenschwerpunkten ausführlich vor und füge sie in einen wissenschaftlichen Zusammenhang ein. Ich beginne in diesem ersten Teil mit drei Fällen zu der Frage: Was ist ein Trauma? Die kurze Antwort: Bei einer Traumatisierung wird ein Mensch mit seinem bevorstehenden oder drohenden Tod, einer ernsthaften Verletzung oder einer sexuellen Gewalterfahrung konfrontiert. Auch emotionale Traumatisierungen und Vernachlässigungen werden zu den Traumaursachen gezählt.

Die wichtigste Form von Störung infolge eines Traumas ist die sogenannte posttraumatische Belastungsstörung (PTBS). Laut Definition beinhaltet sie das Erleben eines extrem bedrohlichen Ereignisses sowie das nachfolgende Wiedererleben mit aufdringlichen Erinnerungen und Albträumen. Dabei zeigen die Betroffenen Angst, körperliche Anspannung und Vermeidungsverhalten, und sie nehmen dauerhaft eine erhöhte akute Bedrohung wahr. Für das Ausmaß der Symptome einer PTBS ist nicht so sehr die Schwere oder »Dosis« des Traumas, sondern vielmehr die unmittelbare Reaktion der Person auf das Trauma entscheidend. Eine PTBS tritt üblicherweise innerhalb der ersten drei Monate nach einem Trauma auf und dauert mindestens mehrere Wochen an, oft sehr viel länger.

Es gibt noch andere Traumafolgestörungen, insbesondere die sogenannte komplexe PTBS (K-PTBS), Anpassungsstörungen, die anhaltende Trauerstörung sowie die akute Stressreaktion. Sie alle werden wir in diesem Buch genauer kennenlernen.

Doch zunächst zu den ersten drei Fällen.

Der Journalist **Rainer Petersen** hat das Tagebuch seiner verstorbenen Mutter gefunden, die ihn einst als Säugling hat weggeben müssen. So erfährt er erstmals, was seine Mutter damals erschüttert hat. Anhand ihrer Traumaerfahrung werden die spezifischen Diagnosekriterien für die PTBS und die K-PTBS erläutert. Bei einer K-PTBS müssen die oben schon kurz erwähnten Kriterien für eine PTBS vorliegen, darüber hinaus aber noch lang anhaltende oder sich wiederholende Ereignisse, denen man nur schwer oder gar nicht entkommen kann, also Folter, dauerhafte häusliche Gewalt, Missbrauch in der Kindheit. Hinzu kommen bei der K-PTBS schwere und beständige Probleme bei der sogenannten Emotionsregulierung, die Überzeugung, wertlos zu sein, begleitet von Scham- und Schuldgefühlen sowie Schwierigkeiten, Beziehungen aufrechtzuerhalten und Nähe einzugehen. Diese Krankheitszeichen können sich über die ganze Lebensspanne erstrecken. In dem Kapitel wird auch erläutert, wie häufig psychische Störungen und insbesondere Traumafolgestörungen überhaupt vorkommen.

Thorsten Ritzing ist ein Justizvollzugsbeamter und Krankenpfleger, der sich schwere Vorwürfe macht: Hätte er verhindern können, dass ein Gefangener sich beim Hofgang vor seinen Augen anzündet und stirbt? An seinem Beispiel wird klar, wie man als Psychotherapeut Informationen einholt und wann eine Traumatisierung eine Krankheit ist. Thorsten Ritzing leidet nicht unter einer PTBS, sondern unter einer Anpassungsstörung. Sie ist gekennzeichnet durch die mit beunruhigenden Gedanken einhergehende Beschäftigung mit dem Trauma oder seinen Folgen. Es muss außerdem zu erheblichen Beeinträchtigungen kommen, was bei ihm der Fall ist. Die Störung muss innerhalb eines Monats nach dem Stressor auftreten und darf maximal bis zu sechs Monate bestehen bleiben. Auch diese Kriterien treffen auf ihn zu.

Sandra Küpper kommt nach einem Selbstmordversuch in die Klinik. Die 25-Jährige hat eine PTBS, nachdem sie mit zwölf Jahren von ihrem Sporttrainer vergewaltigt wurde. An ihrem Beispiel beschreibe ich die neurobiologischen Grundlagen von Traumatisierungen im Gehirn, wir sprechen über Emotionen und Kognitionen, das Traumagedächtnis und über Risikofaktoren. Wichtig sind bei ihr sogenannte Brückensymptome, die in der Zeit zwischen der eigentlichen Traumaerfahrung und dem viel späteren vollständigen Ausbruch einer PTBS auftreten können.

Darüber hinaus geht es darum, wohin sich Menschen mit Traumatisierung wenden können und warum eine traumafokussierte Therapie mit Exposition in der Regel den Goldstandard jeder psychotherapeutischen PTBS-Behandlung darstellt.

Kapitel 1

Das Tagebuch. Diagnose einer Traumatisierung

Rainer Petersen

Vor einiger Zeit erhielt ich eine E-Mail, in der mich ein Journalist um einen Gesprächstermin bat. Er wolle eine längere Geschichte über traumatisierte Menschen schreiben. Das Magazin einer Wochenzeitung sei sehr an diesem Thema interessiert. Ob ich als Experte bereit wäre, ihm ein paar Fragen zu beantworten. Erst am Ende der E-Mail erwähnte er, dass es auch um seine Mutter gehe. Nach deren Tod habe er ein Tagebuch gefunden, in dem sie traumatische Dinge aus ihrem Leben schilderte.

Ich war neugierig geworden und machte ihm einen Terminvorschlag.

Wenige Tage später kam Rainer Petersen, so der Name des Journalisten, in mein Büro. Ein großer, stämmiger Mann in den Vierzigern. Er wirkte ein wenig aufgewühlt und verunsichert. Nachdem wir uns begrüßt und Platz genommen hatten, bat ich ihn, mir ausführlicher von seiner Mutter zu erzählen.

Sie war zwei Monate zuvor gestorben. Das Amtsgericht hatte ihm dies förmlich mitgeteilt, denn er selbst hatte gar keinen Kontakt zu ihr gehabt. Im Alter von einem Jahr war er in eine Pflegefamilie gekommen und dort aufgewachsen. Nun war er offenbar der einzig verfügbare Angehörige in der Nähe, der sich um ihre Wohnung kümmern konnte. Wie das Amtsgericht ihn ermittelt hatte, wusste er nicht. Aus Interesse hatte er dann tatsächlich die Wohnung ausgeräumt und dabei das schon in der Mail erwähnte alte Tagebuch seiner Mutter gefunden. So erfuhr er auch erstmals, wie sie hieß. Seine Mutter hatte auf einmal einen Namen und eine Geschichte: Beate Petersen.

Nach diesen ersten Informationen bat ich Rainer Petersen, mir noch etwas mehr über seine Kindheit zu berichten. Wie er erklärte, hatte er die Pflegeeltern stets als seine Eltern angesehen, obschon er immer wusste, dass es da noch eine »richtige« Mutter und einen »richtigen« Vater gab. Das war ihm gegenüber auch nie verheimlicht worden. Mit den leiblichen Eltern hatte er aber überhaupt keinen Kontakt gehabt. Er hatte auch nie das Bedürfnis danach verspürt. Irgendwann hatte er mal gehört, der Vater sei alkoholkrank gewesen und gestorben, doch das hatte ihn nicht wirklich berührt. An die leiblichen Eltern hatte er jedenfalls überhaupt keine Erinnerung. Er fühlte sich wohl mit seinen »neuen« Eltern, mit seiner Familie. Die Nachricht vom Amtsgericht kam für ihn daher überraschend. »Ich hatte seit Jahrzehnten nicht mehr an meine ›richtige‹ Mutter gedacht.«

Die Kindheit der »richtigen« Mutter

»Was ist denn mit dem Tagebuch?«, wollte ich nun von ihm wissen.

»Das Tagebuch beginnt im achten Lebensjahr meiner Mutter und endet irgendwann im frühen Erwachsenenalter«, erklärte er. »Die Inhalte beschreiben vor allem eine schreckliche Kindheit und später dann auch mich. Die Einträge sind sporadisch und oft undatiert, was die zeitliche Zuordnung teilweise schwierig macht. Manchmal liegen auch Jahre zwischen den Einträgen.«

Wie er mir berichtete, machte er sich nach der Lektüre des Tagebuchs große Vorwürfe, dass er sich nie um seine Mutter gekümmert hatte, denn sie hätte ganz offensichtlich Unterstützung und Hilfe gebraucht. »Stellen Sie sich vor, ich war noch keine zwei Jahre alt, als ich weggegeben wurde. So konnte ich natürlich gar nicht wissen, was ich jetzt durch das Tagebuch erfahren habe. Trotzdem fühle ich eine große Schuld.«

Mit einem Mal war unsere Unterhaltung kein journalistisches Hintergrundgespräch mehr, sondern entwickelte sich eher zu einer biografischen Anamnese. Ich begann mich zu fragen, warum Rainer Petersen wirklich zu mir gekommen war. Ging es ihm nur um die Geschichte, die er für seine Zeitung schreiben wollte? Oder wollte er am Ende sich selbst und seine eigene Geschichte verstehen? Beides wäre für mich völlig okay gewesen. Es war jedenfalls deutlich zu spüren, dass er einen ziemlich hohen Leidensdruck hatte. Er wirkte angespannt und nervös.

Ich wollte ihm gerne helfen und machte ihm deshalb den Vorschlag, das Gespräch ein wenig zu strukturieren. Er könne mir ja erst einmal berichten, was er in dem Tagebuch gelesen hatte. Danach könne er seine journalistischen Fragen stellen, und wir könnten darüber sprechen. Damit war er sehr einverstanden.

Er hatte das Tagebuch mitgebracht. Daraus las er nun entweder vor, oder er fasste manche Inhalte zusammen. Es handelte sich um ein ziemlich altes Tagebuch für Kinder. Auf dem verblichenen hellbeigen Plastikeinband waren Hasen, Igel und Rehe abgebildet. Mit ungelenker Schreibschrift stand auf dem Einband »Beate Petersen«. Etwa drei Viertel der Seiten waren beschrieben. An vielen Stellen hatte Rainer Petersen Zettel als Lesezeichen hineingelegt.

Dann las er mir die ersten Seiten vor:

Liebes Tagebuch, ich fange heute an, Dir alles zu erzählen, was mich beschäftigt. Es ist so viel passiert, sodass jetzt ein Anfang sein muss. Ich habe sonst niemanden, dem ich diese Dinge erzählen kann. Meinen Eltern auf keinen Fall. Eine Freundin, der ich alles sagen kann, habe ich auch nicht. Dafür sorgen meine Eltern schon. Und auf die beiden Kinder meiner Tante, die oben im Haus wohnen, muss ich oft aufpassen, und wenn ich denen was sage, erzählen sie doch alles ihrer Mama und die meiner.
Liebes Tagebuch, ich nenne Dich jetzt einfach so, weil ich im Deutschunterricht gerade gelernt habe, dass man zu seinem Tagebuch sehr offen sein kann. Ich werde Dich aber auch immer verstecken, damit Dich niemand findet.
Liebes Tagebuch, ich fange mal mit meiner Familie an. Mein Vater ist auf dem Bau, meine Mama in der Fabrik. Er schlägt Mama oft. Mir sagt er, dass ich gar nicht sein Kind bin. Deswegen muss ich immer viel weinen. Wir wohnen in einem großen Haus mit ganz

vielen Mietern. Nebenan ist eine Mama, die selber ein paar Kinder hat und mich öfters in die Arme nimmt und tröstet. Ich nenne sie manchmal heimlich Pflegemama. Ich bin ganz oft alleine, und ich weine dann viel. Manchmal bin ich rüber zur Pflegemama gegangen, dann ist Mama aber sehr wütend auf mich. Aber bei ihr bekomme ich wenigstens auch immer was zu essen, wenn ich argen Hunger habe. Mama sagt, ich soll mich nicht so anstellen. Eigentlich ist sie immer ärgerlich auf mich.
Als ich in die Schule komme, nimmt mich Mama und wir gehen fort von Papa. Ich war so froh. Aber Papa hat immer mal wieder zu Mama gesagt, dass er mich umbringen wird, wenn sie geht. Davor habe ich immer Angst, auch heute, wo ich Dir das schreibe.
Ich war im Kindergarten, da weiß ich eigentlich nur noch wenig davon. Einmal hat mir ein anderes Kind ein Bein gestellt, und ich bin voll auf die Nase gefallen und habe heftig geblutet. Es hat sich keiner um mich gekümmert. Mama hat gesagt, dass ich mir das nicht gefallen lassen soll, aber was soll ich denn machen? Ich wollte gar nicht mehr zum Kindergarten gehen. Das ging nicht, Mama war ja arbeiten. Ich habe geschrien und sie angebettelt, aber sie hat mich einfach dagelassen. Liebes Tagebuch, ich muss jetzt Schluss machen. Mamas neuer Freund kommt zu Besuch.

Liebes Tagebuch, ich habe jetzt noch mal gelesen, was ich Dir gestern geschrieben habe. Ich muss noch von meinem Papa erzählen. Mama und Papa haben sich ja getrennt. Mama hat gesagt, dass ich keinen Kontakt mehr zu Papa haben darf. Aber er hat immer wieder auf dem Schulweg auf mich gewartet, mal hatte er sich gefreut und mir Süßes mitgebracht, meistens hat er aber über irgendetwas geschimpft und mich geschlagen. Ich habe Angst vor Papa. Ich weiß nicht genau, wie das weitergeht.
Deine Beate

Die Tatsache, dass die Eltern seiner Mutter ein katastrophales Verhältnis gehabt hatten, ging Rainer Petersen merklich nahe. Im Tagebuch wurde ihm zufolge öfter thematisiert, dass die beiden ambivalent waren – mal waren sie ein Herz und eine Seele, häufiger aber stritten und schlugen sie sich. Beate, seine Mutter, musste das alles als Kind mitbekommen haben, ohne es zu verstehen.

Neuer Freund, neuer Streit

Rainer Petersen überflog kurz die Seite mit dem nächsten Zettel und fasste den dortigen Eintrag zusammen: Carlo, der neue Freund von Beates Mutter, zog zu ihnen in die Wohnung. Die Mutter war schwanger von ihm und bekam Zwillinge, zwei Mädchen. Weil die Wohnung zu klein war, zogen sie innerhalb der Siedlung um.

Mit Carlo, so erklärte Rainer Petersen dann, lief das Gleiche ab wie schon mit seinem Großvater: Carlo terrorisierte die Großmutter, konnte immer wieder aber auch nett zu der damals erst acht Jahre alten Beate sein. Es gab viel Streit zwischen der Großmutter und Carlo. »Hier ist ein Eintrag, wo sie schreibt, dass sie sich geschlagen haben, weil sie sich nicht einig werden konnten, wer die Windeln von den Zwillingen wechselt.«

Seine Mutter habe immer Angst vor ihrer Mutter gehabt, fuhr er fort. »Hier schreibt sie, dass sie, auch nachdem sie in die Schule gekommen ist, noch lange am Daumen genuckelt und ins Bett gemacht hat. Der Stress zu Hause ist immer stärker geworden. Irgendwann musste meine Mutter ganz alleine auf die beiden Schwestern aufpassen, manchmal tagelang, dabei war sie erst neun Jahre alt. Stellen Sie sich vor, so ein kleines Mädchen! Die Eltern waren oft nicht da, und die ganze Verantwortung lag bei ihr. Deshalb war es ihr auch verboten, Freunde zu treffen. Ihren Geburtstag durfte sie ebenfalls nie feiern und schon gar keine Freunde einladen. Sie schreibt, dass sie deswegen oft geweint hat. Sie muss so traurig und einsam gewesen sein!«

Rainer Petersen stockte kurz, seine Augen waren glasig. Dann las er weiter vor:

Liebes Tagebuch, ich bin so verzweifelt. Mama sagt mir, dass sie mich ins Heim schickt, wenn ich nicht brav bin. Egal, was ich mache, ich bekomme immer nur Ärger. Am schlimmsten ist es, wenn die beiden im Schlafzimmer sind. Das ist so laut, dass meine beiden kleinen Schwestern und ich uns die Ohren zuhalten. Ich will die beiden ja immer beschützen, aber hier kann ich es nicht. Unsere Wohnung ist so, dass vorne die Küche und das Bad ist, dann das Schlafzimmer der beiden und dahinter das Kinderzimmer. Das Schlafzimmer ist eigentlich auch das Wohnzimmer, da ist der Fernseher. Wenn wir also im Kinderzimmer sind, können wir nicht ins Bad. Einmal schrie eine der Zwillinge, weil sie in die Hose gemacht hat. Das hat sie gemacht, weil wir ja nicht aufs Klo konnten. Natürlich habe ich dann wieder Dresche bekommen, weil ich nicht aufgepasst habe. Was hätte ich denn machen sollen? Liebes Tagebuch, warum ist die Welt so gemein zu mir?

Rainer Petersen sah mich mit großen traurigen Augen an. Auch mich machte dieser Bericht sehr nachdenklich. Ich bat ihn fortzufahren.

Ich bin jetzt in der vierten Klasse. Liebes Tagebuch, ich hatte wirklich keine Zeit für Dich. Jetzt geht es wieder. Mama und Carlo haben seit einiger Zeit einen Kiosk. Dort muss ich immer helfen, auch abends. Wir haben ja die ganze Woche und auch Samstag und Sonntag auf. Meine Arbeit jeden Tag: Sachen einräumen, Sachen ausräumen, Leute bedienen, draußen fegen oder irgendwelchen Leuten Einkäufe nach Hause schleppen, die was im Kiosk gekauft haben. Am meisten muss ich Bierflaschen, Schnaps, Dosenwürstchen und Zigaretten in die Nachbarschaft bringen. Das gruselt mich dann sehr, wenn ich zu Besoffenen in die Wohnung muss. Ich stelle dann lieber alles vor die Wohnungstür, klingele und gehe ganz schnell ins Treppenhaus zurück und schaue, bis jemand die Tür aufmacht.
In der Schule ist es auch nicht gut. Ich kann ja keine Hausaufgaben machen, weil ich am Kiosk helfen muss. Und wenn ich am

späten Abend nach Hause komme, schlafe ich am Tisch über den Aufgaben ein. Dann haben die Lehrer mit mir geschimpft und anschließend Mama, weil ich immer schlechte Noten geschrieben habe. Ich bin so verzweifelt. Ich möchte nicht mehr leben.

Rainer Petersen war nun sichtlich angefasst. Und ich war jetzt froh, dass er zu mir gekommen war.

»Ich kann sehr gut verstehen, wie nahe Ihnen das Ganze geht«, meinte ich zu ihm. »Mich selbst machen Ihre Schilderungen auch sehr betroffen und traurig.«

»Ja, ich mache mir ziemlich viele Vorwürfe, all die Jahre keinen Kontakt zu meiner Mutter gesucht zu haben«, erklärte er. »Hier kommt noch eine Stelle, die ich Ihnen vorlesen will.«

Heute waren wir im Zoo. Mama, Carlo und die beiden kleinen Schwestern. Ich habe das erste Mal Elefanten und Affen gesehen. Dann durften wir auch auf dem Spielplatz toben und bekamen nachher jeder noch ein Eis. Das ist eigentlich die einzige Geburtstagsfeier, an die ich mich erinnere. Mama ist heute 30 Jahre alt.

Peter fasst mich an

Ganz aufgewühlt blätterte Rainer Petersen gleich zur nächsten markierten Stelle weiter. »Hier erwähnt meine Mutter, dass sie nach ein paar Jahren zum ersten Mal wieder etwas ins Tagebuch schreibt. Ihre Mutter, also meine ›richtige‹ Großmutter, hatte es gefunden und gelesen, ihr viele Vorhaltungen gemacht und sie lange ins Bad eingesperrt. Dabei hat sie nur über kleine Freundschaften in der Schule geschrieben und darüber, wie sie ihre Mutter und Carlo sieht.«

Liebes Tagebuch, ich bin jetzt 15 Jahre. Mama hat einen neuen Freund, Peter. Sie hat es nicht mehr ausgehalten. Mit den beiden kleinen Schwestern und mir ist sie dann getürmt. Der ganze Alko-

hol, den Carlo getrunken hat, hat alles zerstört, sagt sie. Den Kiosk gibt es schon lange nicht mehr, und Carlo hat seine Arbeit verloren, nur Mama geht noch in die Fabrik. Und tagsüber war Carlo auch nicht da, und ich habe auf die Schwestern aufgepasst. Mache ich ja jetzt weiter so. Die machen jetzt, was sie wollen. Wenn sie Unsinn gemacht haben, bin ich natürlich wieder dran schuld.

Peter ist überhaupt nicht freundlich zu uns Kindern. Er hat einen Schlüssel zu unserer Wohnung, den hat Mama ihm gegeben. Und dann ist es passiert: Ich war alleine zu Haus. Sofort ging er auf mich zu und hielt mich fest. Ich wusste gar nicht, was das soll. Es stank alles an ihm nach Alkohol und ungewaschen, an den Geruch erinnere ich mich jeden Tag. Es ist grässlich. Er will mir zeigen, was Erwachsene machen, sagt er. Peter ist sehr stark und trägt mich auf das Sofa und fasst mich überall an. Alles stinkt. Hält mich fest und droht mir, dass er mich umbringt, dass er Mama umbringt, dass er die Zwillinge umbringt, wenn ich nicht leise bin. Ich darf niemand etwas sagen. Und dann macht er etwas, was ich niemandem sagen darf. Er tut mir unheimlich weh, und ich blute. Und ich schäme mich so. Was habe ich falsch gemacht? Ich möchte nie mehr daran denken.

Ich habe mich auch wirklich nicht getraut, Mama etwas davon zu sagen. Sie hat auch nicht gesehen, dass mein ganzes Gesicht und meine Handgelenke blau angelaufen und geschwollen waren von den vielen Schlägen. Zumindest hat sie nichts gesagt. Vielleicht hat sie es ja auch gesehen. Ich fühle mich schon wieder so allein.

Rainer Petersen räusperte sich kurz. Und obwohl es ihm sichtlich schwerfiel, las er weiter.

Peter kommt jetzt immer wieder zu mir ins Bett. Irgendwie passt er immer ab, dass ich alleine zu Hause bin. Ich wehre mich immer gegen ihn, aber er ist ja viel stärker. Gestern kommt meine Mama früher nach Hause und erwischt uns. Ich wäre am liebsten gestorben, weil ich mich so schäme. Sie beschimpft mich als Hure und schlägt mich. Mama wirft mir vor, dass ich es drauf angelegt

hätte. Nie habe ich das getan. Das stimmt doch nicht. Ich will tot sein.
Peter und meine Mama haben sich immer gestritten. Ich habe gehört, wie er sie geschlagen hat, wie sie um Hilfe gerufen hat und er sie aufs Bett gezerrt hat. Die ganze Zeit hat sie geschrien. Eines Nachts ist Mama mit uns Kindern weg.

Mit dem Baby überfordert

Ohne weiteren Kommentar hierzu kam Rainer Petersen gleich auf eine weitere Stelle zu sprechen. Ich hielt mich vorerst weiterhin zurück und hörte ihm aufmerksam zu.

»Sie schreibt hier, dass sie dann in eine andere, noch kleinere Wohnung gezogen sind. Ihre Mutter hatte verschiedene Freunde, die sie und die Kinder geschlagen haben. Hier ist ein Eintrag, da ist sie wahrscheinlich 17 oder 18 Jahre alt. Der geht mir sehr nahe. Darf ich Ihnen das noch vorlesen?«

Ich nickte.

Liebes Tagebuch, ich nenn Dich mal so, weil ich es schon immer so gemacht habe. Eigentlich albern. Ich habe wieder keine Zeit gehabt in den letzten Jahren. Es war keine gute Zeit. Ich komme gerade aus dem Krankenhaus. Ich war schwanger, und es ist ein kleiner Junge rausgekommen. Ich weiß gar nicht, wie ich das in Zukunft machen soll. Alles. Ich bin die ganze Zeit am Heulen. Meine Mama hat schon gesagt, dass sie das Balg nicht in der Wohnung haben kann. Die Sozialarbeiterin im Krankenhaus hat versucht, dass ich mit dem Kleinen in einem Heim unterkomme. Da war aber nichts frei. Also bin ich doch nach Hause. Und jetzt sitze ich hier und habe nur Dich, mein Tagebuch.

Man sah, dass es Rainer Petersen erneut schwerfiel fortzufahren. Ich schlug ihm deshalb vor, eine kurze Pause zu machen und uns Kaffee und ein paar Kekse zu holen. Er schaute mich dankbar an.

Nachdem wir uns, ohne viel zu reden, ein wenig gestärkt hatten, nahm er das Tagebuch wieder in die Hand und erklärte, er wolle noch eine Stelle vorlesen, dann sei Schluss. Sie betreffe ihn, und das sei für ihn das Schlimmste.

Kaum hatte er das Tagebuch aufgeschlagen, fing er heftig zu weinen an. Er deutete auf die Seite.

Ich fragte ihn, ob ich vorlesen solle. Er reichte mir das Tagebuch und zeigte mir die Stelle.

Liebes Tagebuch, lange habe ich Dir nicht mehr geschrieben. Es war auch zu viel los. Ich bin jetzt seit einiger Zeit 23 und wohne in einem kleinen schäbigen Zimmer in einer noch schäbigeren Gegend. Die Möbel habe ich mir vom Sperrmüll zusammengesucht. Aber ich bin alleine, und das tut mir gut. Ich arbeite im Friseursalon, gehe jeden Tag dorthin und bin ganz schön stolz, dass ich das geschafft habe. Drei Jahre Ausbildung und Prüfung. Durchgehalten und geschafft. Ich war auch ganz gut bei der Prüfung.
Ich hatte Dir schon erzählt, dass ich einen kleinen Jungen bekommen habe, als ich 17 Jahre alt war. Und deswegen schreibe ich Dir ja auch heute. Ich muss das loswerden. Zu Hause ging es gar nicht. Ich wusste nichts mit dem Baby anzufangen, aber auch sonst gab mir niemand einen guten Rat. Der Freund von meiner Mutter hat uns alle geschlagen. Als er einmal gedroht hat, das Baby aus dem Fenster zu werfen, habe ich es genommen und bin einfach weg. Ich wusste mir nicht anders zu helfen, bin zur Polizei gelaufen. Die haben mich zu den Eltern eines der Polizisten gefahren, die erst mal gar nichts mit mir anfangen konnten, weil sie normalerweise keine kleinen Babys aufnehmen. Sie waren aber total nett zu uns. Aber es war ja nur für ein paar Tage. Ziemlich schnell kam ich dann auch in ein Heim. Hier war eine ganze Reihe von jungen Müttern mit Jungen und Mädchen.
Ich hatte große Probleme, mich auf den Kleinen einzulassen. Er hat auch viel geschrien. Da konnte ich gar nichts machen. Es war nicht zum Aushalten, und trotzdem war es der erste Mensch, der an mir interessiert war. Nach einem Jahr musste ich aus dem Heim aus-

ziehen. Ich bin dann hier in die Wohnung, besser gesagt in das Zimmer. Das Klo ist auf dem Flur, das teile ich mir mit den anderen auf dem Stockwerk. Das Jugendamt kam manchmal vorbei und auch eine Sozialarbeiterin, die mir bei manchen Sachen half. Mein Hauptproblem war, dass ich Geld verdienen musste. Ich hatte eine ganze Stelle als Friseuse und wusste nicht, wo ich das Baby hintun soll. Das habe ich auch mal der Sozialarbeiterin gesagt. Wir haben hin und her überlegt. Aber eine richtig gute Lösung haben wir nicht gefunden.

Nach zwei oder drei Tagen kamen zwei Frauen vom Jugendamt. Sie nahmen mein Baby mit, da war der Kleine ein gutes Jahr. Ich habe nur noch geheult. Erklärt haben sie mir, dass ich nicht in der Lage bin, auf meinen Jungen aufzupassen und ihn zu erziehen. Das habe ich gar nicht verstanden, heute muss ich sagen, dass sie vielleicht recht hatten. Ich war viel zu jung, ganz alleine auf der Welt und wusste nicht, wie ich mit dem Kleinen umgehen soll. Und ich wusste ja wirklich nicht, wo ich ihn hingeben soll, wenn ich arbeite. Was sollte ich nur tun?

Er kam in eine Pflegefamilie, und mir wurde nicht gesagt, wer das war und wo er sich jetzt aufhält. Das weiß ich bis heute nicht. Ich war zu schwach, um zu kämpfen. Manchmal bekam ich Post vom Jugendamt oder von einem Gericht, aber ich habe nicht verstanden, was die von mir wollten. Meistens habe ich die Briefe gar nicht aufgemacht, das war mir zu schwer. Ich habe nur geweint, konnte auch keinen um Hilfe fragen.

Fast jeden Tag denke ich an den Jungen. Er muss heute sechs Jahre alt sein. Wenn es im Friseurgeschäft klingelt, wenn jemand reinkommt, denke ich öfters, das könnte er sein. Ein sechs Jahre alter Junge. Und dann schaue ich, ob der irgendeine Ähnlichkeit mit mir hat. Die habe ich aber noch nie bei irgendeinem gesehen. Ich habe mich natürlich auch noch nie getraut, irgendwann mal zu fragen. Kann man ja auch nicht machen, jemanden fragen, ob er in einer Pflegefamilie ist, weil seine Mutter unfähig ist, ihn aufzuziehen. Ich bin immer so verzweifelt und traurig, wenn ich an ihn denke. Mir würde es ja schon reichen zu wissen, ob es ihm gut geht. Ob ich ihm

helfen könnte in irgendeiner Weise, weiß ich nicht. Wahrscheinlich nicht. Konnte ich damals ja auch nicht.
Liebes Tagebuch, ich glaube, das ist das Schlimmste, was mir in meinem Leben passieren konnte. Dass mein Kind nicht mehr bei mir ist und ich nicht weiß, wie es ihm geht. Ich habe versagt und schäme mich so sehr. Hoffentlich wird mir mein Junge verzeihen, wenn er groß ist.
Lieber Junge, ich werde Dich nie vergessen. Ich liebe Dich, mein Junge. Mir fällt das so schwer, diese Sachen alle aufzuschreiben, dass ich jetzt nicht mehr schreiben werde.
Deine Mama

Mein Gesprächspartner war, für mich sehr nachvollziehbar, so ergriffen, dass wir beide entschieden, unsere Unterhaltung für diesmal zu beenden und einen neuen Termin zu vereinbaren. Auch mir ging die Geschichte nahe, und ich wollte das Ganze erst einmal etwas sacken lassen. Inzwischen war jedenfalls klar geworden: Rainer Petersen machte sich große Vorwürfe, dass er sich nie um seine leibliche Mutter gekümmert hatte – dabei konnte er selbst am wenigsten dafür. Er war als ganz kleines Kind in die Pflegefamilie gekommen, und dort hatte man ihm gesagt, dass seine Mutter ihn nicht mehr wollte.

Fragen zu Traumatisierungen

Zu dem zweiten Termin kam Rainer Petersen erneut sehr pünktlich. Er war unheimlich angespannt, hatte auch wieder das Tagebuch mitgebracht und legte es auf den Tisch zwischen uns.

»Ich weiß nicht, ob ich wirklich eine Geschichte über Traumatisierungen schreiben kann«, begann er. »Erstens ist das Ganze viel zu persönlich, und zweitens muss ich das selbst erst mal für mich verarbeiten.«

Ich sagte ihm, dass er sich dafür alle Zeit nehmen solle, die er brauche. Dann erinnerte ich ihn daran, dass er ursprünglich zu mir gekommen war, um mit einem Experten über Traumatisierungen zu sprechen, und schlug vor, seine Fragen der Reihe nach durchzugehen.[1] Anschließend könne er ja immer noch entscheiden, ob er diese Geschichte schreiben wolle oder nicht. Mein Eindruck war, dass er die Informationen über Traumatisierungen auch ganz unabhängig von der angedachten Story gut gebrauchen konnte. Im besten Falle würden sie ihm ein Koordinatensystem geben, das ihm half, die Informationen aus dem Tagebuch der Mutter besser einzuordnen.

Er fand meinen Vorschlag gut und legte gleich los.

»Ich habe vorab recherchiert. Zum einen möchte ich wissen, ob meine Mutter über alle diese Dinge nicht psychisch krank geworden ist. Wie kann man das sonst aushalten? Sind das nicht alles Traumatisierungen gewesen? Das, was sie mitgemacht hat, hat doch bestimmt dafür gereicht. Dann interessiert mich ganz allgemein, wie häufig solche Erkrankungen sind, also nachdem jemand Vernachlässigungen, Gewalt und Vergewaltigungen erfahren hat. Und nicht zuletzt stelle ich mir natürlich die Frage, ob das Ganze etwas mit mir zu tun hat, ob sich die schrecklichen Erfahrungen meiner Mutter auch auf mich als ganz kleinen Jungen ausgewirkt haben können. Ich habe da nämlich mal einen Bericht über Epigenetik gelesen, also über genetische Veränderungen aufgrund von Umwelteinflüssen.«

Als Antwort auf seine erste Frage erklärte ich ihm: »Aus den Einträgen im Tagebuch ergibt sich für mich einigermaßen klar, dass Ihre Mutter eine psychische Erkrankung hatte. Sie beschreibt ein länger anhaltendes depressives Syndrom. Leider haben wir nicht mehr Informationen. Und Sie sagten ja selbst, dass in der kleinen Wohnung Ihrer Mutter auch keine weitergehenden Informationen zu finden waren. Die Vermutung liegt aber schon sehr, sehr nahe.«

Wie ich ihm dann weiter erläuterte, waren die Erlebnisse der Mutter in meinen Augen zweifelsfrei als Traumata einzuordnen. Nach den Kriterien der Weltgesundheitsorganisation handelte es sich dabei um extrem bedrohliche oder katastrophale Ereignisse.[2] »Das erste Kennzeichen einer posttraumatischen Belastungsstörung, abgekürzt PTBS, ist das Wiedererleben der traumatischen Ereignisse in Form von lebhaften Erinnerungen oder Albträumen. Das Wiedererleben wird von Angst und starken körperlichen Empfindungen begleitet. Bei Ihrer Mutter kann man sicher von einem solchen Wiedererleben mit Angst und Entsetzen ausgehen.«

Das zweite Kennzeichen sei die Vermeidung von bloßen Erinnerungen an die Ereignisse und die Vermeidung von Situationen, die an die Ereignisse erinnern. »Beides hat sie auch beschrieben.«

Das dritte Kriterium für eine PTBS sei schließlich die länger anhaltende Wahrnehmung einer erhöhten aktuellen Bedrohung, die sich beispielsweise in übermäßiger Wachsamkeit oder Hypervigilanz oder in verstärkten Schreckreaktionen auf Reize wie unerwartete laute Geräusche zeigt. »Das hat sie ebenfalls so konkret beschrieben, auch die Auswirkungen davon.«

Alle drei Kriterien müssten vorliegen, um eine PTBS zu diagnostizieren, meinte ich dann. »Für eine sogenannte komplexe PTBS, kurz K-PTBS, muss es zusätzlich lang anhaltende oder sich wiederholende Ereignisse geben, denen man nur schwer oder gar nicht entkommen kann. Die WHO nennt als Beispiele Folter, lang anhaltende häusliche Gewalt sowie Missbrauch in der Kindheit. Darüber hinaus ist eine K-PTBS gekennzeichnet durch schwere und anhaltende Probleme bei der Emotionsregulierung sowie durch Überzeugungen von der eigenen Person als wertlos samt Scham- und Schuldgefühlen und Schwierigkeiten, Beziehungen aufrechtzuerhalten.« All diese Symptome führten zu erheblichen Beeinträchtigungen.

»Nun, dies alles trifft auch auf Ihre Mutter zu«, lautete mein Fazit. »Im Ergebnis kann man – mit allen Einschränkungen, da wir sie beide nicht kannten – von einer komplexen PTBS bei ihr ausgehen. Ich finde, sie hat jedenfalls enorm gelitten.«

Nach meinen Ausführungen sagten wir beide eine Weile nichts. Ich konnte sehen, dass es in Rainer Petersen arbeitete.

Da es ihm offenbar recht war, dass ich ihm weitere Hintergrundinformationen gab, berichtete ich ihm nun von zwei spannenden Forschungsarbeiten über den Zusammenhang zwischen Kindheitstraumata und somatischen sowie psychischen Erkrankungen im Erwachsenenalter in Deutschland.[3] Die eine basiert auf Daten zu mehr als 150 000 Teilnehmerinnen und Teilnehmern der sogenannten NAKO Gesundheitsstudie, Deutschlands größter Kohortenstudie. Diese wurden anhand von Ergebnissen in einem selbst ausgefüllten Fragebogen hinsichtlich keinem/geringem (knapp 116 000 Teilnehmende) und moderatem/schwerem Kindheitstrauma (etwa 41 000 Teilnehmende) unterteilt. Mit einem Kindheitstrauma war die Diagnosewahrscheinlichkeit für alle untersuchten somatischen wie psychischen Erkrankungen im Erwachsenenalter erhöht. Dies betraf sämtliche untersuchten Erkrankungen: Krebs, Herzinfarkt, Diabetes, Schlaganfall, chronisch obstruktive Lungenerkrankung, Depression und Angsterkrankungen. Die Zusammenhänge zeigten sich umso stärker, je jünger die Untersuchten zum Zeitpunkt ihrer Traumatisierung gewesen waren.

Eine andere Untersuchung[4] haben wir vor einiger Zeit vorgelegt: Über 5000 Patientinnen und Patienten einer Uniklinik wurden dafür zu Gewalterfahrungen in der Vergangenheit befragt, außerdem wurden 130 von den 5000 Personen ausführlich interviewt. Auch hier zeigte sich das gleiche Ergebnis: Je früher jemand Gewalt erlebt hat, desto höher ist sein Risiko für spätere Erkrankungen.

Vor diesem Hintergrund erklärte ich Rainer Petersen, dass seine Mutter meiner Meinung nach ein deutlich erhöhtes Risiko für solche Erkrankungen im Erwachsenenalter gehabt hatte. »Und was die Vernachlässigung, die Gewalt und der sexuelle Missbrauch mit ihrem Selbstbewusstsein und ihrem Vertrauen in Mitmenschen gemacht haben, können wir uns beide denken. Neben dem Stress war Ihre Mutter sicher zeit ihres Lebens einsam; das hat sie ja selbst immer wieder im Tagebuch thematisiert.«

Die meisten Menschen bekommen nach einem schrecklichen Ereignis keine Erkrankung

Verlassen wir für einen Moment mein Gespräch mit Rainer Petersen, um auf einen bemerkenswerten und wichtigen Punkt hinzuweisen, der angesichts der Tragik seiner Mutter sonst zu kurz käme. Tatsache ist nämlich, dass die meisten Menschen, die eine Traumatisierung erlebt haben, *keine* Traumafolgestörung bekommen.

Im Rahmen einer Studie hat man auf der Basis von über 2500 repräsentativ ausgesuchten Personen die Häufigkeiten von Traumastörungen in Deutschland ermittelt.[5] Sehr interessant sind dabei die Prozentzahlen der Störungshäufigkeiten je nach vorangegangenen Traumata: Am schlimmsten sind Gefangenschaft bzw. Entführung mit einer 1-Monats-Prävalenz (das ist das Maß für die in einem Zeitraum von genau einem Monat aufgetretenen Erkrankungen, hier PTBS und K-PTBS) von 20 Prozent, dann kommen Vergewaltigung (17 Prozent), Kindesmissbrauch vor dem 14. Lebensjahr sowie körperliche Gewalt (jeweils 11 Prozent), gefolgt von lebensbedrohlichen Krankheiten (8 Prozent), schweren Unfällen (7 Prozent), Naturkatastrophen (7 Prozent), Kriegserfahrungen (6 Prozent) und Zeuge eines traumatischen Ereignisses zu sein (3 Prozent). Oder um es umgekehrt auszudrücken: Trotz Gefangenschaft, Entführung oder Vergewaltigung entwickeln rund 80 Prozent *keine* PTBS oder K-PTBS.

Die Autoren der betreffenden Studie weisen zwar an anderer Stelle zutreffend darauf hin, dass dies nur Wahrscheinlichkeitsaussagen sind, die keine absolute Vorhersagekraft im Einzelfall haben.[6] Gleichwohl geben die Prozentzahlen aus dieser Stichprobe einen sehr guten Eindruck von der Wahrscheinlichkeit, an einer PTBS oder K-PTBS nach einer Traumatisierung zu erkranken. Wenn man alle untersuchten Traumamöglichkeiten für die Gesamtstichprobe in dieser Untersuchung zusammenfasst, liegt die 1-Monats-Prävalenz für PTBS demnach bei 1,5 Prozent, für K-PTBS bei 0,5 Prozent. Aus einigen Untersuchungen[7] weiß man, dass Frauen im Vergleich zu Männern eine deutlich höhere Auftretenswahrscheinlichkeit

(Prävalenz) für PTBS haben (2,2 Prozent vs. 1,0 Prozent), und dasselbe gilt für Jüngere im Vergleich zu Älteren. Letzteres trifft allerdings nicht auf Angehörige der Kriegsgeneration zu, die ihre Traumatisierungen auch im Alter »fortschreiben«. Gerade bei den Geschlechts- und Altersunterschieden muss man die regionalen Besonderheiten der Traumaursachen berücksichtigen, die die Verhältnisse umkehren können. Dies kann beispielsweise das Vorkommen gewaltsamer oder kriegerischer Auseinandersetzungen sein.

Eine andere Studie über die Häufigkeiten psychischer Störungen beschreibt die 12-Monats-Prävalenzen für alle psychischen Erkrankungen in der erwachsenen deutschen Bevölkerung anhand von klinischen Interviews mit etwa 5000 repräsentativ ausgewählten Personen.[8] Für die PTBS ergibt sich bei Frauen eine Häufigkeit von 3,6 Prozent, bei Männern 0,9 Prozent, zusammengefasst sind es 2,3 Prozent. Auf Deutschland hochgerechnet, kommt man so auf eine Zahl von insgesamt 1,5 Millionen Betroffenen mit PTBS.

Blickt man über Deutschland hinaus, so steigen in von Kriegen betroffenen Regionen die sogenannten Punkt-Prävalenzen (Vorkommen also nur zum Untersuchungszeitpunkt) einer PTBS auf etwa 25 Prozent.[9] Dies entspricht etwa der Rate von Depressionen in Kriegsgebieten.

In einer Untersuchung im Sudan, einem Land mit einem lang anhaltenden bewaffneten Bürgerkrieg, ermittelten die Forscherinnen und Forscher eine 1-Monats-Prävalenz einer PTBS von 48 Prozent bei Einheimischen, die Zeuge von Ermordungen werden oder Entführungen und Vergewaltigungen ausgesetzt sind.[10] Dem werden wir noch ausführlicher im Kapitel über die Südsudanesin Christine Aya begegnen.

Schließlich bleibt noch festzuhalten: Wenn sich einmal eine PTBS ausgebildet hat, kann diese sich auch wieder von alleine zurückbilden. Aus Untersuchungen weiß man, dass in der Hälfte der Fälle nach vier Jahren keine PTBS mehr besteht, die Krankheit also von alleine remittiert ist. Umgekehrt heißt dies aber auch hier, dass in 50 Prozent der Fälle eine PTBS fortbesteht.

Hier noch ein paar weitere Zahlen zu psychischen Erkrankungen in Deutschland. Hierzulande sind jedes Jahr etwa 28 Prozent der erwachsenen Bevölkerung von irgendeiner psychischen Erkrankung betroffen.[11] Am häufigsten sind dabei Angststörungen, unipolare Depression sowie suchtartiger Alkohol- bzw. Medikamentenkonsum.[12]

Menschen mit schweren psychischen Erkrankungen haben zudem im Vergleich zur Allgemeinbevölkerung durchschnittlich eine um etwa fünf bis zehn Jahre verringerte Lebenserwartung, was ganz überwiegend auf körperliche Erkrankungen zurückzuführen ist.[13]

Im Jahr 2023 wurden in Deutschland 10 300 Suizide begangen – das waren 28 Suizide pro Tag. Im Vergleich zum Jahr 2021 bedeutete das einen Anstieg um 900 Todesfälle. Männer sind dabei mit 73 Prozent vertreten, Frauen mit 27 Prozent. Ein Großteil davon (bis zu 90 Prozent) lässt sich auf irgendeine psychische Erkrankung zurückführen.

Nicht nur das Leid der psychisch erkrankten Menschen und ihrer Angehörigen ist hoch, auch die gesellschaftlichen und ökonomischen Folgen sind gravierend. So sind psychische Erkrankungen mit hohen Kosten für das Gesundheitssystem verbunden und wirken sich erheblich auf die Arbeits- und Erwerbssituation der Betroffenen aus: Psychische Erkrankungen sind mit rund 42 Prozent der häufigste Grund für Frühverrentungen, Tendenz steigend.[14] Auch sind etwa 16 Prozent aller Fehltage auf sie zurückzuführen, Tendenz ebenfalls steigend.[15]

Kehren wir wieder zurück zu Rainer Petersen und seiner Mutter. Unser Gespräch neigte sich dem Ende zu. Ich sagte ihm, dass ich auf Grundlage der wenigen Informationen, die uns vorlägen, der Ansicht sei, dass seine Mutter eine komplexe PTBS als Traumafolgestörung gehabt hatte. Zugleich wies ich ihn aber darauf hin, dass in der Medizin derlei Ferndiagnosen nicht zulässig seien und vor allem den Menschen, um die es ging, nicht gerecht würden.

»Das ist mir durchaus bewusst«, meinte Rainer Petersen daraufhin. »Letztlich hilft es ja auch weder meiner Mutter noch mir, wenn man jetzt eine Diagnose stellt. Aber wenn ich noch einmal auf meine letzte Frage zurückkommen darf: Was ist mit mir und meinen Kindern? Müssen wir irgendwelche Schlussfolgerungen aus all den Informationen des Tagebuchs ziehen?«

»Ich finde es wichtig, dass Sie sich überlegen, was das Ganze mit Ihnen zu tun hat«, antwortete ich ihm. »Von außen betrachtet kamen Sie mit einem Jahr in eine Pflegefamilie, und Ihnen wurde gesagt, dass Ihre leibliche Mutter nichts mehr mit Ihnen zu tun haben möchte. Ich finde es sehr nachvollziehbar, dass Sie das geglaubt und nicht infrage gestellt haben. Hätte ich wahrscheinlich auch so gemacht, wenn ich mit diesem Narrativ groß geworden wäre. Auf jeden Fall sollten Sie aber Ihre Frau und in geeigneter Form auch Ihre Kinder darüber informieren, denn für Ihre Angehörigen ist es ja schon wichtig zu wissen, wie die Familienzusammenhänge sind. Die Wahrheit über die eigene Abstammung ist immer besser als eine Lüge. Und auf dieser Wahrheit können Sie jetzt aufbauen, auch wenn Sie Ihrer Mutter leider nicht mehr helfen können.«

In dem Tagebuch würden einige psychische Erkrankungen genannt, die möglicherweise auch Auswirkungen auf ihn hätten, meinte ich dann zu ihm. »Grundsätzlich sprechen wir bei der Entstehung von psychischen Erkrankungen von einem biopsychosozialen Modell. Dies bedeutet, dass sowohl biologische, also genetische, als auch psychologische und soziale Faktoren den Ausbruch einer Erkrankung bedingen. Leider kann die Wissenschaft heute noch nicht bei einem einzelnen Menschen sagen, welcher Faktor in welcher Ausprägung vorgelegen haben muss, damit eine bestimmte Erkrankung auftritt. Oder andersrum gesagt: Wir wissen nur von einer möglichen Alkoholkrankheit Ihres leiblichen Vaters als möglicher biologischer Ursache. Dies ist eine schwere Erkrankung, die auch genetisch bedingt ist. Aber eben nur teilweise. Und wie wir vorhin ja schon besprochen haben, gibt es bei Ihrer Mutter viele klare Hinweise auf eine komplexe PTBS.«[16]

»Aber was ist mit der Epigenetik?«, hakte er nach. »Ich bin ja das erste Jahr bei ihr aufgewachsen. Kann ihre Verzweiflung, ihre Angst irgendwie auf mich oder auch auf meine Kinder übergegangen sein?«

Epigenetik beschreibt die Auswirkungen der Umwelt auf die Aktivität von Genen und auf Zelleigenschaften. Bei Tieren hat man zweifelsfrei nachgewiesen, dass sich insbesondere Traumatisierungen auf die Kindergenerationen auswirken können; bei Menschen ist man sich da noch nicht ganz sicher, aber es ist sehr wahrscheinlich, wenngleich sehr kompliziert.[17] Dazu wird intensiv geforscht. So wurde zum Beispiel schon früh bei Holocaust-Überlebenden gezeigt, dass sich im Falle einer Schwangerschaft ihre traumatischen Erfahrungen auf das Stresssystem des ungeborenen Kindes auswirken konnten.[18] Eine andere Arbeit befasste sich mit in der Kindheit traumatisierten Menschen, die dadurch eine bestimmte genetische Auffälligkeit entwickelten, welche eine Fehlregulation des Stresshormonsystems bewirkt. Hier können Angststörungen und Depressionen Folgen sein.[19]

»Im Moment muss man feststellen, dass es nicht genug wissenschaftliche Evidenz gibt, um Ihre Frage klar zu beantworten«, erklärte ich Rainer Petersen daher abschließend. »Die ganze Geschichte mit Ihrer Mutter wird schon einen Einfluss auf Sie gehabt haben. Man kann aber heute nicht sagen, welchen und wie stark er war. Sie wirken auf mich körperlich und seelisch gesund, haben einen anerkannten Beruf, sind seit Jahren glücklich verheiratet und haben zwei Kinder. Und Sie scheinen in sich zu ruhen. Insofern bin ich sehr zuversichtlich, dass Sie bald Ihren Frieden mit dem Tagebuch und der Geschichte Ihrer Mutter und so auch mit Ihrer eigenen Geschichte finden werden.«

Rainer Petersen erhob sich langsam, ging einen Schritt auf mich zu, nahm meine Hände und drückte sie lange ganz fest. Dann verabschiedete er sich. Er war noch immer bewegt, wirkte zugleich aber gelöst. Allem Anschein nach hatte ihm unser Gespräch gutgetan. Ich glaube nicht, dass sein Text über traumatisierte Menschen in jenem Magazin oder in irgendeiner Zeitung erschienen ist.

Kapitel 2

Lebensereignisse und Anpassungsstörungen. Gefängnisalltag

Thorsten Ritzing

Thorsten Ritzing war über seinen Hausarzt angemeldet worden. Dieser wollte die Zweitmeinung eines Facharztes für Psychiatrie und Psychotherapie zu längerer Arbeitsunfähigkeit einholen. Der Patient sei bereits seit zwei Monaten krankgeschrieben, und es gehe ihm gar nicht gut, hieß es. Bei unserem ersten Treffen wirkte der groß gewachsene, kräftige Sechzigjährige nachdenklich, traurig und verstimmt. Gleich zu Beginn erklärte er, dass er schon seit 25 Jahren Justizbeamter und derzeit Leiter der Sanitätsstation in einer Justizvollzugsanstalt sei.

»Mein Doktor hat gesagt, ich hätte ein Trauma, deswegen bin ich jetzt bei Ihnen.« Wie er mir dann schilderte, war sein Schlaf nicht gut, und er musste immer wieder an einen Vorfall in der JVA denken, der gut zwei Monate zurücklag. Während des Hofgangs hatte sich vor seinen Augen ein Häftling verbrannt. Thorsten Ritzing machte sich deswegen große Vorwürfe, denn er war überzeugt, dass das nicht passiert wäre, wenn er sich vorschriftsmäßig verhalten hätte. Mit dieser Schuld konnte er nicht umgehen. »Das war schon schrecklich«, meinte er.

Er hatte nach eigener Aussage zwar keine Albträume, schreckte aber mitten am Tag oder auch nachts auf, wenn wieder einmal die Erinnerungen an die Situation hochkamen. Er sei in den beiden Monaten seit dem Vorfall etwas ängstlich geworden. So kenne er sich gar nicht – und so wolle er auch nicht sein.

Körperlich gehe es ihm gut, meinte er, auch wenn er zu hohen Blutdruck, zu viele Blutfette und seit einiger Zeit auch noch Diabetes habe. Mit Medikamenten habe er das alles einigermaßen im Griff. Er sei zwar nicht mehr der Jüngste, aber ganz gut trainiert, weil er zweimal die Woche die Fitnessräume der JVA nutze. Eine gewisse körperliche Fitness sei bei seinem Job einfach nötig.

Nun habe er manchmal das Gefühl, überhaupt nicht mehr im Gefängnis arbeiten zu können, weil es ihn immer an den brennenden Menschen erinnere und an das, was er dazu beigetragen hatte. Nicht zuletzt deshalb sei er seit dem Vorfall krankgeschrieben. Mit seiner Frau könne er über sein Problem gar nicht sprechen. Ihre Beziehung sei deswegen gerade ziemlich angespannt.

Fragen nach der Lebensgeschichte

Nach diesen ersten Ausführungen und so, wie ich Thorsten Ritzing erlebte, war es offensichtlich, dass es ihm nicht gut ging. Als Nächstes untersuchte ich ihn körperlich, nahm ihm Blut ab, und wir vereinbarten einen gesonderten Termin für eine testpsychologische Untersuchung. Bei dieser lassen sich mithilfe von psychologischen Tests und Fragebogen noch mehr Hinweise auf die Persönlichkeit, die kognitive Leistungsfähigkeit und die Beeinträchtigungen einer Person gewinnen.

All diese Maßnahmen sollten dazu dienen, diagnostisch auf der sicheren Seite zu sein und andere Krankheiten, körperliche wie psychische, als ursächlich für seine Beschwerden ausschließen zu können.

Anschließend führte ich die Unterhaltung mit Thorsten Ritzing fort und fragte ihn nun nach seiner Biografie. Dies mache ich gerne sehr ausführlich und gleich zu Beginn, um zunächst einmal einen Eindruck von meinem Gesprächspartner, seiner Geschichte und seinem Umfeld zu bekommen. Die so gewonnenen Informationen sind außerdem wichtiger Bestandteil der notwendigen Verhaltensanalyse einer eventuell folgenden Psychotherapie. Was eine Person in der Vergangenheit erlebt und wie sie sich verhalten hat, liefert, wie ich finde, die bestmögliche Vorhersage für die Zukunft. Außer die Person selbst ändert etwas, wenn die Umstände dies erlauben. Schon allein deshalb ist es für mich als Psychotherapeuten entscheidend, die Geschichte jedes Patienten und jeder Patientin genau zu kennen und zu verstehen.

Thorsten Ritzing stammte aus einem kleinen Dorf in Baden-Württemberg, wo der Großteil seiner Familie nach wie vor wohnte. Sein Vater war Landschaftsgärtner bei einer großen Firma gewesen und deshalb viel herumgekommen. Wenn er von auswärts wieder nach Hause zurückkehrte, erzählte er seinem Sohn jedes Mal von der Welt jenseits des Dorfes, davon, wie die Leute anderswo lebten und arbeiteten. Als Kind fand Thorsten Ritzing die väterlichen Erzählungen beeindruckend, und sie regten seine Fantasie an.

»Mein Vater hat nicht gesund gelebt, hat getrunken und geraucht. Er hatte mehrere Herzinfarkte, und der letzte war dann tödlich. Meine Mutter hat in einer Fabrik gearbeitet, die Heizdecken herstellte. Sie war am Ende ziemlich krank, hatte Krebs in der Bauchspeicheldrüse, überall Metastasen und konnte nichts mehr essen.«

»Erzählen Sie mir von Ihren Großeltern. Haben die Sie geprägt?«

»Oh ja, Oma und Opa waren so, wie ich heute bin. Als Kind war ich die meiste Zeit bei ihnen, denn meine Eltern haben eigentlich immer nur gearbeitet.«

Auf meine Frage, wie die Großeltern als Persönlichkeiten waren, antwortete Thorsten Ritzing: »Pünktlich, ordentlich, zuverlässig und hilfsbereit.«

Nach der Mittleren Reife und einer Schreinerlehre zog es ihn hinaus in die weite Welt. Zunächst nach Hamburg und von dort auf ein Schiff. Fünf Jahre fuhr er als Matrose zur See. Der Liebe wegen suchte er schließlich eine Arbeit an Land. In einer Anzeige las er, dass eine JVA Beamte suchte. Die Aussicht auf einen sicheren Arbeitgeber fand er verlockend. Auch seine Freundin und spätere Frau riet ihm dazu, sich zu bewerben. Tatsächlich bekam er nach einem recht anspruchsvollen Auswahlverfahren eine Stelle, und nach dem gemeinsamen Umzug mit seiner Freundin begann er als Beamter im Vorbereitungsdienst im Gefängnis zu arbeiten.

Privat lief alles sehr gut: Er und seine Freundin heirateten bald, und obwohl es mit dem Kinderkriegen nicht klappen wollte, waren beide mit ihrem Leben zufrieden und glücklich.

»Die Realität im Gefängnis hatte ich mir aber bis dahin nicht vorstellen können, dort gab es jede Menge Gewalt und Kriminalität.«

Thorsten Ritzing wurde zunächst im Jugendgefängnis im Vollzugsdienst eingesetzt, sorgte also mit seinen Kollegen für sichere Abläufe und Ordnung. Irgendwann wollte er sich weiterentwickeln und erhielt vom Anstaltsleiter das Angebot, eine Krankenpflegeausbildung zu absolvieren. Dafür wurde er vom Dienst freigestellt, bekam aber weiter sein Gehalt. Dank der Zusatzausbildung wurde er später Leiter der Krankenstation in der JVA. Ihm gefiel die Arbeit, und er fand es sehr befriedigend, sich in medizinischer Hinsicht für die Gefangenen einzusetzen.

Für die Belange der Kolleginnen und Kollegen hatte Thorsten Ritzing stets ein offenes Ohr. Einmal machte er an der Justizakademie sogar eine Fortbildung zum sozialen Ansprechpartner. Dabei lernte er beispielsweise, von anderen nicht immer zu viel zu fordern, und vor allem, sein Gegenüber erst mal ausreden zu lassen.

Der lodert wie eine Fackel

Schließlich kamen wir auf den Vorfall zu sprechen, der ihn überhaupt erst zu mir geführt hatte. An jenem Tag hatten die Gefangenen wie üblich eine Stunde Hofgang. Thorsten Ritzing, der eigentlich auf der Krankenstation arbeitete, hatte diesmal zusammen mit einem Kollegen Wachdienst. Es kam durchaus öfter vor, dass er einspringen musste, vor allem wenn es Engpässe aufgrund von Krankheit oder Urlaub gab.

Einer der Häftlinge sprach ihn an und begann ihm vertraulich zu erzählen, er habe gerade Stress mit seiner Frau.

Thorsten Ritzing, der solche Gespräche immer wichtig fand, hörte dem Mann aufmerksam zu und war dadurch kurzzeitig abgelenkt. Jedenfalls hatte er die anderen Gefangenen vorübergehend nicht im Blick, womit er – nach seinen Worten – ganz klar gegen die Vorschriften verstieß. Auch sein Kollege musste mit etwas anderem beschäftigt gewesen sein.

»Auf einmal höre ich hinter mir lautes Geschrei und drehe mich um. Mitten im Hof lodert einer der Gefangenen wie eine Fackel. Keine Ahnung, wie der das gemacht hat. Er brannte lichterloh, und wir hatten nur den Feuerlöscher. Mit dem haben wir ihn gleich abgespritzt, aber das hat nicht gereicht. Ich habe um Hilfe geschrien, eine Kollegin kam mit ein paar Decken angerannt, und endlich konnten wir den Brand löschen.«

Thorsten Ritzing schnitt dann noch die Kleidung des Gefangenen auf und versuchte ihn zu kühlen. Als der Notarzt eintraf, unterstützte er diesen, so gut er konnte. Es wurde Alarm für das ganze Haus ausgegeben, und alle Gefangenen mussten sofort in ihre Zellen. Kurz darauf landete ein Rettungshubschrauber im Hof, der den verletzten Gefangenen in die Klinik flog. Wie Thorsten Ritzing berichtete, erlag der Mann drei Tage später seinen schweren Brandverletzungen.

»Die ganze Situation war natürlich schrecklich. Man konnte dem nicht mehr helfen. Ich habe dann noch ein paar Wochen sehr oft daran denken müssen und die brennende Fackel vor mir gesehen. Auch den Geruch habe ich nicht aus der Nase bekommen.« Inzwischen sei beides zum Glück wieder weg.

Am meisten quälten Thorsten Ritzing aber die Selbstvorwürfe. Der Anstaltsleiter hatte lange mit ihm gesprochen und ihm gesagt, dass ihn keinerlei Schuld treffe. Als Thorsten Ritzing seinen Chef fragte, ob er nicht ein Disziplinarverfahren gegen ihn einleiten wolle, lehnte der das ab. Aus dessen Sicht hatte er nichts falsch gemacht.

Thorsten Ritzing war jedoch weiterhin unruhig und irgendwie aufgewühlt, sodass er in der Folge den Hausarzt aufsuchte, der ihn erst mal krankschrieb. Dann nahm er mehrere Termine bei den Psychologinnen und Sozialarbeiterinnen des Gefängnisses wahr. Auch sie versuchten ihm zu vermitteln, dass er nichts für den Tod des Häftlings konnte. Er haderte trotzdem mit seinem Verhalten auf dem Hof, vor allem mit der Tatsache, dass er nicht durchgehend alle Gefangenen im Blick gehabt hatte. Dabei war er doch immer die Zuverlässigkeit in Person gewesen.

Ich fragte ihn, wie es seinem Kollegen ergangen war, der mit ihm auf dem Hof Dienst hatte. »Der ist offenbar anders gestrickt als ich«, meinte Thorsten Ritzing. »Er hat mir hinterher erzählt, dass er an jenem Abend in seine Stammkneipe gegangen ist und sich besoffen hat. Anschließend hat er angeblich nicht mehr an den Vorfall gedacht.«

Es hat nichts mit mir zu tun

Im weiteren Verlauf unseres Gesprächs stellte sich heraus, dass Thorsten Ritzing in all seinen Dienstjahren schon mehrfach mit dem Selbstmord eines Häftlings konfrontiert gewesen war. Jeder einzelne davon war für ihn anfangs ganz furchtbar. Auf meine Frage, ob diese Suizide und andere belastende Ereignisse langfristig Spuren bei ihm hinterlassen hätten, antwortete Thorsten Ritzing mit einem klaren Nein.

»Es gab viele schreckliche Situationen, aber das gehört nun mal zum Job. Es ist wohl so wie bei den Lokführern. Denen kann es auch jederzeit passieren, dass sich jemand unerwartet vor den Zug wirft. So etwas ist ja genauso schrecklich für die. Manche zerbrechen daran, wie ich es bei einigen meiner Kolleginnen und Kollegen erlebt habe.«

Er selbst habe sich immer wieder gesagt, dass das mit ihm als Person nichts zu tun hatte, und sei deshalb mit solchen Situationen eigentlich gut klargekommen. »Aber jetzt, bei der brennenden Fackel, war es anders. Schließlich wäre das nicht passiert, wenn ich nicht einen Moment unaufmerksam gewesen wäre.«

Die zurückliegenden zwei Monate fühlte er sich aber mit der Zeit besser, meinte er. Zwar wollte seine Frau über solche Probleme weiterhin nicht mit ihm sprechen, aber das war keine Belastung mehr für ihn. Er dachte auch schon über den Wiedereinstieg in die Arbeit nach, erst halbtags, dann ganztags. Der Schlaf war ruhiger geworden, und auch seine Gedanken waren nicht mehr so chaotisch. Damit meinte er seine ständig hochkommenden Erinnerungen an den brennenden Gefangenen und die damit verbundenen Selbstvorwürfe.

Nach meinem ersten Eindruck hatte Thorsten Ritzing keine PTBS. Genau genommen zeigte er lediglich das Symptom Wiedererleben des traumatischen Ereignisses, und auch das nur in Rückblenden und nicht in aufdringlichen Erinnerungen oder Albträumen. Seine anderen Beschwerden wie Schlafstörung und Traurigkeit gehören nicht zu den Diagnosekriterien, treten aber nicht selten gemeinsam mit einer Traumafolgestörung auf.

Ebenso wenig erfüllte er das Kriterium der Vermeidung von Gedanken an das traumatische Ereignis oder von Orten, die damit verbunden waren. Ganz im Gegenteil hatte er doch schon mit vielen Menschen auf seiner Dienststelle und im Freundeskreis darüber gesprochen. In meinen Augen war das definitiv ein gutes Zeichen. Außerdem empfand er offenbar keine aktuelle Bedrohung, denn er zeigte weder Hypervigilanz, also erhöhte Wachsamkeit, noch eine verstärkte Schreckreaktion auf Reize wie unerwartete Geräusche.

Hinzu kam, dass seine Probleme zwar schon mehrere Wochen lang anhielten, das für eine PTBS-Diagnose geltende Zeitkriterium von drei Monaten aber nicht erfüllt war. Ich ermutigte ihn, bald wieder arbeiten zu gehen.

Wann ist ein Trauma ein Trauma?

Die wichtigste Voraussetzung für eine PTBS ist, dass überhaupt ein Trauma stattgefunden hat. Gemäß der 11. Fassung der Internationalen Klassifikation von Erkrankungen (ICD-11) der Weltgesundheitsorganisation muss man dazu einem extrem bedrohlichen oder entsetzlichen Ereignis oder einer Reihe von solchen Ereignissen ausgesetzt gewesen sein.[1] Im amerikanischen, spezifisch psychiatrischen Klassifikationssystem DSM-5-TR® heißt es, dass die Voraussetzung für eine PTBS die Konfrontation mit tatsächlichem oder drohendem Tod, ernsthafter Verletzung oder sexueller Gewalt ist. Eine Besonderheit bei dem DSM-5-TR® ist, dass die dortige

Traumadefinition im Gegensatz zur ICD-11 keine subjektive Komponente enthält. Dies bedeutet rein formal, dass das erlebte Trauma ausschließlich aus dem Kreis der vordefinierten Traumata kommen muss, während die eigene Bewertung des erlebten Traumas nicht relevant ist.[2]

Wichtig ist es auch, zu betonen, dass das Erlebnis der gleichen schrecklichen Situation bei der einen Person eine Traumafolgestörung hervorrufen kann und bei einer anderen nicht. Ich werde in den Kapiteln über Alois Brettschneider, Benedikt Holzleitner und Marianne Schrödinger noch genauer herausarbeiten, was die Gründe für solch eine psychische Widerstandkraft oder Resilienz sind. Thorsten Ritzing jedenfalls erlebte die Situation mit dem brennenden Häftling als schrecklich, aber eben nicht als Trauma im Sinne der PTBS-Definition. Oder mit seinen Worten: »Es hat nichts mit mir zu tun.«

Ein oder mehrere traumatische Ereignisse machen für sich genommen also keine Traumafolgestörung aus. Dazu müssen neben der eigenen, subjektiven Einschätzung der Patientinnen und Patienten in Bezug auf die traumatisierende Wirkung der erlebten Situation auch akute Krankheitszeichen vorliegen, die sich je nach Art der Störung unterscheiden.

Diagnostisch ging ich bei Thorsten Ritzing von einer Anpassungsstörung aus, also von einer Reaktion auf sein – wie er es empfand und ausdrückte – »Versagen«. Der brennende Gefangene war für ihn der Anlass bzw. Stressor gewesen. Dass die Bewertung der Situation verzerrt war, konnte man daran erkennen, dass nur Thorsten Ritzing selbst dieses Versagen empfand, während alle anderen aus seinem Umfeld keine Schuld bei ihm sahen.

Bei unserem nächsten Treffen eine Woche später wirkte Thorsten Ritzing bereits deutlich aufgeräumter und nicht mehr so belastet. Gleich zu Beginn sagte er zu mir: »Unser Gespräch und Ihre Diagnose haben mir sehr geholfen. Ich brauche für eine Sache immer einen Namen. Und den habe ich jetzt. Ich bin heilfroh, dass das nicht so eine posttraumatische Störung ist. Ich kenne genug Kolleginnen und Kollegen, die nach schrecklichen Ereignissen im Dienst überhaupt nicht mehr arbeiten konnten und nach Krankenhaus, Reha und so in die Frührente gingen. Die meisten von ihnen waren völlig am Boden, hatten einen seelischen Knacks. Das ist echt schlimm. Und eines ist ganz klar: So will ich nicht sein oder werden.

Mir hat auch sehr geholfen, dass Sie mich ermutigt haben, schnell wieder arbeiten zu gehen. Tatsächlich habe ich inzwischen auch wieder damit angefangen, erst mal halbtags. Das tut mir gut, und ich hoffe, es wird nicht lange dauern, bis ich wieder voll arbeiten kann.«

Wir trafen uns in den folgenden Wochen noch ein paar Mal. Thorsten Ritzing ging wirklich bald wieder voll arbeiten, konnte sein »Versagen« relativieren und anerkennen, dass der Gefangene auch dann gestorben wäre, wenn er selbst nicht durch das Gespräch mit dem anderen Häftling abgelenkt gewesen wäre.

Eine Psychotherapie im engeren Sinne war in seinem Fall nicht notwendig, ein paar stützende Gespräche und Psychoedukation reichten vollkommen aus. Kurzum: Thorsten Ritzing war ein Patient, der schreckliche Dinge erlebt hatte, ohne langfristig krank zu werden.

Kapitel 3

Was geht in meinem Körper vor? Entstehung von posttraumatischen Belastungsstörungen

Sandra Küpper

Donnerstagmorgen, Ärztekonferenz in meiner Klinik für Psychiatrie, Psychosomatik und Psychotherapie. Die diensthabende Ärztin berichtete über die Aufnahme einer Fußballerin kurz nach Mitternacht. Die junge Frau hatte versucht, sich mit Tabletten das Leben zu nehmen, und war von ihrer Trainerin zu Hause aufgefunden worden. Der alarmierte Notarzt hatte die sehr schläfrige Patientin in die Zentrale Notaufnahme gebracht.

Zunächst kümmerten sich die Internisten um die Patientin, und nachdem sich ihr körperlicher Zustand stabilisiert hatte, wurde sie nach zwölf Stunden auf unsere psychiatrisch-psychotherapeutische Station verlegt. Da wir keine näheren Informationen über sie besaßen und sie noch immer so müde war, dass sie kaum sprechen konnte, setzte sich eine Kollegin aus unserem Team die Nacht über als Sitzwache an ihr Bett. Erst am nächsten Morgen klarte die Patientin weitgehend auf.

Im Anschluss an die Visite traf ich sie dann zu einem ausführlichen, behutsamen Gespräch.

Die Vorgeschichte

Sandra Küpper sah sehr sportlich und trainiert aus, trug eine Ponyfrisur und hatte die dunklen Haare zu einem Zopf zusammengebunden. Sie wirkte verzweifelt, traurig, durcheinander und sehr aufgewühlt. Als Erstes wollte sie von mir wissen, wie lange sie dableiben sollte.

»Das liegt an Ihnen. Wir alle wollen Ihnen helfen, Ihnen beistehen. Nur Sie entscheiden, ob Sie dies jetzt annehmen können und wollen.«

Sie nickte zaghaft. Ich fragte sie dann zunächst nach ihrem Lebenslauf.

»Gut. Ich bin jetzt 25 Jahre alt und studiere Maschinenbau«, erklärte sie. »Mein Vater ist Ingenieur bei einem Autohersteller, meine Mutter hat einen kleinen Modeladen in der Stadt. Mein Vater hat mich schon als Kind immer mal wieder in die Autofabrik mitgenommen. Ich fand es toll, ihn am Wochenende manchmal auf seinen Rundgängen durchs Werk zu begleiten. Irgendwie bin ich so offenbar in diesem Fach gelandet. Es ist total spannend. Die Zwischenprüfung habe ich gut geschafft. Meistens trainiere ich aber Fußball. Mit meiner Mannschaft spiele ich in der Bundesliga. Weil ich beim Verein angestellt bin, komme ich finanziell gut über die Runden und wohne allein in einem kleinen Apartment.«

Als ich sie daraufhin fragte, was sie so aufwühlte und beschäftigte, wurde Sandra Küpper sichtlich unruhiger und fragte zurück: »Meinen Sie die Sache mit den Tabletten, die ich genommen habe, oder was davor war?«

Ich antwortete: »Fangen Sie ruhig von vorne an und dann am besten chronologisch.«

Und so begann sie ausführlich die ganze Vorgeschichte zu erzählen. Irritiert, nervös und aufgedreht, wie sie war, geriet sie dabei immer wieder ins Stocken, musste sich sammeln, suchte nach den richtigen Worten. »Als Zwölfjährige hat mich über einige Monate unser damaliger spanischer Trainer missbraucht, teilweise sehr gewaltvoll. Er hörte immer erst auf, wenn er sein Ziel erreicht hatte. Meine Eltern erfuhren erst davon, als die Polizei vor der Tür stand. Ich war nicht die Einzige, die er vergewaltigte, und er wurde später zu mehreren Jahren Haft verurteilt. Meine Eltern brachten mich damals zu einer Kinderpsychologin, bei der ich dann für ein Jahr einmal in der Woche war. Zum Glück fand ich auch bald einen neuen Club mit einer Trainerin, die ich auch jetzt noch habe. Eine tolle Frau. Eigentlich ging es mir dann wieder gut.«

Nach diesen ersten Informationen fragte ich Sandra Küpper nach sogenannten Brückensymptomen[1]. Das sind Krankheitszeichen, die in der Zeit zwischen einer Traumatisierung und dem vielleicht erst Jahre späteren Ausbruch einer PTBS auftreten können. Und tatsächlich bestätigte sie ein solches Symptom nach dem anderen. »Ja, ich habe ständig alles vermieden, was mich an die Sache mit dem Trainer damals erinnert hat. Außerdem war ich immer besonders ängstlich und musste alle Schlüssel zweimal umdrehen. Abends und nachts wollte ich nie weg von zu Hause sein, aber bei Auswärtsspielen ist das ja oft nicht zu vermeiden. Dann habe ich jedes Mal darauf geachtet, dass mein Hotelzimmer gut zugänglich und nicht abgelegen ist.«

Auch konnte sie schnell aufbrausend sein. Wenn sie mit ihrer Mannschaft ein Spiel verloren hatte, suchte sie die Schuld immer bei sich. »Ich habe Fußball total intensiv gespielt, war so leistungsorientiert, oft auch leichtsinnig. Wenn andere aufgehört haben, habe ich erst richtig losgelegt. Mein Motto war immer, dass ich über alle Grenzen gehen will. Für mich ist Fußball wie eine Therapie. Je anstrengender, desto besser. Eine Beziehung konnte ich mir nicht vorstellen, und ich hätte sie auch gar nicht ausgehalten.«

Das waren genügend Brückensymptome, um sagen zu können, dass die PTBS die ganze Zeit in ihr geschlummert hatte. Die Symptome waren über die letzten Jahre immer mal wieder ein wenig zum Vorschein gekommen, bis die Erkrankung nun mit einem Schlag endgültig zum Ausbruch kam.

Es ist ganz üblich, dass sich eine PTBS in ihrer Symptomatik nach und nach entwickelt, meist über Wochen und Monate. Nicht alle Symptome treten dabei in gehöriger Intensität von jetzt auf gleich auf, der Verlauf ist vielmehr an- und abschwellend. Bei Sandra Küpper hat es außerordentlich lange gedauert, bis die Krankheit mit all ihren Kriterien bestand.

Dann kam Sandra Küpper auf die jüngsten Ereignisse zu sprechen.

»Vor sechs Wochen waren wir nach der Hinrunde auf Platz drei der Tabelle und haben das ausgiebig zusammen mit der Männermannschaft gefeiert. Wir waren in unserem Fußballstützpunkt. Nachts klopft jemand erst leise, dann heftig an meine Tür und ruft, ich solle ihn reinlassen. Es war der Typ, der mich schon den ganzen Abend angemacht hatte, was ich total nervig fand. Er war früher selbst Bundesligaspieler gewesen und hatte danach alle Trainerscheine gemacht.

Und dann ist bei mir plötzlich alles wieder aufgebrochen. Ich habe das Licht ausgemacht, mich hinter das Bett auf den Boden gelegt und taub gestellt. Mein Herz hat nur so gepocht, ich habe geschwitzt und gezittert und hatte nur noch Angst. Ich fühlte mich wie damals mit dem spanischen Trainer und dachte, jetzt kommt er gleich und bricht die Tür auf. Irgendwann zog er aber zum Glück ab. Dann bin ich irgendwie nach Hause zurück, obwohl eigentlich am nächsten Tag noch Training angesetzt war. Habe mich ins Bett gelegt und auf einmal den spanischen Trainer wieder vor mir gesehen, wie er mir auflauerte, mich festhielt und auf eine Matte oder zu Boden stieß. Ich habe ihn gespürt und gerochen. Es war so ekelhaft, dass ich geschrien habe. Mein Herz raste, ich schwitzte, und ich war total unruhig und schreckhaft.«

Wie Sandra Küpper weiter erzählte, hatte sie in den Tagen und insgesamt zwei Wochen danach ein Gefühl von völligem Versagen und von Schuld wegen der früheren Vergewaltigungen. Sie sei völlig aufgedreht und neben der Spur gewesen, meinte sie. »Seitdem trainiere ich auch nicht mehr, gehe nicht mehr raus, kaufe nur das Notwendigste ein. Und jedes Mal, wenn mich irgendjemand anspricht, fahre ich gleich aus der Haut. Ich habe mich überhaupt nicht mehr im Griff. Noch nicht einmal bei meinen Fußballerinnen im Verein habe ich mich gemeldet, war einfach nicht mehr da. Ich weiß, dass das nicht in Ordnung ist, und schäme mich auch total dafür. Für mich ging's nur noch darum, irgendwie zu überleben.«

Laut ihrer eigenen Schilderung war Sandra Küpper irgendwann immer hektischer geworden. Da war nur noch der Gedanke, das alles nicht mehr aushalten zu können und dass der Schmerz einfach unerträglich war. Jedes Geräusch ließ sie zusammenzucken. Sie wollte keine Fußballerin mehr sein. Sie wollte gar nichts mehr fühlen, ja am liebsten tot sein.

Schließlich hatte sie ihre Blechkiste mit den Medikamenten geholt und alles geschluckt, was sie darin an Tabletten fand. Später war sie dann eingeschlafen. Sie konnte sich weder daran erinnern, dass ihre Trainerin sie gefunden hatte, noch daran, dass sie im Krankenhaus aufgenommen worden war.

Rafael, der Traum der Mädchen in der Mannschaft

Bei unserem nächsten Treffen hatte Sandra Küpper genug Vertrauen gefasst, um dann ausführlicher zu erzählen, was ihr damals als Kind widerfahren war. Es kostete sie natürlich trotzdem große Überwindung, immer wieder kamen ihr die Tränen, und sie musste unterbrechen. Für mich als Therapeuten ist es in solchen Situationen umso wichtiger, ganz behutsam vorzugehen.

Schon als Kind und Jugendliche spielte Sandra Küpper im Verein, Fußball war einfach ihr Leben. Als sie zwölf war, wurde ihre Mannschaft von einem jungen spanischen Trainer betreut, Rafael González. Er sah toll aus, hatte viel Charme, und alle Mädchen im Club himmelten ihn an. »Es war bei einem Auswärtsspiel«, erzählte Sandra Küpper. »Ein anderes Mädchen hatte abgesagt, und deshalb schlief ich alleine im Doppelzimmer. Die anderen waren alle zu zweit. Am Abend klopfte es an die Tür, und der Trainer stand in kurzem Pyjama vor der Tür. Er wolle mich etwas fragen. Ich ließ ihn herein. Sofort hielt er mich an beiden Handgelenken so fest, dass ich aufschrie. Er trug mich ins Bett, zog mich aus und entkleidete sich selbst. Ich hätte mir das doch schon immer gewünscht, meinte er und fummelte überall an mir herum. Was er dann machte, war extrem schmerzhaft. Ich versuchte zu schreien, aber er hielt mir den Mund zu. Als er fertig war, verabschiedete er sich mit einem ›Das hat dir doch gefallen, mein Schätzchen‹. Nein, es hat mir gar nicht gefallen. Es war widerlich, abartig, und die Schmerzen spüre ich heute noch. Gleichzeitig habe ich mich fürchterlich geschämt und deshalb meinen Eltern damals nichts davon erzählt, auch nicht meinen Freundinnen.«

Und es blieb nicht bei dem einen Mal. Der Trainer lauerte ihr von da an nach dem Training auf und vergewaltigte sie fast wöchentlich. In der Sporthalle auf den Matten, in den Umkleiden, in einem Schuppen. »Ich konnte meinen Eltern nichts sagen. Ich fühlte mich schuldig, denn ich wusste natürlich, dass es verboten ist, was geschehen ist.«

Diese Monate waren die Hölle für sie. Sie hatte blaue Flecken und Schmerzen im Unterleib, sie war durcheinander, konnte sich nichts merken und sich nicht konzentrieren. Sie zog sich immer mehr in ein Mauseloch zurück und vermied Kontakte zu anderen. Das ging so weit, dass sie häufig sogar die Schule schwänzte, um bloß nicht mit den anderen zusammen zu sein. Sie war die ganze Zeit nervös, aufgedreht und unheimlich schreckhaft. Nachts hatte sie Albträume von dem Trainer und den Vergewaltigungen. Immer die gleichen Albträume.

Nach einem halben Jahr weigerte sich Sandra Küpper, zum Training zu gehen. Von jetzt auf gleich. Ihre Eltern drängten sie dazu, das Training wieder aufzunehmen. Sie hatten ja keine Ahnung. Aber sie blieb bei ihrer Entscheidung und gab dafür eine vorgeschobene Erklärung nach der anderen ab. Die Monate zwischen ihrem Trainingsboykott und dem nächsten Ereignis waren fast so schlimm wie die Zeit vorher. Sie konnte sich niemandem öffnen, zog sich immer mehr zurück, und ihr geliebter Sport fand für sie nicht statt.

Dann ergab sich plötzlich eine ganz neue Situation. Eines Tages stand die Polizei vor der Tür, um Sandra Küpper zu befragen. Wie sich herausstellte, hatte Rafael González nämlich auch andere Mädchen vergewaltigt. Sandras Mutter, die bei der Befragung dabei war, wollte dabei von ihrer Tochter wissen, ob der Trainer sie auch schon mal angefasst hatte. »Ich war erstarrt«, erinnerte sich Sandra Küpper. »Ich konnte kein Wort herausbringen, zitterte am ganzen Leib und starrte nur vor mich hin. Meine Mutter schüttelte mich und fragte noch mal: ›Hat er dich auch angefasst?‹ Ich konnte nur ein wenig nicken.«

Und dann ging alles seinen Gang. »Für mich war es eine schwierige Zeit. Natürlich habe ich dann meinen Eltern und bei der Polizei in den Vernehmungen alles erzählt. Aber dann musste ich auch bei Gericht aussagen.« Sie fand es schrecklich, dabei wieder mit Rafael González im selben Raum zu sein.[2] »In den Wochen vor der Gerichtsverhandlung hatte ich das Gefühl, ich kann nicht mehr atmen. Ich hatte Albträume von den Vergewaltigungen und wünschte mir, ich wäre tot. Vielleicht bin ich ja wirklich schuld, dass er mich missbraucht hat?«

Sandra Küpper verstummte für einen Moment, als würde sie ihrer eigenen Frage nachhorchen. Doch dann fuhr sie fort: »Seitdem ist meine Welt eine andere. Ich fühle mich immer bedroht. Und mit einem Mann alleine sein geht gar nicht. Ich wünschte so sehr, dies alles wäre nicht passiert.«

Als ihr ehemaliger Trainer schließlich im Gefängnis saß, wechselte Sandra Küpper den Fußballverein. Dort hatte sie seither immer nur eine Trainerin. Anders hätte sie den Wiedereinstieg in ihren Sport auch gar nicht geschafft. Selbst heute, Jahre später, könnte sie niemals mehr einen Mann als Trainer akzeptieren.

Ihre Schilderungen erschütterten mich sehr. Es wäre gut gewesen, wenn Sandra Küpper frühzeitig Hilfe und Unterstützung gesucht hätte. Aber das Trauma war stärker gewesen, sie war einfach nicht dazu in der Lage gewesen. Inzwischen hatte sich so viel verfestigt. Und sie hatte so stark gelitten! Aber manchmal sind die Dinge so, wie sie sind. In meinem Beruf habe ich lernen müssen, dass das Leben nie wie im Lehrbuch verläuft.

Es war keine Frage, dass Sandra Küpper eine schwere und andauernde Traumatisierung als Kind erlebt hatte. Ihre Eltern waren damals einfach nur froh, dass sie wieder ihrem Hobby nachging und Fußball spielte, und thematisierten die ganze Sache nicht mehr. Auch sie selbst sprach in der Folge nie mit irgendjemandem darüber. Aber ihr war immer klar, dass dieser Trainer ihr Leben erschüttert hatte und es auch weiter bestimmte.

Ich fragte sie nun systematisch nach ihrem gegenwärtigen Zustand, um herauszufinden, ob sie die Kriterien für eine PTBS erfüllte. Alles, was sie sagte, sprach dafür. Anschließend ging ich die zusätzlichen Kriterien für eine K-PTBS durch, die ebenfalls alle passten. Zur Krankengeschichte gehört es schließlich auch, festzustellen, ob jemand mit einem solchen traumatischen Ereignis womöglich eine Depression, eine Angststörung oder eine andere psychische Störung entwickelt hat. Das alles war zum Glück bei Sandra Küpper nicht der Fall.

Stress im Magneten

Nach einer Woche Aufenthalt in der Klinik konnte sich Sandra Küpper noch immer nicht entscheiden, ob sie für eine längere Psychotherapie bleiben wollte. Sie wusste aber auch, dass sie in ihrer Verfassung weder nach Hause wollte noch konnte.

Bei einer Visite fragte sie dann auf einmal: »Eine Mitpatientin hat an einem Forschungsprojekt in der Klinik teilgenommen. Wäre das auch etwas für mich? Ich möchte gerne mehr über mich erfahren.« Ich schickte daraufhin am nächsten Tag einen psychologischen Doktoranden zu ihr, der das betreffende Projekt betreute. Es handelte sich um eine Pilotstudie im MRT zum Effekt von gelernter Hilflosigkeit bei PTBS-Patienten. Dieses Konzept wurde als eine Ursache der Entstehung von Depressionen bezeichnet. Die funktionelle Bildgebung, also die Abbildung regionaler Gehirnfunktionen, ist für mich als Neurowissenschaftler ein großes Thema.[3] Seit drei Jahrzehnten erforsche ich mit meinen Mitarbeiterinnen und Mitarbeitern, wie sich emotionales Erleben und Verhalten im Gehirn darstellen.

Der Doktorand ging bei diesem ersten Treffen mit Sandra Küpper einen strukturierten Interviewkatalog sowie verschiedene psychologische PTBS-Fragebogen durch. Außerdem befragte er sie zu weiteren Ein- und Ausschlusskriterien für unsere Studie, etwa nach Metallen im Körper, früheren Krankheiten und vielem mehr. Doch alles passte, und so wurde mit ihr ein Termin für das MRT vereinbart.

Ein paar Tage später erfolgte die MRT-Untersuchung. Langsam wurde Sandra Küpper mit dem Kopf zuerst in den Magneten geschoben, bis zu den Beinen. Sie lag auf dem Rücken, hatte einige Elektroden am Körper kleben und konnte auf einem kleinen Display sehen, was wir ihr in den Tomografen projizierten. Sie war zwar leicht angespannt, aber zugleich neugierig auf die Untersuchung. Zum Schutz vor dem lauten Hämmern des Magneten trug sie einen Kopfhörer.

Wie mit den anderen Versuchspersonen führten wir mit ihr dann eine Anagrammaufgabe durch, bei der fünf in einer Reihe vorgegebene große Buchstaben neu zu einem sinnvollen Wort kombiniert werden sollen. Manche dieser vorgegebenen Anagramme waren aber gar nicht lösbar, was wir den Versuchspersonen vorher jedoch nicht mitteilten. Zu Beginn des Experimentes wurden sie von uns vielmehr mit den Worten instruiert: »Strengen Sie sich an, jedes Anagramm ist lösbar. Es liegt nur an Ihnen.« Im Falle eines unlösbaren Bildes blendeten wir nach einigen Sekunden ein Zwischenbild mit roter Schrift ein: »Achtung, nicht gelöst! Bitte besser konzentrieren!« Dies erhöhte den Stress natürlich noch zusätzlich.

Bereits vor rund dreißig Jahren hatte ich die gleiche Versuchsanordnung zusammen mit Martin Seligman, dem Entwickler des Konzepts der gelernten Hilflosigkeit, im PET-Scanner durchgeführt.[4] Gelernte Hilflosigkeit wurde von ihm als eine Ursache von

Depressionen bezeichnet. Wenn man in seinem Leben oder in bestimmten Situationen immer im Hamsterrad ist und, egal, was man macht, immer weiter bestraft wird, führt dies bei den meisten Tieren und Menschen zu einem Zustand der extremen Hilflosigkeit und Verzweiflung.

Unsere Idee war, dies jetzt nicht nur bei Depressiven, sondern erstmals bei Patientinnen und Patienten mit PTBS zu erforschen. Aus Tierexperimenten ist bekannt, dass auch Traumatisierungen bei Nagetieren zu einem Zustand gelernter Hilflosigkeit führen. Durch die geschilderte Versuchsanordnung versetzten wir die Probanden gezielt in einen Zustand der gelernten Hilflosigkeit. Anschließend befragten wir sie intensiv, wie sie sich gefühlt hatten. Selbstverständlich wurden alle von ihnen nach Abschluss der Untersuchungen vollständig informiert.

Solche Untersuchungen dienen dazu, mehr über die Grundlagen der Traumafolgestörungen zu lernen.[5] Daneben kann es hilfreich sein, Patientinnen und Patienten mit PTBS durch den induzierten Stress klarzumachen, dass sie die bewusste Kontrolle über ihre eigene Geschichte nur erreichen können, wenn ihre Emotionsregulation funktioniert. Unter Umständen könnte ihnen dies dabei helfen, sich nach und nach von dem, was ihnen widerfahren ist, zu distanzieren. Allerdings sind wir noch weit davon entfernt, so etwas als Therapie bei PTBS anbieten zu können, das heißt, solche Untersuchungen und Überlegungen sind bislang nur experimentell, also reine Forschung. Und die Untersuchung mit Sandra Küpper war lediglich eine Voruntersuchung für eine geplante Versuchsserie.[6]

Als Sandra Küpper aus dem Tomografen herausgeschoben wurde, war sie ziemlich geschafft und zugleich verärgert. Die unlösbaren Anagramme waren für sie emotional enorm anstrengend gewesen, obschon wir im Versuch immer wieder Entspannungspausen eingebaut hatten. In der Nachbesprechung konnten wir ihr aber vermitteln, wie wichtig es ist, solche Forschung zu machen. Sie fand dies unglaublich spannend. »Alleine das Besprechen des Modells der gelernten Hilflosigkeit anhand von Traumatisierungen und der resultierenden Veränderungen in meinem Gehirn. Wahnsinn, wie das alles zusammenhängt! Aber das erklärt mir vor allem, dass ich nicht selbst schuld an meinem Zustand bin.«

Psychoedukation in der Stationsgruppe

Sandra Küpper war weiter hin- und hergerissen, ob sie sich auf eine Behandlung einlassen sollte. Sie war jetzt eine gute Woche bei uns und wollte, wie sie sagte, niemandem, der die Therapie nötiger hatte als sie, den Platz wegnehmen. Vor allem litt sie unter der inneren Unruhe, ihren viel zu schnell hochschießenden Affekten und dem Gefühl, schuldig zu sein und versagt zu haben. Es fiel ihr schwer, Vertrauen zu fassen. Warum war das alles passiert? Warum hatte sie nicht früher um Hilfe gerufen und geschrien?

Bei uns auf Station gibt es regelmäßig verschiedene Gruppenangebote für Patientinnen und Patienten. Die dort stattfindende Psychoedukation ist ein zentraler Baustein jeder PTBS-Therapie: Alle Patientinnen und Patienten sollen möglichst viel über die Erkrankung, ihre Auswirkungen und ihre eigenen Einflussmöglichkeiten wissen. Ich dachte, eine solche Gruppe könnte auch Sandra Küpper bei der Entscheidungsfindung helfen, und schlug ihr eine Teilnahme vor. Etwas widerstrebend willigte sie ein. Es war ihr in den letzten Tagen schon so schwergefallen, sich gegenüber den Therapeuten zu öffnen. Und jetzt sollte sie das auch noch gegenüber anderen Patientinnen und Patienten tun?

Wenn jemand in einer solchen Gruppe die Frage aufwirft, warum jemand eine PTBS entwickelt, stelle ich in der Regel zunächst eine Gegenfrage: Warum bekommen die meisten Personen nach schweren Traumata *keine* PTBS?[7] Dann erläutere ich die möglichen Arten von Traumatisierung, die Kriterien der ICD-11 und das biopsychosoziale Modell. Damit wird in der Wissenschaft beschrieben, dass psychische Erkrankungen in der Regel biologische, psychologische und auch soziale Ursachen haben.

Risikofaktoren für eine PTBS sind mangelnde soziale Eingebundenheit, frühere Traumata, eine Traumatisierung als Kind und Jugendlicher oder aber als älterer Erwachsener, geringere Intelligenz und weibliches Geschlecht. Hinzu kommen bestimmte Persönlichkeitsfaktoren. Dies alles, erläutere ich den Patienten und Patientinnen der Gruppe, hat Auswirkungen darauf, wie man ein traumatisches Ereignis verarbeitet.[8]

Das traumatische Ereignis selbst führt mit größerer Wahrscheinlichkeit zu einer Störung, wenn es länger anhält und wenn das Schadensausmaß gravierend ist. Aber es gibt keinen Traumagradienten: Es ist nicht so, dass mit einem größeren Trauma eine PTBS eher auftritt als bei einem kleineren Schadensausmaß.

Die Art und Weise, wie der oder die Betroffene ein traumatisches Ereignis unmittelbar danach interpretiert und wie er oder sie sich verhält, ist noch wichtiger als das Trauma selbst. Die Fähigkeit, in der traumatisierenden Situation trotzdem noch die eigene Autonomie zu spüren, also keine absolute Hilflosigkeit zu empfinden, sowie sich selbst nicht aufzugeben, bietet einen gewissen Schutz und hilft auch bei der späteren Psychotherapie.

Nach den Klassifikationsrichtlinien soll eine PTBS bis zu drei Monate nach dem Trauma auftreten, bei einer K-PTBS kann sich das Auftreten von Krankheitszeichen über die gesamte Lebensspanne erstrecken.

Ob eine PTBS andauert, hängt auch entscheidend von den sich an ein Ereignis anschließenden Lebensbedingungen ab. Negativ wirken sich familiäre und berufliche Probleme, eigene Erkrankungen und finanzielle Unsicherheiten aus. Nun kann man diese Dinge teilweise auch verändern, und genau hier setzt eine Psychotherapie an.

Ebenfalls wichtig ist in diesem Zusammenhang natürlich, dass das Umfeld in angemessener Weise auf das Traumaopfer zugehen sollte. Betroffene sollten nicht alleine gelassen werden, und es sollten ihnen jederzeit Gesprächsangebote gemacht werden. Nicht zuletzt ist entscheidend, dass in der Familie und der Gesellschaft die Traumatisierung an sich anerkannt und ernst genommen wird.

Wenn es zu einer Traumafolgestörung kommt, also einer PTBS, einer K-PTBS, einer Anpassungsstörung oder einer anhaltenden

Trauerstörung, ist ihre Bewältigung auch eine Chance für eine persönliche Reifung, trotz aller negativen Konsequenzen in der Beziehung, der Familie und im Beruf (die drei Kapitel am Ende dieses Buches liefern hierfür Beispiele).

Das Traumagedächtnis stoppen

Im Rahmen unseres Gruppenangebots besprechen wir mit den Patientinnen und Patienten außerdem, was bei einem Traumaereignis im Gehirn geschieht. Besonders kennzeichnend ist ja das ungewollte Wiedererleben des Traumas bei einer PTBS oder K-PTBS mit entsprechender emotionaler und vegetativer Reaktion.[9] Nach einem Trauma kann es insbesondere zu strukturellen und funktionellen Auffälligkeiten in bestimmten Hirnregionen kommen, die für Emotionsregulation, Lernen und Gedächtnis sowie für Sozialkontakte mit zuständig sind. Stress hinterlässt seine Spuren in diesen Regionen – er verändert sie.

Auch für PTBS-Patientinnen und -Patienten ist es hilfreich zu wissen, dass sie nicht einfach auf Kommando anders sein können. Das Erleben des Traumas hat nämlich zu einer fatalen Wechselwirkung zwischen dem Körper und der Psyche geführt, was sich in der Gegenwart fortsetzt. Ursache dafür sind fehlgeleitete Lernerfahrungen, also im Wesentlichen Konditionierungsprozesse, die sich in der Anatomie und der Funktion einzelner Gehirnregionen manifestiert haben und nun den Alltag bestimmen. Die dahinterliegenden Gedächtnisprozesse[10] im assoziativen Gedächtnis und im Kontextgedächtnis und ihre traumabedingte Dissoziation werde ich im Kapitel über Christine Aya genauer erläutern. Dort stelle ich auch die Narrative Expositionstherapie (NET) vor, die auf diesem Gedächtnismodell aufbaut.

Bei Sandra Küpper sorgte das Trauma und die Retraumatisierung im Fußballstützpunkt seit zwei Wochen dafür, dass das an sich ungefährliche Fußballspielen mit den Vergewaltigungen und der einhergehenden Angst und dem Vermeiden verknüpft wurde. Darum genügte schließlich bloß die Vorstellung, Fußball zu spielen, um sie in Angst und Panik zu versetzen.

In den Patientengruppen wird es immer dann kompliziert, wenn ich über die wichtigsten beteiligten Hirnregionen spreche. Ich mache es trotzdem, weil es meiner Meinung nach gut ist zu wissen, dass die Traumatisierung im Gehirn Veränderungen hervorgerufen hat. So wie es Sandra Küpper gesagt hat: »Aber das erklärt mir vor allem, dass ich nicht selbst schuld an meinem Zustand bin.«

Mit am wichtigsten ist die Amygdala (Mandelkern), die eine schnelle Bewertung des emotionalen Inhalts von äußeren Reizen bewirkt. Dies betrifft vor allem negative Emotionen wie Angst und Aggression. Ziel ist es, schnell Gefahren zu erkennen, um gegebenenfalls aus der Situation zu gehen, sie zu vermeiden oder zu flüchten. Dazu löst die Amygdala eine Schreckreaktion des Körpers aus – mit Erhöhung des Herzschlags, Zusammenfahren, Schwitzen. Der Hippocampus wiederum ist der Ort des expliziten Gedächtnisses, also von Inhalten, die aktiv gelernt wurden und die auch wieder aktiv abgerufen werden. Weitere Beteiligte sind der Hypothalamus, das Regulationszentrum für endokrine und vegetative Dinge mit Ausschüttung von Stresshormonen, sowie der Thalamus (»Tor zum Bewusstsein«), der die sensorischen und motorischen Informationen verarbeitet und weitergibt. Der präfrontale Kortex als Teil des Stirnhirns wiederum, wo alle Informationen einmünden, dient der Handlungsplanung, der Regulation emotionaler Prozesse, der Problemlösung und der Verhaltenssteuerung. Das vordere Zingulum (»Gürtel«) schließlich ist in diesem Kreislauf relevant für Reaktionshemmungen sowie kognitive Kontrolle und der temporoparietale Kortex für die Mentalisierung, also das Wahrnehmen von eigenen und fremden Zuständen.

In zahlreichen Untersuchungen konnte gezeigt werden, dass die jeweilige Größe des Hippocampus und der Amygdala bei der Mehrzahl der Patienten mit PTBS im Vergleich zu Gesunden ein wenig verkleinert ist.[11] Dies gilt insbesondere dann, wenn das Trauma in der frühen Kindheit passiert ist.

Ein Trauma hat jedoch nicht nur strukturelle Veränderungen im

Gehirn zur Folge, sondern auch Veränderungen der Hirnfunktion in gerade diesen Regionen. Um sie nachzuvollziehen, werden sogenannte funktionelle Bildgebungsuntersuchungen mit Gesunden und Patienten durchgeführt. An einer solchen hatte ja auch Sandra Küpper teilgenommen. Üblicherweise werden der Person, die im MRT liegt, dazu standardisierte Aufgaben der Emotionsverarbeitung, des Lernens und Erinnerns gestellt, oder es wird für jede Patientin und jeden Patienten das eigene Traumaerleben im Tomografen wiederholt. Dabei schließt man von dem regionalen zerebralen Blutfluss auf die regionale Gehirnaktivierung und ordnet sie den unterschiedlichen Bedingungen zu. Wieder ist die Amygdala hier im Spiel, die bei der Verarbeitung emotionaler Inhalte bei PTBS-Patienten neben anderen Regionen des Gehirns besonders aktiviert ist.[12]

Das Gehirn ist funktionell in Netzwerken organisiert, sodass Symptome wie Angst, Scham oder Dissoziation jeweils unterschiedlich in den Aktivitäten der beteiligten Regionen repräsentiert sind. Und es sind jeweils keineswegs nur die genannten Regionen beteiligt. Das Gehirn agiert immer als Ganzes. Die gute Nachricht ist, dass sich mit erfolgreicher Psychotherapie solche strukturellen und funktionellen Auffälligkeiten des Gehirns wieder normalisieren können.[13]

Ergebnisse der MRT-Untersuchung

In die Untersuchung, an der Sandra Küpper zu Forschungszwecken teilgenommen hatte, konnten wir fünf Patientinnen mit PTBS einschließen. Es war ja nur eine Pilotstudie, um das Design auf Praktikabilität zu testen. Üblicherweise würde man 50 oder mehr Patientinnen und ebenso viele Gesunde als Vergleich untersuchen.

Wir verglichen nun die gemessenen Gehirnaktivierungen bei allen lösbaren Anagrammen, die keinen Stress auslösten, mit denen bei den unlösbaren Anagrammen. Die ursprüngliche Annahme war, dass es bei Patientinnen und Patienten mit PTBS im Vergleich zu Gesunden durch die Störung der Emotionsregulation in der Stressaufgabe zu einer besonderen Aktivierung der Amygdala und einer fehlschlagenden Hemmung des Verhaltens durch den präfrontalen Kortex kommt.[14]

Wie erwähnt handelte es sich nur um eine Vorstudie mit einer Handvoll Patientinnen und Patienten. In der Gruppe aller teilnehmenden PTBS-Patienten wurden unsere Annahmen der funktionellen Auswirkungen der Stressinduktion jedenfalls bestätigt. Damit konnten wir weiter überlegen, wie die Hauptstudie sinnvoll angelegt werden sollte.

Sandra Küpper traf sich einige Tage später mit dem Doktoranden, um sich gemeinsam mit ihm die Auswertung ihres eigenen Experimentes anzusehen. Zu diesem Zweck hatten wir Aktivierungskarten für die beiden Bedingungen (»lösbar«/»unlösbar«) bei ihr verglichen. Rote Töne standen für stärkeren regionalen Blutfluss, blaue für niedrigeren. Bei ihr war die Amygdala in der Stresssituation rot, das heißt, es waren deutliche Aktivierungen zu erkennen, während sie bei der Anagrammaufgabe ohne Stress ziemlich blau imponierte. Unterschiede im präfrontalen Kortex waren bei ihr nicht auffällig.

Bei meiner nächsten Visite berichtete mir Sandra Küpper von dem Treffen mit dem Doktoranden, und für einen kurzen Moment blitzte bei ihr sogar so etwas wie Freude auf. »Dies ist doch ein gutes Zeichen, denn damit habe ich nur ein Problem mit der Emotion und nicht mit der kognitiven Kontrolle. Dann geht die Therapie sicher schneller.« Ich wies sie allerdings ganz vorsichtig darauf hin, dass es im Moment noch nicht möglich sei, mithilfe der funktionellen Bildgebung individuelle Therapieverläufe vorherzusagen.

Wie wird eine PTBS eigentlich behandelt?

Sandra Küpper wusste trotz allem immer noch nicht recht, ob sie in der Klinik bleiben und eine länger angelegte Psychotherapie machen sollte. Sie hatte Angst vor neuen Situationen, ihr war aber auch klar, dass es so wie bisher nicht weitergehen konnte. Sie fragte mich, wie die weitere Behandlung bei ihr denn ganz konkret aussähe.[15]

Ich erklärte ihr, dass es je nach Patientin oder Patienten bei Traumafolgen verschiedene Psychotherapien gibt. Die Verfahren lassen sich unterscheiden in sogenannte expositionsfokussierte Therapien, in denen das Nacherleben des Traumas behandelt wird, und in kognitionsfokussierte Therapien mit veränderten Einstellungen zu sich selbst, zu anderen Menschen und zu der Umwelt.[16] Oft wird beides auch kombiniert.

Eine Exposition ist die gedankliche, schriftliche oder auditive Auseinandersetzung mit einem traumatischen Ereignis, das im geschützten Rahmen der Therapie und mit Bezug auf das Hier und Heute wiedererlebt und somit verarbeitet werden kann. Eine Exposition muss man nach dem Stand der Wissenschaft eigentlich bei jeder psychotherapeutischen Behandlung von PTBS und K-PTBS machen. Ergänzend gibt es in der Praxis ganz wichtige niederschwellige Interventionen wie zum Beispiel die schon erwähnte Psychoedukation (sie muss auch immer durchgeführt werden), Entspannungsverfahren und Selbsthilfegruppen (dies sollte unbedingt empfohlen werden), mit denen sich das Wissen über die psychische Störung und die Behandlungsmöglichkeiten vermitteln lässt. Der Aufbau einer engen therapeutischen Beziehung, von Motivation und einer begründeten Hoffnung sind gerade am Anfang jeder Therapie außerordentlich wichtig.

Von Bedeutung sind allerdings auch die kombinierenden Therapien unterschiedlicher Schulen. Eine solche ist die Dialektisch-Behaviorale Therapie für Patientinnen und Patienten mit PTBS (DBT-PTBS).[17] Sie ist modular aufgebaut und kombiniert Methoden der DBT mit traumaspezifischen kognitiven und expositionsbasierten Interventionen.[18] Diese werden wir bei einer Reihe von Fallbeispielen in diesem Buch noch genauer kennenlernen, am ausführlichsten bei Jonathan Fiedler und Britta Rose.

Eine traumafokussierte Psychotherapie sollte jedem Patienten und jeder Patientin mit PTBS von ihren Psychiatern und Psychotherapeutinnen angeboten werden. Ergänzend zu traumafokussierten Interventionen sollten in deren Rahmen weitere Problem- und Symptombereiche abgeklärt und in der Behandlung berücksichtigt werden, beispielsweise das Risiko erneuter Opferwerdung, aber auch Trauerprozesse, soziale Neuorientierung und die Stabilisierung des eigenen Selbst.

Sandra Küpper fragte noch einmal genauer nach: »Professor, Sie haben mir gesagt, ich hätte eine komplexe posttraumatische Belastungsstörung. Was schlagen Sie mir da ganz konkret als Patientin vor?«

Das konnte ich ihr gut erklären: »Bei dieser Krankheit wird eine Psychotherapie empfohlen, die auf Ihr individuelles Trauma abzielt und Sie damit auch konfrontiert. Dabei geht es vor allem um Ihre Erinnerungen und Ihre Gefühle. Unter anderem sollen Sie lernen, besser mit Ihren Gefühlen umzugehen. Das hört sich komplizierter an, als es ist. Am Ende sollen Sie nicht mehr bei Kleinigkeiten, die Sie an den Fußballtrainer erinnern, so aus der Haut fahren müssen, und Sie sollen einfach Ihre Gefühle selbst besser regulieren können. Außerdem werden Sie dann mit uns daran arbeiten, wie Sie Beziehungen zu anderen Menschen besser, konstruktiver gestalten können.«

Wir besprachen noch einen anderen grundsätzlichen Punkt aus der aktuellen Leitlinie, der vor einer Entscheidung für oder gegen eine Psychotherapie zu klären war: Sollte sie jetzt überhaupt schon eine traumafokussierte Therapie beginnen? Gegen einen sofortigen Behandlungsbeginn spricht fast immer, dass potenziell gefährdende Symptome und Verhaltensweisen vorliegen,[19] die zu schwerwiegenden Störungen der Verhaltenskontrolle führen. Bei Sandra Küpper hieß das konkret, dass sie im Moment zeitlich noch zu nah an der quälenden Situation war, die zu ihrem Suizidversuch geführt hatte. Ich schlug ihr deswegen vor, erst in etwa vier Wochen einen Aufnahmetermin zu vereinbaren. Bis dahin würde sie engmaschig in unserer Ambulanz Gesprächstermine wahrnehmen. Dort würden wir gemeinsam an ihrer Fähigkeit, Emotionen zu regulieren, arbeiten. Immer noch zögerte sie.

Sandra Küpper wollte schließlich von mir wissen, welche Möglichkeiten sie denn noch hätte, falls sie sich doch gegen eine stationäre Therapie entscheiden sollte. Ich erklärte ihr, dass Anlaufstellen für Traumafolgestörungen üblicherweise Hausärzte seien, die an Fachärzte für Psychiatrie und Psychotherapie, für Psychosomatik sowie an Psychologische Psychotherapeuten überwiesen. Man könne sich oft aber auch direkt an diese wenden. Bei entsprechenden, sehr akuten Beschwerden könne außerdem eine Vorstellung in einer psychiatrischen oder psychosomatischen Klinik erwogen werden. Aber in einer solchen befinde sie sich ja gerade.

Grundsätzlich gilt: Da sich viele selbst ernannte Traumatherapeuten und Coaches auf dem Markt tummeln, sollte man sich grundsätzlich Fachärzte für Psychiatrie und Psychotherapie, Fachärzte für Psychosomatische Medizin und Psychotherapie oder Psychologische Psychotherapeuten aussuchen. Viele von diesen Spezialisten haben auch traumatherapeutische Zusatzausbildungen.

An vielen Orten in Deutschland finden sich zudem bereits Traumaambulanzen[20], und es werden weitere aufgebaut. Sie sorgen, wie es im Gesetz heißt, für »schnelle Hilfen«.

Als ich Präsident unserer psychiatrischen Fachgesellschaft DGPPN war, habe ich nach dem Tod des Fußballers Robert Enke im Jahr 2009 mit Kolleginnen und Kollegen ein enges Netzwerk von inzwischen über siebzig Psychiatern und Psychotherapeutinnen aufgebaut.[21] Dezidiertes Ziel dieses Netzwerks ist die Behandlung von Sportlerinnen und Sportlern mit psychischen Erkrankungen sowie die Vorbeugung und die Forschung auf diesem Gebiet.[22]

Für Sandra Küpper hatte ich am Ende den folgenden Vorschlag: Nach der ambulanten Stabilisierung könne sie zunächst eine mehrwöchige Psychotherapie auf unserer Station für traumatisierte Patientinnen und Patienten machen. Die ambulante Weiterbehandlung könne sie dann, wenn sie wolle, in unserer Sportlerambulanz machen, schließlich war es ihr und mir wichtig, dass sie bald wieder ihren angestammten Platz in ihrer Bundesligamannschaft einnahm. In unserer eigenen Ambulanz für Sportpsychiatrie und -psychotherapie würde die Psychotherapeutin von der Station Sandra Küpper nach der Entlassung auch ambulant weiterbetreuen. Hier wüsste ich sie sehr gut aufgehoben.

Nach kurzem Überlegen willigte sie in diesen Plan ein – endlich. Sie war selbst über ihren Entschluss erleichtert, und ich ebenso.

Teil 2

Traumaursachen

Traumatisierungen können vielfältige Ursachen haben. In diesem zweiten Teil des Buches stelle ich Ihnen dazu einige Beispiele aus meiner Praxis vor. Obschon jede Traumafolgestörung höchst individuell ist, weisen die Ursachen dennoch grundlegende Gemeinsamkeiten auf, und auch der Heilungsprozess verläuft, medizinisch gesehen, auf vergleichbare Weise.

Berta und Oscar Zamel sind KZ-Überlebende, die beide noch viele Jahrzehnte nach ihrer Inhaftierung in einem Konzentrationslager massivste Traumafolgestörungen aufweisen. Während bei Oscar Zamel erst mit dem Wechsel in den Ruhestand eine PTBS richtig ausbricht, leidet seine Frau schon seit Langem kontinuierlich unter schwersten Krankheitszeichen und Vermeidungsverhalten im Rahmen einer K-PTBS. Er macht sich immer wieder klar, dass andere ein schlimmeres Schicksal erdulden mussten als er selbst. Seine Frau und er haben schließlich überlebt – und das belastet sein Gewissen sehr.

Beide wollen sich schließlich selbst dem stellen, was im KZ passiert war, und fahren deshalb mit einer Gruppe von KZ-Überlebenden aus ihrer jüdischen Gemeinde zu einer Gedenkfeier nach Auschwitz-Birkenau. Von dort kehren sie jedoch völlig retraumatisiert zurück. Der Tod seiner Frau ist für Oscar Zamel am Ende eine letzte entscheidende Erschütterung.

Ina Hesse ist Jahre nach der Wende aus Sachsen ins Rheinland gezogen, weil sie unter ihre eigene Geschichte einen Schlussstrich ziehen wollte. Sie hat in den 1980er-Jahren in der DDR als angeblich schwer erziehbares Kind von Republikflüchtlingen in staatlichen

Heimen Missbrauch und Vergewaltigungen erlebt. Eines Tages sieht sie Jahrzehnte nach den Vorkommnissen im Supermarkt plötzlich einen ihrer damaligen Peiniger, und alles kommt wieder hoch. Sie ist schon vielmals in psychiatrisch-psychotherapeutischen Behandlungen gewesen. Wir üben die ihr bekannten Skills wieder ein und schreiben ihren Notfallkoffer fort (Skills werden in Teil 3 dieses Buches eingehender erläutert).

Das Kapitel handelt von sexueller Gewalt, Kindesmissbrauch, Vergewaltigung, vor allem aber von den missbrauchten Kindern in Heimen der früheren DDR und davon, wie es den Betroffenen dann als Erwachsenen ergangen ist und wie sie psychotherapeutisch stabilisiert werden können.

Patrick Bauer leidet an einer anhaltenden Trauerstörung, nachdem seine Frau und seine fünfjährige Tochter bei einem Autounfall tödlich verunglückt sind. Immer wieder macht er sich Schuldvorwürfe. Er lebt jetzt mit seiner neunjährigen Tochter zusammen, die den Unfall überlebt hat, aber seither schwer behindert ist. Neben seiner Trauer zittert er ständig an Armen und Beinen, ohne dass er etwas dagegen tun kann. Wegen seines Schulderlebens führen wir eine kognitive Umstrukturierung mit Entspannungs- und Expositionsübungen im Rahmen einer Kognitiven Verhaltenstherapie durch. Wir sprechen gemeinsam über seine Lebensziele und deren Umsetzungsmöglichkeiten.

Dmytro Melnyk ist ein ukrainischer Soldat, der über das sogenannte Kleeblatt-System zu uns ins Krankenhaus kommt. Bei der Explosion einer russischen Granate hat er eine schwere Bauchverletzung davongetragen, die sich dann infizierte. Er selbst leugnet ab, dass er auch psychisch traumatisiert sei, aber die Symptome dafür sind offensichtlich. Deutlich werden Dissoziationen, Flashbacks, erhöhte und übermäßige Wachsamkeit sowie Anspannung und Reizbarkeit.

So schnell wie möglich will er wieder zurück an die Front und sein Vaterland verteidigen. Dort gibt es allerdings nicht die psychosoziale Unterstützung, die er benötigt.

Caro Sonntag plant die Geburt ihres Kindes bis ins letzte Detail. Alles muss perfekt sein. Ihren Traum von einer selbstbestimmten Geburt hat sie sogar in einem umfangreichen Plan festgehalten. In Büchern und in den sozialen Medien hat sie gelesen, dass die Geburt ein Event sein soll, das es zu feiern gilt. Vorsorgeuntersuchungen, Ratschlägen ihrer Frauenärztin und etwaigen medizinischen Maßnahmen während der Geburt steht sie maximal skeptisch gegenüber, denn das alles passt einfach nicht zu ihrer Vorstellung vom »Fest« einer selbstbestimmten Geburt. So schlittert sie unvorbereitet in die Katastrophe hinein und entwickelt eine akute Stressreaktion. Meist ist hier keine Behandlung notwendig, in diesem Fall allerdings schon.

Andreas Sauers Frau hat Blutkrebs und bereitet sich nach einer Chemotherapie auf eine Stammzelltransplantation vor. Sie liegt dazu auf einer Isolierstation, hat aber im Grunde mit dem Leben abgeschlossen. Andreas Sauer ist davon so betroffen, dass er nicht mehr ein noch aus weiß. Er entwickelt eine Anpassungsstörung. Regelmäßige stützende Gespräche stabilisieren ihn.

Seiner Frau sieht man ihren Zustand an: Sie hat keine Haare mehr, ist schwach, ausgemergelt, ein Schatten ihrer selbst. Dafür schämt sie sich, was eine negative Selbstbewertung zur Folge hat. Mit einer kognitiven Umstrukturierung helfen wir ihr, nicht mehr »Ich bin es nicht wert«, sondern »Ich bin so, wie ich bin« zu sagen. Und auch Andreas Sauer lernt im Gespräch, mit der Situation besser umzugehen. Am Ende kann er mit seiner Erfahrung sogar andere Betroffene unterstützen.

Kapitel 4

Das Sterben an den Erinnerungen. Langfristige Folgen von Konzentrationslagerhaft

Das Ehepaar Oscar und Berta Zamel

Oscar Zamel lernte ich 1990 kennen. Der damals 62-Jährige kam zu mir als KZ-Überlebender, den der deutsche Staat psychiatrisch begutachten ließ. Es galt zu klären, ob sich bei ihm mögliche Beeinträchtigungen als Folgen von Gewalt und Lagerhaft während der NS-Zeit nachweisen ließen, insbesondere eine verfolgungsbedingte Minderung seiner Erwerbsfähigkeit. Solche Gutachten sind die Grundlage für entsprechende Entschädigungsleistungen. Oscar Zamel und ich sollten uns im Laufe der Jahre dann immer wieder einmal im Rahmen von weiteren Begutachtungen seiner Person treffen, wenn es um, wie es im Behördendeutsch heißt, »Verschlimmerungsanträge« ging.

Zu dem Zeitpunkt unserer ersten Begegnung hatte ich bereits eine Reihe von Verfolgten des Nazi-Regimes behandelt und begutachtet. Deren Schicksale bewegten und interessierten mich schon lange,[1] und so hatte ich mich nach und nach tiefer in das Thema eingearbeitet. Damals war oft noch vom »Überlebenden-Syndrom« die Rede:[2] Die Frage, warum sie selbst überlebt hatten und all die anderen nicht, war für viele ehemalige Verfolgte mit quälenden Schuldgefühlen verbunden.

Es gibt keine Worte für das Vergangene

Oscar Zamel war, wie erwähnt, zum Zeitpunkt unserer ersten Begegnung Anfang sechzig, ein schmächtiger, klein gewachsener und dünner Mann. Er wohnte damals in der Nähe von Frankfurt am

Main und kam stets in Begleitung seiner Frau Berta, die ebenfalls eine KZ-Überlebende war.

Oscar Zamel stammte aus einer hessischen Kleinstadt. Der Großvater väterlicherseits führte eine Kolonialwarenhandlung, und der Vater hatte das kleine Geschäft dann übernommen. Soweit Oscar Zamel sich erinnern konnte, war seine Mutter immer zu Hause oder half im Geschäft mit.

Bis zur Deportation hatte er eine weitgehend unbeschwerte Kindheit. Er war immer lebenslustig, fröhlich und aufgeweckt, auch ein guter Schüler. Von den zunehmenden Anfeindungen gegenüber den jüdischen Mitbürgern bekam er lange Zeit nur wenig mit, da ihn seine Eltern eng und liebevoll umsorgten.

Wann immer mir Oscar Zamel in den folgenden Jahren über sein Leben erzählte, kamen ihm früher oder später die Tränen, und ihm versagte die Stimme. Einmal meinte er zu mir: »Meine Lebenslust und Fröhlichkeit habe ich nach der Deportation nie mehr zurückbekommen. Beides ist vollständig zerstört worden.«

Bereits vor der Deportation der Familie waren eine Tante seiner Mutter, deren Ehemann und deren vier Kinder abgeholt worden. Alle wurden später in Auschwitz ermordet. Oscar Zamels Eltern waren mit ihm und dem sechs Jahre älteren Bruder 1943 in den Taunus aufs Land gezogen, um dort als Nichtjuden unterzutauchen. Der Vater fand dort eine Arbeit, Oscar Zamel ging zur Schule. Nachdem eine Nachbarin sie denunziert hatte, wurde die ganze Familie 1944 verhaftet und ins Konzentrationslager verschleppt.

Zunächst fuhren sie mehr als zwei Wochen lang in einem offenen Viehwaggon nach Auschwitz-Birkenau. Nach der Ankunft wurde der 16-jährige Oscar Zamel sofort von seinen Eltern und dem Bruder getrennt. Ein Mitgefangener erzählte ihm später, beide Eltern seien unmittelbar in die Gaskammer geschickt worden. Seinen Bruder sollte er erst nach der Befreiung wiedersehen, bevor dieser nach Israel auswanderte, wo er dann aber bereits 1948 verstarb.

Die Häftlinge wurden alle kahl geschoren, mit einer Nummer tätowiert und auf jede demütigende Art und Weise behandelt. Sie wurden in einem fort misshandelt, litten unter Hunger, Kälte und Krankheiten. Am schrecklichsten war für Oscar Zamel das stundenlange Stehen auf dem Appellplatz. Man war irgendwann völlig erschöpft, durfte aber auf keinen Fall umfallen, denn sonst wurde man auf der Stelle erschossen.

Später wurde er von Birkenau nach Bergen-Belsen und von dort schließlich nach Mauthausen in Österreich gebracht. Dort musste er in einer Munitionsfabrik arbeiten. Manchmal wurde er in den Lagern auch einem »Außenkommando« zugeteilt. Dies bedeutete immer Schwerstarbeit, und die Häftlinge wurden oft geschlagen und bedroht, damit sie schneller arbeiteten.

Oscar Zamel wurde auch Zeuge von drei sogenannten Appellen des berüchtigten KZ-Arztes Josef Mengele. Dieser entschied dabei jeweils, welche Gefangenen er für seine grausamen und oft tödlichen medizinischen Versuche haben wollte, wer vor seiner Ermordung noch weiterarbeiten und wer direkt sterben musste. Die meisten um Oscar Zamel herum landeten in der Gaskammer oder gingen an den unmenschlichen Bedingungen, die im Lager herrschten, zugrunde. Immer wieder begingen Häftlinge aus Verzweiflung Selbstmord.

Oscar Zamel aber überlebte, wurde 1945 befreit und zog noch im gleichen Jahr nach Frankfurt am Main. Dort lernte er Anfang der 1950er-Jahre bei einer jüdischen Organisation seine Frau Berta kennen. Sie war zeitweise in Bergen-Belsen interniert gewesen. »Wissen Sie«, erklärte er mir einmal, »nie, wirklich nie, haben wir beide über unsere Deportation und die Lagerhaft miteinander gesprochen. Wir hatten einfach nie Worte dafür.«

Die beiden heirateten 1954 und bekamen zwei Kinder.

Eine gebrochene Frau

Berta Zamel war Jahrgang 1930, also zwei Jahre jünger als ihr Mann. Ihre Geschichte, die ich bei unseren Begegnungen ebenfalls nach und nach erfuhr, war genauso erschütternd wie die ihres Mannes.

Bei den Begutachtungen führte ich immer am Anfang ein Gespräch mit beiden Eheleuten gemeinsam, ebenso zum Abschluss. Der Gutachtenproband Oscar Zamel sollte sich auf diese Weise sicherer und wohler fühlen. Beim Ehepaar Zamel war mir allerdings schon beim ersten Mal klar, wie wichtig dieser Kontakt auch für Berta Zamel selbst war. Ich wollte sie gerne unterstützen.

Im Vergleich zu ihrem Mann schien sie noch weitaus stärker unter den schrecklichen Erfahrungen und Erinnerungen zu leiden. So sagte sie einmal: »Ich möchte keine Menschen mehr treffen, ich habe nichts zu sagen. Ich bin kein Mensch mehr.«

Ihr Vater war Gutsbesitzer im Baltikum. Nach dem Einmarsch der deutschen Truppen in ihre Heimat wurden auch dort zahlreiche Maßnahmen gegen die jüdische Bevölkerung getroffen – Schikanen, Gewalt, später Deportation. Auch Berta musste den gelben Stern tragen. Eines Tages gab es eine Razzia in ihrer Straße. Sie war damals 13 Jahre alt. Die Männer von der Gestapo stürmten gegen sieben Uhr abends ins Haus und brüllten, alle sollten mitkommen. Die Mutter bekam, wie Berta Zamel es ausdrückte, eine »nervöse Krise«, begann zu kreischen und um sich zu schlagen. Die Gestapo-Leute packten die Mutter, zerrten sie aus der Wohnung und warfen sie auf einen Laster. Auch den Vater, Berta und ihre zwei Geschwister nahmen sie mit.

Alle gemeinsam wurden sie dann nach Auschwitz deportiert. Der Vater wurde unmittelbar nach der Ankunft von ihnen getrennt. Wie Berta Zamel später erfuhr, kam er in einem Konzentrationslager bei einer Bombardierung ums Leben. Die Mutter und die Geschwister wurden sofort in die Gaskammer geschickt und dort ermordet.

Berta Zamel selbst blieb am Leben und wurde irgendwann nach Riga verlegt. Dort musste sie mit anderen Frauen Massengräber ausheben, häufig mit bloßen Händen. Hunger, Misshandlungen, sexuelle Übergriffe, Selektion und Zählappelle waren an der Tagesordnung. Nur die wenigsten Gefangenen sollten am Ende überleben. Mir erzählte sie einmal, wie eine Mitgefangene sie beim Graben im Wald angesprochen hatte und daraufhin von einem Wachtposten mit einem Gewehrkolben erschlagen worden war.

Noch schlimmer war für sie jedoch eine andere Erfahrung: Ein SS-Mann zerrte sie im Kaiserwald, dem kleinen Konzentrationslager in Riga, in eine entfernte Ecke des Lagers und vergewaltigte sie brutal. Dort stand auch ein Eimer voll Wasser. Der Mann nahm ihren Kopf und drückte ihn unter Wasser. Dazu sagte er nur: »Maul halten.« Und von da an kam er fast jeden Tag wieder, um sich an ihr zu vergehen. Seither gingen ihr seine Worte nicht mehr aus dem Kopf, auch nach Jahrzehnten kehrten sie in ihren Tagträumen und nachts in ihren Albträumen wieder. Jeden Tag und jede Nacht durchlebte sie so die qualvolle Demütigung von damals neu. Von Riga aus wurden sie und andere dann eines Tages mit dem Schiff und in Waggons in das Konzentrationslager Stutthof bei Danzig gebracht.

Als die Russen näher kamen, wurden alle Gefangenen aus dem Lager getrieben und Richtung Norddeutschland in Marsch gesetzt. Etwa 600 Kilometer mussten sie so laufen. Wer nicht mehr mitkam, wurde erschossen und blieb am Weg liegen. Sie erzählte mir, dass von 1000 Gefangenen gerade einmal 50 diesen »Todesmarsch« überlebten.

Berta Zamel musste als KZ-Gefangene unter anderem in Gruben arbeiten, Panzergräben ausheben und Eisenbahnschwellen verlegen. Die schwere Arbeit hörte nie auf. Allen Gefangenen hatte man inzwischen auf dem Kopf in der Mitte einen Streifen Haare abrasiert, damit sie im Falle eines Fluchtversuchs sofort als Häftlinge zu erkennen waren.

Im nächsten Lager erkrankte Berta Zamel an Fleckfieber und lag deshalb in einem kleinen Isolierzelt. Als die Alliierten nahten, wurden viele der Gefangenen von der SS erschossen. Vermutlich aus Angst vor einer Ansteckung kamen die SS-Männer aber nicht in das Isolierzelt, und so überlebte Berta Zamel. Mit 15 Jahren war der Krieg für sie vorbei.

Sie hatte von den Schlägen der SS und der anderen Wärter Verletzungen am Kopf und am linken Arm davongetragen, außerdem Wasser in den Beinen, und an den Füßen mussten ihr einige Zehen amputiert werden. Von den Folgen der Gewalt und der Mangelernährung sollte sie sich nie wieder erholen, weder psychisch noch körperlich.

Alle ihre Familienangehörigen waren tot. Sie wollte zurück in ihre Heimatstadt, aber den Besitz der Eltern gab es nicht mehr. Sie war völlig mittellos. Mehr oder weniger durch Zufall strandete sie in Frankfurt am Main.

All die Jahre seither lebte sie scheu und zurückgezogen, war meist müde und erschöpft. Ganz besonders fürchtete sie sich vor uniformierten Männern, Unterführungen und Menschenansammlungen. Berta Zamel ging deswegen nie einkaufen oder spazieren, sie hatte keine Freunde oder Bekannte. »Alle Menschen erinnern mich an die Lager, sie bedrohen mich«, sagte sie einmal zu mir. An eine reguläre Arbeit war nicht zu denken. Meist lag sie tagsüber wach auf dem Bett, das Zimmer ein wenig abgedunkelt. Nachts musste immer das Licht an bleiben. Oft war sie voller Unruhe und Angst, schwitzte und schrie im Schlaf. »Man weiß ja nie, ob sie wiederkommen. Immer wieder erlebe ich die Ereignisse aus den Lagern, ganz plötzlich, ohne jeden aktuellen Anlass. Ich kann nichts dagegen tun und bin dann ganz weg.« Sie litt also unter Flashbacks und durchlebte immer wieder Situationen aus den verschiedenen Lagern. »Ich höre, sehe, rieche und fühle auch auf meiner Haut diese Szenen. Immer wieder. Und dabei spüre ich nur Angst und Verzweiflung.«

Ihre Stimmung war deshalb labil, und sie war sehr reizbar. Sie konnte ganz plötzlich und ohne jeden Anlass erzürnt sein, aber auch in tiefe Traurigkeit verfallen. Die meiste Zeit aber war sie teilnahmslos. Sie fühlte sich beschämt und als Versagerin, weinte jeden Tag. Nur zu ihrem Mann Oscar hatte sie eine engere Bindung, wobei sie sich aber mehr an ihn kettete und immer wieder starke Trennungsängste hatte. Nicht einmal zu ihren beiden Kindern vermochte sie eine normale Beziehung aufzubauen, was sie wiederum mit großer Scham erfüllte. Oft war sie unkonzentriert und konnte sich schlecht an Dinge erinnern, schon gar nicht an schöne Erlebnisse.

Diagnostisch würde man heute bei Berta Zamel von einer komplexen PTBS ausgehen. Ihre früheren Diagnosen seit den 1950er-Jahren lauteten noch anders. Da war beispielsweise die Rede von »Neurasthenie«, »nervöser Depression«, »akuter affektiver Störung«, »traumatischem Stresssyndrom« oder »Charakterneurose, durch Traumata ausgelöst«. An Patientengeschichten wie der von Berta Zamel merkt man, wie hilfreich im Vergleich dazu die heutigen internationalen Klassifikationssysteme zur Einschätzung von psychischen Störungen sind.

Da Berta Zamel unter diversen langwierigen und heftigen internistischen Erkrankungen wie Bluthochdruck, Magengeschwüren, Refluxkrankheit sowie Herz- und Kreislaufbeschwerden litt, kam regelmäßig der Hausarzt zu ihr. Er verordnete ihr hoch dosierte Psychopharmaka, was die Situation letztlich nur schlimmer machte, da eine begleitende Psychotherapie fehlte. Sie litt unter den Nebenwirkungen und entwickelte eine Abhängigkeit von Beruhigungsmitteln, was wiederum immer höhere Dosen und zunehmende Entzugssymptome nach sich zog. Berta Zamels Hausarzt hatte ihr ab den 1970er-Jahren vielfach geraten, einen Psychiater oder einen Psychotherapeuten aufzusuchen. Sie aber lehnte jedes Mal ab, weil sie die Erinnerungen an die KZ-Haft nicht noch mehr in ihr Leben lassen wollte. In meinen Augen war das mehr als tragisch, denn ich bin sicher, dass man ihr hätte helfen können.

Inzwischen gibt es für vergleichbare Fälle spezialisierte Psychotherapieverfahren, die vor einigen Jahrzehnten noch nicht zur Verfügung standen, insbesondere eine traumafokussierte Psychotherapie. Rückblickend muss man feststellen, dass die Medizin und die Psychologie, aber auch die Gesellschaft im Umgang mit Berta Zamel und ihren schlimmen traumatischen Erfahrungen versagt haben. Sie wurde nicht beschützt, und außer ihrem Mann Oscar stand ihr niemand bei.

Dies betraf auch die Wiedergutmachung, sofern man überhaupt etwas wiedergutmachen kann. Gutachterlich war es beispielsweise stets sehr schwierig, die verschiedenen staatlichen Behörden, die für Wiedergutmachung und, wie im Fall von Berta und Oscar Zamel, für Entschädigungs- und Rentenleistungen zuständig waren, davon zu überzeugen, dass die Betroffenen unter Traumafolgestörungen litten. Natürlich hatte dies zumindest in den ersten Jahrzehnten nach dem Krieg auch damit zu tun, dass vormalige NS-Ärzte und -Gutachter weiterhin ihrer Tätigkeit nachgehen durften.[3]

Nicht hilfreich waren außerdem die schon erwähnten fehlenden Standards bei den diagnostischen Begrifflichkeiten. Während wir heute von einem biopsychosozialen Modell bei der Entstehung von psychischen Erkrankungen ausgehen (siehe dazu die Fallgeschichte über Sandra Küpper), war es vor Jahrzehnten noch üblich, sich als Gutachter mit den Behörden intensiv darüber zu streiten, was angeboren und damit nicht verfolgungsbedingt, sprich nicht entschädigungsrelevant war und welches Krankheitszeichen oder welcher »psychische Spätschaden« tatsächlich durch die einst erlittene Verfolgung ausgelöst worden war. Die Behörden fragten stets nach, ob neben dem anerkannten Verfolgungsleiden ein weiteres abgrenzbares Leiden vorlag bzw. ob ein »Spätschaden« eingetreten war. Überflüssig zu sagen, dass der deutsche Staat mit der Bewilligung solcher Entschädigungs- und Rentenleistungen in der jungen Bundesrepublik mehr als rigide umging – auf Kosten der Opfer.

In den Fünfzigerjahren bekam das Paar Zamel, wie schon kurz erwähnt, zwei Kinder, einen Jungen und ein Mädchen. Die Familie lebte weiterhin in Frankfurt am Main. Beide Kinder zogen nach dem Schulabschluss weit fort, der Junge nach Israel, das Mädchen in die USA. Der Kontakt war spärlich. Nur manchmal schrieben Eltern und Kinder einander kurze Briefe, aber nicht oft. Damit waren die Zamels nicht allein, denn auch in anderen Familien war die Beziehung zwischen Eltern und Kindern aufgrund ähnlicher traumatischer Erfahrungen belastet und gestört.[4]

Erst im Jahr 1956 erhielt Oscar Zamel eine einmalige Entschädigung als Opfer nationalsozialistischer Verfolgung aufgrund der Freiheitsentziehung durch Zwangsaufenthalte in Birkenau, Bergen-Belsen und Mauthausen in Höhe von 1462,50 DM. Weitere überschaubare Zahlungen und später eine kleine Rente folgten, ebenso wie bei seiner Frau Berta.

Oscar Zamel führte über viele Jahre ein kleines Schreibwarengeschäft, bis er mit über siebzig Jahren einen ersten Herzinfarkt bekam. Er war immer fokussiert auf sein Geschäft, war immer vor Ort, hatte nie Angestellte, nur gelegentlich Aushilfen. Der Rollenwechsel in das Rentnerdasein gelang ihm nicht wirklich. Er konnte das Leid seiner Frau, die er innig liebte, kaum mehr mit ansehen. Er war erschüttert, weil er nicht wusste, wie er damit umgehen sollte. Mit niemandem konnte er darüber sprechen. In seiner Not machte er es dann ähnlich wie seine Frau: Er setzte sich in einen Sessel und verbrachte den Tag mit Nachdenken und schrecklichen Erinnerungen. Es kommt durchaus häufiger vor, dass mit dem Wechsel von der Arbeit in den Ruhestand eine PTBS auftritt, die offensichtlich jahrzehntelang unterdrückt war.

Die »Euthanasie« an Kranken und Behinderten

Im Jahr 2012 bekam ich dann einen handgeschriebenen Brief von Oscar Zamel:

> *Sehr geehrter Professor,*
> *ich habe gerade im Hessischen Rundfunk eine Reportage über zwangssterilisierte und ermordete psychisch Kranke gehört. Sie wurden zu Ihren Aktivitäten interviewt. Das, was ich dort gesehen und gehört habe, bewegt mich sehr.*
> *Ich habe Ihnen nie erzählt, dass ich auch eine deutlich ältere, behinderte Schwester hatte, die erst sterilisiert und dann ermordet wurde. Dies war ein Familiengeheimnis, meine Eltern schämten sich wegen meiner Schwester, und ich selbst war damals noch nicht geboren. Ist das nicht schrecklich?*
> *Vielleicht können wir uns bei Gelegenheit darüber austauschen.*
> *Hochachtungsvoll!*
> *O. Zamel*

Um zu erklären, worum es hier ging, muss ich kurz etwas ausholen. Bis zu 400 000 Menschen wurden im »Dritten Reich« gegen ihren Willen sterilisiert, zudem wurden mehr als 200 000 psychisch und neurologisch kranke Kinder und Erwachsene in Heil- und Pflegeanstalten ermordet.[5]

In meiner psychiatrischen wissenschaftlichen Fachgesellschaft DGPPN[6] fand lange keine angemessene Auseinandersetzung mit der eigenen Geschichte in der NS-Zeit statt. Man wollte sich einfach nicht der Verantwortung stellen, die sich aus der Beteiligung der Vorläuferorganisationen an den schrecklichen Taten im Nationalsozialismus ergab und bis heute ergibt.[7]

Im Jahr 2010 übernahm die DGPPN endlich diese Verantwortung, und ich bat als Präsident der Gesellschaft die Nachfahren der Ermordeten öffentlich um Verzeihung.[8] Gleichzeitig wurden unabhängige internationale Kommissionen von Historikern zur Aufarbeitung der Geschichte der Vorläufergesellschaften zur Zeit des Nationalsozialismus eingerichtet.[9] Die öffentliche Auseinandersetzung wurde insbesondere durch die Wanderausstellung »erfasst, verfolgt, vernichtet. Kranke und behinderte Menschen im Nationalsozialismus« gesucht.[10] Sie wurde in Parlamenten, Rathäusern, Gedenkstätten, auf Kongressen oder in Kliniken präsentiert.

Nun hatte mich Oscar Zamel angeschrieben, und natürlich wollte ich ihn unbedingt treffen. Wir verabredeten uns in einem Frankfurter Café. Über fünf Jahre hatten wir uns nicht gesehen. Er schien noch ganz der Alte zu sein, freundlich, vornehm, mit einer gewissen Distanziertheit mir gegenüber.

Er berichtete mir über seine große Schwester. Sie war lernbehindert und als Jüdin mit einer Behinderung im NS-Staat doppelt bedroht gewesen. Tatsächlich hatte man sie dann mit 14 Jahren den Eltern weggenommen und in ein Kinderheim verbracht. In der benachbarten Frauenklinik wurde sie später sterilisiert, gegen ihren Willen und ohne die Eltern zu fragen. Kurze Zeit später wurde sie abgeholt und in Grafenau, einer der Mordanstalten für psychisch Kranke, durch Gas ermordet. Weitere Informationen hatte Oscar Zamel nicht.[11]

Von mir wollte er nun genauer wissen, was damals mit psychisch Kranken passiert war, und ich erzählte ihm alles, was ich wusste. Die Morde an psychisch Kranken waren letztlich der Vorlauf für die dann beginnenden Massenmorde an Juden und anderen gewesen. Oscar Zamel und ich schauten uns tief in die Augen und sagten eine lange Weile gar nichts, zu betroffen waren wir. Ich nahm seine Hände und hielt sie fest.

Warum sind wir zurück nach Birkenau?

Bei unserem Gespräch im Café erzählte mir Oscar Zamel anschließend davon, dass er manchmal Treffen eines Vereins jüdischer KZ-Überlebender in Frankfurt besuchte. Vor einer Weile wollten dann einige aus der Gruppe nach Birkenau fahren. Der Direktor der Gedenkstätte Auschwitz-Birkenau hatte sie zu einer Gedenkfeier eingeladen. Oscar Zamel berichtete mir, dass er zunächst unschlüssig war, ob er mitfahren sollte oder nicht. Einerseits war er neugierig, andererseits fürchtete er sich vor dem Ort, der nur mit qualvollen Erinnerungen verbunden war. Nach monatelangem Ringen hatten er und seine Frau schließlich aber doch gemeinsam beschlossen, an der Reise teilzunehmen.

Nach der langen beschwerlichen Bahnfahrt gab es vor Ort dann erst einmal ein Treffen mit Mitarbeiterinnen und Mitarbeitern der Gedenkstätte, bei dem man sie auf das vorbereitete, was sie dort zu sehen bekommen würden. Im Bus vom Hotel zur Gedenkstätte hielten sich Oscar und Berta Zamel fest bei den Händen. Sie sahen die Rampe, die Öfen, die Baracken. Wie betäubt liefen sie mit der Gruppe mit, die Erläuterungen des Direktors kamen überhaupt nicht bei ihnen an.

Von ihren Erinnerungen völlig überwältigt, saßen sie dann auch als Erste wieder im Bus und wollten nur noch fort. Beide waren nicht in der Lage, miteinander oder gar mit den anderen Reisenden, die ja auch alle Überlebende waren, über ihre Empfindungen zu sprechen.

Letztlich führte die Reise dazu, dass ihr bis dahin so striktes Blockieren, Vermeiden und Ausblenden der Erinnerungen an die Verfolgungsereignisse durchbrochen wurde – und das war wie ein Schock. Nachdem mir Oscar Zamel das alles geschildert hatte, wirkte er auf einmal wie versteinert und brachte kein Wort mehr hervor. Ich fuhr ihn schließlich nach Hause, und er ging grußlos in die Wohnung zurück. Er war buchstäblich in seinen Erinnerungen gefangen. Noch im Wagen schlug ich ihm vor, mich am nächsten Tag erneut im Café zu treffen.

Obwohl ich kaum damit gerechnet hatte, kam Oscar Zamel anderntags tatsächlich erneut ins Café. Gleich zu Beginn unseres Gesprächs erklärte er sehr direkt: »Diese Reise hat bei uns beiden alles wieder hervorgebracht, was verschüttet war, was wir nicht mehr erinnern konnten.[12] Meine Frau und ich haben uns zu Hause jeweils noch mehr zurückgezogen. Auch das Miteinander zwischen uns ist irgendwie nur noch mechanisch, jeder ist in seiner Welt gefangen und eingeschlossen.«

Auch auf mich wirkte er im Vergleich zum Tag davor noch mehr in sich gekehrt und verschlossen, wortkarg, passiv. Als ich ihn darauf ansprach, meinte er nur: »Ich habe sehr schlecht geschlafen, das ging mir alles im Kopf herum. Das alles erlebe ich, als ob es die Gegenwart wäre. Die Nazis wollten uns ausrotten. Bei wenigen haben sie das nicht gleich geschafft. Nach und nach sterben die Überlebenden, sie sterben qualvoll an den Erinnerungen.«

Er fragte höflich nach meinem Befinden, wollte dann aber gleich wieder gehen. Er hielt die Auseinandersetzung mit seiner eigenen Vergangenheit nicht weiter aus. Ich fuhr ihn wieder nach Hause und war selbst sehr bewegt.

Oscar Zamel als Patient

An Berta Zamels 90. Geburtstag wurde nicht gefeiert, niemand kam zu Besuch, es gab auch keine Post. Ihr Mann küsste sie ausnahmsweise flüchtig auf die Wange. Sie war da schon sehr lange schwer krank gewesen, und wie es das Schicksal wollte, starb sie noch am selben Tag. Oscar Zamel schickte mir eine Traueranzeige mit einem eindrücklichen Satz, den ich nie vergessen werde: »Anstatt dem Schöpfer für jeden Tag zu danken, den er mir schenkte, habe ich mir oft gewünscht, den nächsten nicht mehr zu erleben.« Wie der Karte zu entnehmen war, stammt er von dem jüdischen Schriftsteller Hans Sahl, der nach dem Krieg aus dem Exil nach Deutschland zurückkehrte.[13]

Für den inzwischen 92-jährigen Oscar Zamel war jetzt alles weggebrochen. Er aß kaum noch, vernachlässigte sich und die Wohnung, verkroch sich nur noch. Kontakte nach draußen hatte er bis auf seltene Einkäufe im Supermarkt keine mehr. Erst nach einigen Monaten brachte er schließlich die Kraft auf, in meine Sprechstunde zu kommen, um mir über die vergangenen Monate zu berichten und Hilfe zu suchen.

Man geht davon aus, dass Menschen, die ein Trauma erlebt haben, auch noch Jahre und Jahrzehnte nach der eigentlichen Traumatisierung an einer PTBS erkranken können, zum Beispiel wenn auf einmal genug Raum für die Krankheitszeichen da ist, sie berentet werden oder einen anderen gravierenden Einschnitt in ihrem Leben erfahren und dann zusätzlich eine soziale Isolation durch den Tod von Partnern erleben. Man spricht in dem Fall von »PTBS mit verzögertem Beginn«.[14] Es sind aber sicher nur Einzelfälle, die einen solchen Verlauf haben. Wahrscheinlich waren die Symptome vorher auch schon in der einen oder anderen Form und Intensität vorhanden und treten dann zu einem späten Zeitpunkt besonders geballt auf. Die Krankheitszeichen bis zum völligen Ausbruch einer PTBS nennt man Brückensymptome. Wir haben diese bereits bei Sandra Küpper kennengelernt. Bei Oscar Zamel war es nicht ganz so, denn er hatte immer schon deutliche Symptome und Beeinträchtigungen gezeigt, sich aber irgendwie über Wasser gehalten. Jetzt war das Netz weg, das ihn die letzten Jahrzehnte mehr schlecht als recht aufgefangen hatte.

Obwohl wir uns schon so viele Jahre kannten, war Oscar Zamel damit zum ersten Mal mein Patient. Als er zwanzig Jahre zuvor sein

Schreibwarengeschäft in einem Frankfurter Vorort aufgegeben hatte, war dies für ihn die erste große Erschütterung nach dem Holocaust gewesen. Die oben geschilderte Rückkehr nach Birkenau mit anderen Überlebenden hatte dann die zweite unerträgliche Erschütterung ausgelöst. Und jetzt der dritte und letzte Schlag: der Tod seiner Frau wenige Monate zuvor.

Nun, in meinem Zimmer in der Klinik, saß nicht mehr der ernste Mann, den ich im Verlauf der vergangenen drei Jahrzehnte kennengelernt hatte. Oscar Zamel war völlig erschüttert, in sich zusammengefallen, zitternd, angstvoll. Und so nahm ich ihn stationär als Patienten auf.

Diagnostisch gesehen bestand bei ihm nun eine vollständig ausgeprägte PTBS. Im Unterschied zur K-PTBS bei seiner Frau konnte er jedoch Emotionen sehr gut regulieren, Beziehungen eingehen und aufrechterhalten, und er war in der Lage, anderen nahe zu sein, insbesondere damals seiner Frau. Jetzt, nach dem Tod von Berta, war all das aber aus den Fugen geraten. Ihre Krankheitsverläufe unterschieden sich stark.

»Ich habe immer alles verdrängt, nie über das, was in der Schoah war, gesprochen«, erklärte er. »Auch nicht mit Berta, den Kindern oder den jüdischen Männern und Frauen, die wie ich in Lagerhaft waren und die ich manchmal traf. Mein Beruf hat mir allen Halt gegeben. Durch Arbeit, Kinder und die Fürsorge für meine Frau konnte ich mich immer besser ablenken als sie. Ich habe, seit wir beide uns das erste Mal trafen, zeitlebens für sie gesorgt. Wir haben uns gegenseitig gestützt und gebraucht. Deswegen war ich selten bei Ärzten, geschweige denn Psychiatern oder Psychotherapeuten. Aber jetzt ist mir alles weggebrochen, alles ist so erschüttert, jetzt bricht alles auf. Jeden Tag seit der Befreiung damals habe ich alles dafür getan, dass die Nazis mich nicht weiter bestimmen. Heute haben sie es doch geschafft, dass ich auf dem Boden liege.«

Er wurde immer wieder überwältigt von unvermittelt auftretenden, quälenden Erinnerungen, den Flashbacks und Albträumen. Er war schreckhaft, vermutete überall Gefahren – ein Zustand der übermäßigen Schreckhaftigkeit und Wachsamkeit –, war angstvoll und traurig, und ihn quälten Schuld- und Schamgefühle. Und dann sagte er diesen Satz, der seine absolute Hoffnungslosigkeit ausdrückte: »Ich bin seit der Befreiung immer vorsichtig gewesen, habe meine Religion deswegen nie nach außen gezeigt. Es gibt heute wieder so starken Antisemitismus, davor schützt uns keiner.« Ich war sehr betroffen.

Es gibt in der Psychotherapie kein Manual, das einem sagt, wie man in einer solchen Situation mit einem Patienten umgeht. Grundsatz ist aber immer, dem Patienten mit Achtung und Würde zu begegnen. Wir haben Oscar Zamel deshalb in der Klinik zu nichts gedrängt, sondern ihn umsorgt und waren einfach nur bei ihm. Er brauchte Zeit, Ruhe und Fürsorge. Aber er durfte nicht alleine gelassen werden, sonst wäre die Situation wie auf dem Sessel in seiner Wohnung gewesen, die er nicht mehr aushalten konnte. Immer wieder sprachen wir ihn an und unterhielten uns mal kürzer, mal länger mit ihm.

Irgendwann fasste er den Entschluss, in Frankfurt in ein jüdisches Altenheim zu ziehen. Wir leiteten alles in die Wege. Als wir uns verabschiedeten, drückte Oscar Zamel fest meine Hände und überreichte mir dann eine CD: *Lament* von Giya Kancheli.[15] Eines der Stücke darauf ist die wunderbare Vertonung eines Gedichts des in der Todesanzeige für Berta Zamel zitierten Hans Sahl.

Wenige Monate später bekam ich einen Brief des Altenheims mit der Nachricht, dass Oscar Zamel verstorben sei. Beim Räumen seines Zimmers habe man einen Brief an mich gefunden, den man hiermit weiterleite. Es blieb für mich offen, ob er sein Leben selbst beendet hatte. Ich vermutete, dass dem so war.

In dem Brief hatte Oscar Zamel den Text des eben erwähnten Gedichts von Hans Sahl aufgeschrieben. Es trägt den Titel »Strophen«:[16]

Ich gehe langsam aus der Welt heraus
in eine Landschaft jenseits aller Ferne,
und was ich war und bin und was ich bleibe,
geht mit mir ohne Ungeduld und Eile

in ein bisher noch nicht betretenes Land.
Ich gehe langsam aus der Zeit heraus
in eine Zukunft jenseits aller Sterne,
und was ich war und bin und immer bleiben werde,
geht mit mir ohne Ungeduld und Eile,
als wär ich nie gewesen oder kaum.

Oscar Zamel, ein deutscher Jude, den Deutsche hatten ermorden wollen, war wie seine Frau Berta sein Leben lang zutiefst erschüttert gewesen.

Kapitel 5

»Ich kann keine Menschen mehr ertragen.« Sexuelle Gewalt im Durchgangsheim

Ina Hesse

Eine etwa sechzigjährige Frau aus Sachsen, man hörte es deutlich am Dialekt, kam in die Sprechstunde. Sie war mittelgroß, untersetzt und schlicht gekleidet. Auf mich machte sie gleich einen hektischen, ängstlichen und übernächtigten Eindruck.

Sie stellte sich als Ina Hesse vor und legte dann sofort los: »Ich habe ihn gesehen, er stand neben mir.«

»Was meinen Sie genau?«

»Der Mann von damals stand plötzlich neben mir an der Kasse. Das hat alles wieder aufgewühlt. Es geht mir gar nicht gut.«

»Das merke ich, Sie sind ja ganz außer sich. Was ist passiert?«

Ina Hesse begann daraufhin ausführlich und fast etwas atemlos zu berichten. Sie stammte aus den neuen Bundesländern, hatte es dort aber irgendwann wegen ihrer vielen Erinnerungen nicht mehr ausgehalten und war lange Zeit nach der Wende nach Westdeutschland gezogen, hierher in die Gegend. Aber auch hier hatte sie sich eigentlich nur noch verkrochen, sie nannte das im weiteren Verlauf unseres Gesprächs des Öfteren »in meine Welt flüchten«. Während sie mir das alles erzählte, wanderten ihre Augen die ganze Zeit unruhig durch den Raum.

»Bis vor zehn Jahren«, fuhr sie dann fort, »habe ich viele Therapien gemacht, auch in psychiatrischen Kliniken und ambulant bei Psychologen. So bin ich zu einer Spezialistin für DBT, Exposition und EMDR und noch viele andere Verfahren mehr geworden. Im Moment funktionieren meine Skills, die ich immer angewendet habe, aber einfach nicht.«

Nach diesem etwas hektischen Aufschlag tappte ich noch ziemlich im Dunkeln und bat Ina Hesse deshalb, mir alles noch einmal der Reihe nach zu erklären. Vor allem interessierte mich natürlich, wer der eingangs erwähnte Mann war und warum die Begegnung mit ihm sie so aus der Fassung hatte bringen können.

Im weiteren Verlauf sollte fast nur noch Ina Hesse reden, während ich mich weitgehend zurückhielt, ihr aufmerksam zuhörte, mir Stichpunkte notierte und nur gelegentlich etwas sagte, um alle Informationen zu strukturieren. Sie war viel zu aufgeregt, als dass ich ein übliches ärztliches Gespräch mit Fragen und Antworten hätte führen können.

Kindheit in Heimen der DDR

Inzwischen, viele Jahre nach der Wende, hatte sie die notwendige Distanz, um ihre Kindheit beschreiben zu können. Ihre Eltern galten damals als Republikflüchtlinge, nachdem sie die Flucht geplant hatten und von einem vermeintlichen Freund an die Stasi verraten worden waren. Ina Hesse, die überhaupt keine Ahnung von den Fluchtplänen gehabt hatte, war zu dem Zeitpunkt 14 Jahre alt. Auf einmal stand die Stasi bei ihnen in der Wohnung und nahm sie alle drei »zur Klärung eines Sachverhaltes« mit. Ina Hesse wurde von ihren Eltern getrennt und hörte ab da fast ein Jahr lang nichts mehr von ihnen. Andersherum war es genauso, wie diese ihr hinterher erzählten. Während Ina Hesse erst mal in ein Durchgangsheim gesteckt wurde, landeten beide Eltern im Gefängnis.[1]

»Bis zum Zeitpunkt der Verhaftung waren wir eigentlich eine ganz harmonische kleine Familie in der DDR«, erzählte Ina Hesse. »Großeltern, Onkel und Tanten gab es nicht, die waren alle im Krieg gestorben. Darüber hat aber keiner geredet. Es gab auch keine Erinnerungsstücke aus den Familien mehr, alles zerbombt. Daran muss ich jetzt manchmal denken, wenn ich kleine Kinder sehe. Wie schön das doch jetzt ist, dass Kinder im Frieden und in Freiheit aufwachsen können.« Gedankenverloren blickte sie aus dem Fenster.

Sie lebten damals ganz im Osten von Sachsen, an der Grenze zu Polen. Die Wohnung war zwar klein, aber ihre Mutter sorgte immer mit frischen Blumen, Tischdecke und anderen Kleinigkeiten dafür, dass es sehr gemütlich war.

Ihr Vater arbeitete bei der örtlichen LPG, der Landwirtschaftlichen Produktionsgesellschaft, einem riesigen staatlichen Bauernhof. Die Kinder von allen Betriebsangehörigen und aus allen Schulen in der Umgebung halfen regelmäßig und vor allem zur Erntezeit auf den Feldern der LPG mit. Das hatte Ina Hesse eigentlich in schöner Erinnerung: den Duft des frischen Heus, das Pieken an den Beinen und die Sonne auf der Haut.

Eingeschult wurde Ina Hesse in der nahen Schule, in der ihre Mutter Lehrerin war. Das fand sie toll. Einmal gab es einen ziemlichen Aufstand, als sie, es muss wohl in der ersten Klasse gewesen sein, in einer Pause zu ihrer Mutter ins Lehrerzimmer ging. So etwas war für Schülerinnen und Schüler streng verboten, und später traute sich Ina Hesse das auch nie wieder.

Sie waren also eine ganz normale kleine Familie in der DDR der Sechziger- und Siebzigerjahre. Reich war da keiner, und in der Partei waren ihre Eltern nicht. Ina Hesse konnte sich gut daran erinnern, dass sie viele Freundinnen hatte und dass ihre Eltern und sie vor allem Geburtstage ausgelassen feierten. Eigentlich war alles sehr behütet und glücklich.

Der Tag, an dem sie dann alle von der Stasi abgeholt wurden, hatte sich in ihrem Gedächtnis eingebrannt. Für Ina Hesse brach damals eine Welt zusammen. Da sie nicht in die Fluchtpläne ihrer Eltern eingeweiht war, hatte sie bis dahin auch keinen Grund gehabt, irgendwie ängstlich zu sein. Doch mit einem Schlag veränderte sich ihr ganzes Leben.

Dunkle Schatten zogen über ihr Gesicht, während sie darüber mit mir sprach.

Ihre Eltern wurden von einem Gericht zu Gefängnisstrafen verurteilt, ihr Vater zu knapp zwei Jahren Haft, ihre Mutter sogar zu drei Jahren. Bei ihr selbst gab es weder eine Verhandlung noch ein Urteil. Stattdessen bekam sie nun gewissermaßen die beiden Stempel »Republikflucht« und »Schwer erziehbares Kind« verpasst. Dabei, so erklärte sie mir, war sie nie ein renitentes Kind gewesen.

Zunächst brachte man sie in ein sogenanntes Durchgangsheim, ein ziemlich strenges Kinderheim. Dem sollte dann aber bald eine Odyssee durch verschiedene Heime folgen.

In der Zeit, in der Ina Hesses Eltern im Gefängnis waren, wurde seitens der Jugendhilfe jeder Kontakt zwischen ihnen und ihrer Tochter unterbunden. Ina Hesse war nun also ganz allein, eine Erfahrung, die sie von da an sehr prägte. Nächtelang weinte sie damals, tagsüber traute sie sich das nicht, zu groß war die Gefahr, deshalb Ärger und Schläge zu bekommen.

Vom Jugendwerkhof ins Durchgangsheim

Ina Hesse wurde nach den ersten Wochen in einem Kinderheim aufgenommen, eine Einrichtung, die, wie sie heute wusste, für schwer erziehbare und besonders fluchtgefährdete Kinder und Jugendliche vorgesehen war. Recht schnell wurde sie dann aber einem der sogenannten normalen Jugendwerkhöfe zugewiesen.

Die dort untergebrachten Kinder und Jugendlichen wurden mit dem Abschluss der 8. Klasse ausgeschult und konnten sich dann zwischen einfachen Hilfstätigkeiten entscheiden. Die Jugendwerkhöfe waren üblicherweise keine geschlossenen Einrichtungen. Wer allerdings häufiger Fehlverhalten zeigte, kam nach Torgau. Dieser einzige geschlossene Jugendwerkhof der DDR war berüchtigt.

Ina Hesse, die zu dem Zeitpunkt schon die 8. Klasse absolviert hatte, musste in den benachbarten Textilwerken arbeiten. Offiziell machte sie eine Ausbildung als Teilfacharbeiterin. Heute würde man sagen, sie wurde angelernt. Sie musste dort für die Nationale Volksarmee nähen, vor allem Uniformen, Decken, Tarnnetze.

Es gab regelmäßige Mahlzeiten, einige Aufenthaltsräume waren geheizt, aber insgesamt war alles recht karg, und es herrschte strenge Ordnung. Wenn man etwas falsch gemacht hatte, gab es entsprechenden Druck und körperliche Züchtigung. Das ganze Gelände war von einem hohen Zaun umgeben, und abends wurden auch die Schlafräume abgeschlossen.

Ohne zu wissen, warum, wurde Ina Hesse eines Tages vom Jugendwerkhof in das benachbarte Durchgangsheim verlegt. Es war ganz anders als das Kinderheim in den ersten Wochen nach der Festnahme oder der Jugendwerkhof. Sie fand es nur schrecklich dort.

Wie der Name schon sagt, sollte man in einem Durchgangsheim eigentlich nur vorübergehend sein, vielleicht einige Tage. Ina Hesse aber blieb länger. Wie lange genau, vermochte sie nicht zu sagen, sie hatte damals jedes Zeitgefühl verloren.

Die Zeit dort war die schlimmste ihres Lebens. Sie waren vielleicht ein Dutzend Kinder und Jugendliche, mehr nicht. Betreut wurden sie von den Leuten des Jugendwerkhofs nebenan. Als man Ina Hesse dort hinbrachte, wurden erst mal alle ihre Sachen kontrolliert und ihr dann auch weggenommen. Ihre Habseligkeiten sollte sie nie wiedersehen, auch nicht die kleine silberne Kette mit dem Anhänger, die ihr die Eltern geschenkt hatten. Es war ihr letztes Andenken an die beiden gewesen.

Das Durchgangsheim war in einer alten Direktorenvilla einer Fabrik untergebracht. Ina Hesse konnte sich erinnern, dass ein älterer Junge dort auf seine Gerichtsverhandlung wartete. Er hatte wohl irgendetwas mit Mädchen angestellt und diese dann auch noch verprügelt. Das machte er aber auch im Heim weiter so. Dann gab es zwei Mädchen, von denen es hieß, sie seien aus dem Westen in die DDR geflohen. Sie waren ebenfalls schon ein bisschen älter.

»Wir hatten einen Schlafraum für die Mädchen, der wurde am frühen Abend zugeschlossen, wenn wir ins Bett sind«, erzählte Ina Hesse. »Ich hatte oft Angst, was passiert, wenn ein Feuer oder so ausbricht. Dann hätten wir uns gar nicht bemerkbar machen können. Und es war alles so dreckig. Die Bettwäsche wurde nicht gewechselt, das Essen war eklig, und öfter bekam man ja auch als Strafe gar kein Essen.«

Doch es sollte für sie noch viel schlimmer kommen.

»Wenn gar niemand vom Jugendwerkhof auf die Gruppe aufpassen konnte, wurden einfach die Türen unserer Villa zugesperrt, und wir waren alle eingeschlossen. Dann gab es gar keine Aufsicht. Wobei es mich schüttelt, wenn ich hier von Aufsicht rede. Dann übernahmen nämlich die stärksten Jungs im Heim das Kommando, und denen war man völlig ausgeliefert.«

Schulunterricht für die Jüngeren gab es natürlich keinen. Stattdessen herrschte ein ziemlich strenges Regiment. »Alle mussten auch arbeiten, das Haus in Ordnung halten, den Garten, Essen mit vorbereiten und so, was halt so für die Kinder anfiel. Je nachdem, wer als Aufpasser gerade Dienst hatte, konnte das auch ganz schön sein.«

Zwei Dinge im Durchgangsheim sollten das Leben von Ina Hesse indes besonders erschüttern und prägen. Da war zum einen der Druck der Kinder und Jugendlichen untereinander. Wenn einer etwas angestellt hatte – dazu gehörte nicht viel, man musste nur mal ein bisschen frech gegenüber einem Erwachsenen gewesen sein oder die Wäsche nicht richtig gefaltet haben –, dann gab es von den Aufsehern gleich eine Kollektivstrafe für die ganze Gruppe, und oft wurde das beschuldigte Kind hinterher von den anderen verprügelt, während die Aufseher wegschauten. Das kam regelmäßig vor, und Ina Hesse traf es alle paar Tage.

Dissoziationen im Isolierzimmer

Das Allerschlimmste aber war der Arrest in den sogenannten Isolierzimmern, von denen es im Keller gleich drei gab. Dort landete man mal mit, oft aber auch ganz ohne Grund. Hatte ein Kind seine tägliche Putzpflicht nicht ordentlich erfüllt, gab es Ohrfeigen oder das Isolierzimmer.

Wie mir Ina Hesse erklärte, wusste sie inzwischen, dass es nicht nur in solchen Durchgangsheimen, sondern auch in anderen Kinder- und Jugendeinrichtungen zu sexuellen Übergriffen kam. Bei ihnen im Heim aber war es ganz perfide. Der offizielle Heimleiter im Durchgangsheim und noch ein junger Mann, der mit ihm dort als Aufseher arbeitete, vergingen sich beide an den Mädchen.

In einem der Isolierzimmer waren die Wände mit Matratzen gepolstert. Dort schnallten sie die Mädchen auf einer Art Pritsche an den Armen und Beinen fest und vergewaltigten sie. Erst der eine, dann der andere. Der Raum stank nach Blut und Urin, und die Schreie der Mädchen konnte keiner draußen hören. Auch Ina Hesse musste diese Hölle durchleiden. Der jüngere der beiden Täter war besonders brutal, denn er schlug auch immer wieder zu. Seinen merkwürdigen Gesichtsausdruck sollte Ina Hesse nie mehr vergessen.

Ina Hesse wirkte fast emotionslos, als sie mir von diesen Vorfällen berichtete. Ihre Stimme war monoton, der Blick leer. Ihr Körper war angespannt. Ich selbst wurde immer unruhiger und fassungsloser. Von solchen Dingen in der früheren DDR hatte ich zwar schon einiges gelesen, aber es ist etwas anderes, wenn man es selbst von einem der Opfer geschildert bekommt.

Das Abspalten jeglicher Emotionen ist ein bekannter Mechanismus, mit ganz schweren Traumatisierungen umzugehen. Die Betroffenen wirken dann gefühlsarm, stumpf, passiv. Aber es wäre eben die Hölle für sie, wenn sie bei diesen Erinnerungen auch noch Emotionen und physiologische Reaktionen erleben würden. Die Erinnerungen sind schon schlimm genug.

Zweimal wurde Ina Hesse in einem der zwei anderen Isolierzimmer eingeschlossen, jeweils für ein paar Tage und Nächte. Die Zimmer waren völlig spartanisch eingerichtet, funzeliges Licht, keine Heizung, ein Eimer als Klo. Und als Decke gab es nur ein dünnes, dreckiges Laken. Mehrfach holten die zwei Männer sie von dort in das Zimmer mit den Matratzen. Und wenn dann alles vorbei war, wurde sie einfach wieder nebenan eingesperrt. Manchmal kamen aber auch irgendwelche fremden Männer, die sie missbraucht haben.

Ich fragte meine Patientin, welche Gefühle sie in jenen Momenten gehabt hatte.

»Nun, damals hat es angefangen. Ich glaube nicht, dass ich mir das vorher überlegt und absichtlich gemacht habe. Ich war bei den Vergewaltigungen in so einer Art Schockstarre. Ich stand sozusagen neben der Pritsche, auf der ich festgeschnallt war, und schaute der ganzen Situation wie von oben herab unbeteiligt zu. Dann hatte ich auch keine Schmerzen und keine anderen Empfindungen. Manchmal dauerte es Tage, bis ich wieder bei mir war. Es war ein befremdliches, aber auch fast angenehmes Gefühl, von außen zuzuschauen.«

Wie Ina Hesse später in ihren vielen Psychotherapien lernen sollte, handelte es sich bei der von ihr beschriebenen Reaktion um sogenannte Dissoziationen. Ohne diese, meinte sie zu mir, hätte sie das Leben damals überhaupt nicht ausgehalten. Später habe sie diese Strategie noch sehr oft in den Heimen gebraucht, und manchmal habe sie sogar versucht, sie bewusst einzusetzen, was mit der Zeit tatsächlich auch funktionierte.

»Wie haben Sie ansonsten auf diese Dinge reagiert, als Jugendliche, meine ich?«, fragte ich nach. »Wie haben Sie sich dann entwickelt?«

»Ich war immer so nervös und schreckhaft. Ich habe die ganze Zeit gegrübelt und hatte Angst vor allem und jedem. Außerdem habe ich es nicht ausgehalten, wenn ich im Dunkeln sein musste. Ich wurde sehr schüchtern, leise und traute keinem Menschen mehr.«

Nach einer kurzen Pause fuhr Ina Hesse nüchtern fort: »Eine Sache habe ich vergessen zu erzählen. Sowohl im Jugendwerkhof als auch im Durchgangsheim haben wir immer wieder Säfte oder Pillen bekommen. Heute weiß ich, dass es Medikamente waren.« Sie wurde davon meist müde und schlief lange. Die anderen Kinder bekamen auch mal epileptische Anfälle, wurden bewusstlos, oder es passierte sonst irgendwas Schlimmes. Ein Arzt oder ein Krankenwagen wurde trotzdem nie gerufen. Man wartete jedes Mal einfach ab. Am heftigsten waren die Medikamente, die sie im Isolierzimmer im Durchgangsheim bekam. Sie schlief dann jedes Mal wie ein Stein, musste sich aber auch übergeben und nässte sich ein.

Eines Tages wurde Ina Hesse dann ziemlich überraschend aus dem Durchgangsheim entlassen und in ein normales Kinderheim gebracht. Sie sagte mir noch mal, dass sie kein Zeitgefühl mehr hatte. »Die Zeit ist damals stehen geblieben. Ich habe keine Ahnung, wie lange ich im Durchgangsheim gewesen bin. Es waren bestimmt ein paar Wochen oder vielleicht auch Monate. Ich weiß es nicht.«

Auch diesmal wusste sie überhaupt nicht, warum sie in ein Kinderheim gekommen war. Heute fragte sie sich, ob es vielleicht damit zu tun hatte, dass ihr Vater vorzeitig aus der Haft entlassen worden war? Er hatte ihr gelegentlich geschrieben, kurze, belanglose Briefe, die bei ihr Freude, aber auch Unverständnis und Sehnsucht auslösten. Erst später erfuhr sie von ihm, dass er ihr jede Woche einen langen Brief geschrieben hatte, der ihr aber fast nie übergeben wurde, sondern regelmäßig in der Zensur hängen blieb. Die machte aus den langen, persönlichen Briefen kurze und belanglose. Auch sie hatte ihm damals manchmal geschrieben, doch wie er ihr später sagte, war ihre Post nie bei ihm angekommen.

In dem Kinderheim blieb sie noch ein gutes Jahr, was für sie aber irgendwie auszuhalten war. Viel Arbeit und noch mehr Putzen. Die Betreuer waren, wie sie heute wusste, alles Leute von der Straße, die bestenfalls einen Schnellkurs als Erzieher gemacht hatten. Die hatten natürlich keine Ahnung von Pädagogik, waren aber vor allem in politischer Bildung indoktriniert.

Eines Tages im Herbst, die Blätter hatten sich schon bunt verfärbt, stand plötzlich ihr Vater bei Schwester Agnes, der Leiterin des Kinderheims, im Büro. Sie selbst war hinzugerufen worden. Ihr Vater meinte, dass er jetzt in einem Zimmer in der Stadt wohne, dort könne Ina auch zur Schule gehen. Er hatte ein paar Briefe von Behörden dabei, unter anderem einen von der Jugendhilfe. Und dann hatte er sie tatsächlich mitnehmen dürfen.

Wir machten eine kleine Pause. Ich war immer noch erstaunt, wie emotionslos Ina Hesse von all den schlimmen Erfahrungen berichtete, und zugleich war ich etwas erleichtert über die letzte Wendung mit ihrem Vater. In ihrer Darstellung war eine gewisse Routine zu spüren. Ich spürte, dass sie ihr Leben schon bei mehreren Psychotherapien berichtet hatte.

Meine Strategie bei solchen Themen ist es immer, meinerseits zunächst gar keine Bewertungen oder Kommentare abzugeben, sondern nur aufmerksam zuzuhören. Dies habe ich mir in meiner therapeutischen Arbeit in den letzten Jahrzehnten antrainiert.

Ina Hesse setzte ihren Bericht schließlich – nach wie vor ohne jede emotionale Regung – fort. »Wir haben zusammengewohnt, also Papa und ich. Ich bin nicht mehr zur Schule gegangen, sondern habe in einem VEB gearbeitet. Ich wurde angelernt und habe Chemikalien hergestellt. Mein Papa und ich haben uns wirklich nie gegenseitig erzählt, was wir durchgemacht hatten. Ich nicht vom schlimmen Durchgangsheim und er nicht vom Gefängnis. Ich glaube, wir beide konnten das nicht. Vielleicht wäre es hilfreich gewesen, ich weiß es nicht. Ist jetzt ja auch nicht mehr zu ändern.«

Ihr sei allerdings klar gewesen, dass ihr Vater äußerst schwierige Jahre hinter sich hatte.[2] Nach etwas über einem Jahr wurde auch ihre Mutter aus der Haft entlassen. »Sie war völlig verstört und gebrochen, so würde man das wohl sagen. Außerdem ganz abgemagert.« Laut Ina Hesse konnte die Mutter sich auch nie wieder an die Situation in ihrer Familie gewöhnen. Sie schloss sich nachts ein und war unheimlich misstrauisch anderen Leuten gegenüber, immerhin aber weder ihr, der Tochter, noch ihrem Mann gegenüber. Manchmal machte sie Andeutungen, dass sie geschlagen, missbraucht und gefoltert worden war.

Ina Hesse erzählte ihrer Mutter so gut wie nichts von sich und ihren schlimmen Erlebnissen. Das brachte sie einfach nicht übers Herz. »Nach ein paar Monaten hat Mama es nicht mehr ausgehalten und ist ins Wasser gegangen. Ich war 17 Jahre alt. Der Tag, an dem ich das von der Polizei erfahren habe, war der schlimmste in meinem Leben.« Zum ersten Mal in unserem Gespräch wirkte sie für einen Moment tieftraurig, und sie wandte sich von mir ab. Ich reichte ihr ein Taschentuch. Sie nestelte daran herum und presste es fest zusammen.

Es war beeindruckend zu sehen, wie diese starke Frau, die schon so viel mitgemacht hatte, auf ihre Art mit all den frühen Verletzungen und Demütigungen umging. Aber jetzt konnte sie nicht mehr.

Sie hatte mir einen Stapel Arztbriefe mitgebracht, in denen ihre Patientengeschichte dokumentiert war. Im Laufe der Jahre, insbesondere aber in der Zeit, als sie noch im Osten Deutschlands gelebt hatte, war sie demnach immer wieder monatelang in psychiatrischen Kliniken behandelt worden, meist nach Suizidversuchen in schwer depressiven Phasen. Später hatte sie ihren Weg gefunden, aber immer noch sehr zu kämpfen. Immer lebte sie alleine. Beziehungen hatte sie keine. Zwar war sie berufstätig, ansonsten zog sie sich aber weiter zurück. Sie war sehr einsam.

Wie sie dann erzählte, war sie vor zehn Jahren aus der ehemaligen DDR hierher in die Gegend gezogen. Sie wollte einfach einen Schlussstrich unter ihre Vergangenheit ziehen. Wollte nicht mehr an die Heime und die Isolierzimmer denken. Hielt es nicht mehr aus, über ihre inzwischen verstorbenen Eltern zu grübeln. Und sie wollte irgendwie auch die ganzen Therapien und ihre Krankheiten hinter sich lassen, die sie so viel Kraft gekostet hatten. Außerdem war sie über die Jahre immer misstrauischer, verschlossener und aggressiver gegenüber anderen Menschen geworden. Und immer wieder hatte sie Probleme gehabt, sich an die damaligen Ereignisse zu erinnern, da war sie manchmal wie blockiert gewesen. Sie wollte sich ganz bewusst erinnern, aber das, was sie einst erlebt hatte, kam immer nur in Form von Flashbacks und Albträumen unvermittelt, unkontrolliert und ungerufen zurück. So konnte sie sich in der Regel nur bruchstückhaft an die Vergewaltigungen und die Gewalt erinnern.

In den zurückliegenden zehn Jahren war die Welt auch in der neuen Umgebung für sie nicht viel besser gewesen als die, aus der sie geflohen war. Schon bald fand sie sich erneut in einer psychiatrischen Klinik wieder, weil sie es alleine doch nicht ausgehalten hatte. Zum Glück gab es dort Experten, die auf Traumastörungen spezialisiert waren. Das ist in psychiatrischen und psychosomatischen Kliniken nicht ganz selbstverständlich. Aus meiner Sicht sind diese Spezialisierungen für Menschen wie Ina Hesse jedoch ganz zentral, um ihnen wirklich helfen zu können.

Was nun die aktuelle Situation anging, so erzählte sie, dass sie bei einer Rechtsanwältin als Bürogehilfin angestellt war. Ihre Chefin bekam sie aber kaum zu Gesicht, und andere Mitarbeiterinnen gab es nicht. Sie organisierte gerne Dinge und kümmerte sich um das Büro.

Letztlich war sie immer allein, konnte weder zu Männern noch zu Frauen Vertrauen fassen. Im Grunde fühlte sie sich so wie ihre Mutter, als diese aus dem Gefängnis gekommen war – erschüttert und zerrissen. Sie weine viel, erklärte Ina Hesse, und sei meistens sehr traurig, durcheinander, immer in Habachtstellung, es könnte ja gleich etwas passieren. Ihr Puls gehe dann sofort hoch, und sie bekomme Schweißausbrüche.

Dann berichtete sie mir über ihre Träume, die nachts als Albträume und tagsüber als Flashbacks auftraten. Jedes Mal ging es darin um die schrecklichen Momente von früher, in denen sie als Kind und Jugendliche anderen Menschen vollständig ausgeliefert gewesen war.

»Ich glaube, mehr ist für mich in diesem Leben nicht vorgesehen. Ich bin einfach nichts wert. Dafür schäme ich mich so sehr. Deswegen will ich auch nicht mehr unter Leute gehen.«

Eine fatale Wiederbegegnung

Ich spürte, wie ich ganz allmählich an meine Grenzen als Zuhörer geriet. Ina Hesse erzählte mir eine schreckliche Sache nach der nächsten. Und ich hatte keine Ahnung, wie sich alles weiterentwickeln würde. Für einen Psychotherapeuten ist das eine wirklich schwierige Situation, denn normalerweise fühlen wir uns gut, wenn wir immer ein bisschen vorausdenken können. Doch es ging Schlag auf Schlag weiter.

»Und dann hatte ich letzte Woche diese Begegnung«, erklärte Ina Hesse. »Deswegen bin ich ja überhaupt zu Ihnen gekommen. Sie erinnern sich, dass ich Ihnen von dem jüngeren Mitarbeiter im Durchgangsheim erzählt habe, der mich wie sein Chef ebenfalls immer wieder vergewaltigt und dabei auch geschlagen hat. Auch seinen merkwürdigen Gesichtsausdruck habe ich erwähnt. Nun, vor ein paar Tagen habe ich ihn wiedergesehen. Ich glaube mittlerweile, dass er ein Glasauge hat und dass sein Gesicht deshalb so auffällig war.«

Wie sie mir dann berichtete, hatte am Wochenende zuvor hier in der Stadt ein Fußballspiel mit einer Mannschaft aus dem Osten Deutschlands stattgefunden. Der Mann war wohl als Fan von diesem Verein zum Auswärtsspiel mitgereist. Und nun stand er auf einmal in der Schlange an der Supermarktkasse neben ihr.

»Ich habe sein Gesicht gesehen und ihn gerochen. Er war natürlich älter als damals und trug den Schal seines Fußballclubs um den Hals. Ich bin vollkommen erstarrt und habe mich auf einmal wieder als kleines Mädchen in dem Zimmer gesehen, mit den Matratzen und den beiden Männern. Ich habe wieder neben der Pritsche gestanden und dabei zugesehen, wie das kleine Mädchen gequält wurde. Und wie alles roch. Er hat mich garantiert gar nicht erkannt. Und dann wurde mir schwarz vor Augen.«

Als sie irgendwann wieder zu sich kam, saß sie auf einem Stuhl im Büro des Filialleiters. Eine Verkäuferin hielt ihre Hand und beruhigte sie. Dann erzählte sie Ina Hesse, dass sie plötzlich geschrien habe und zu Boden gestürzt sei. Ob ihr etwas wehtat? Sie würde gerne einen Arzt rufen, ob das okay sei?

Das wollte Ina Hesse jedoch nicht, denn da würde sie nur Beruhigungsmittel bekommen. Ina Hesse versuchte aufzustehen, doch es ging nicht. Sie war noch immer wie gelähmt. Ihr Herz raste, und der Schweiß lief ihr nur so von der Stirn. Die Frau vom Supermarkt legte ihr die Beine hoch und brachte eine Flasche Wasser. Als Ina Hesse allmählich wieder klarer im Kopf war und aufstehen konnte, bot ihr die Verkäuferin an, sie nach Hause zu bringen.

Zurück in der Wohnung, legte Ina Hesse sich ins Bett, und ihre

Gedanken waren wieder in dem Matratzenzimmer. Wie lange sie dann liegen blieb, konnte sie nicht mehr sagen. Es waren aber eher Tage als Stunden. Irgendwann versuchte ihre Chefin sie auf dem Handy zu erreichen und hinterließ eine Nachricht. Sie war es nicht gewohnt, dass Ina Hesse nicht ins Büro kam und sich so gar nicht meldete. Aber aus irgendeinem Grunde ging die Chefin der Sache nicht weiter nach.

»Das Aufeinandertreffen im Supermarkt war vor einer Woche«, erklärte Ina Hesse. »Ich habe es nicht geschafft, mich seitdem bei meiner Chefin zu melden. Dafür schäme mich so. Ich war nur in meiner Wohnung, und jetzt bin ich hier bei Ihnen.«

An diesem Punkt hakte ich ein und schlug ihr vor, das Gespräch für diesmal zu beenden und bei einem nächsten Termin gemeinsam zu überlegen, wie es weitergehen könnte. Sie war einverstanden. Ich füllte noch eine Krankschreibung für sie aus. Bevor Ina Hesse nach Hause ging, warf sie mir noch einen letzten Blick zu – unsicher und zugleich dankbar.

Die ganze Zeit fragte ich mich, wie die Bedingungen für Kinder von Republikflüchtlingen damals in der DDR waren. Ich hatte im Hinterkopf, dass viele von der BRD freigekauft wurden, aber nicht realisiert, dass es auch Schicksale wie das von Ina Hesse gab. Sofort machte ich mich auf die Suche nach Informationen, recherchierte und fragte Kolleginnen und Kollegen, die sich mit dieser Materie schon länger beschäftigten.

In der DDR waren Wochenkrippen und Kinderwochenheime von 1950 bis zur Wende 1989 nur zwei von vielen flächendeckend etablierten Einrichtungen für Säuglinge und Kinder.[3] Ihre Funktion bestand zum einen darin, die Berufstätigkeit von Müttern zu ermöglichen, und zum anderen darin, die sozialistischen Erziehungsziele zu verfolgen. Sie wurden durch institutionelle Verwahrungen in »Heimen für schwer Erziehbare« ergänzt, durch Kinderpsychiatrien, Durchgangsheime, Aufnahme- und Beobachtungsheime, Jugendwerkhöfe und einige andere Einrichtungen mehr. In diese wurden wiederum Kinder eingewiesen, deren Familien aus prekären Verhältnissen stammten, etwa weil die Eltern tranken. Darüber hinaus wurden in ihnen Kinder, die wie Ina Hesse auf irgendeine Weise aus dem – meist politischen – Rahmen fielen, häufig auf Dauer neben Kindern mit Behinderungen oder neurologisch und psychiatrisch erkrankten Kindern untergebracht.[4]

Ihren Schilderungen nach zu urteilen erfüllte Ina Hesse im Grunde seit Jahrzehnten die Kriterien für eine PTBS. Sie hatte nicht bloß ein Trauma erlitten, sondern viele sehr traumatisierende und zeitlich lang anhaltende Ereignisse überstehen müssen. Sie beschrieb das vielfältige Wiedererleben der Traumata und hatte das Vermeidungsverhalten so perfektioniert, dass sie nur noch rudimentäre soziale Kontakte pflegte. In ihrer sehr kleinen Nische hatte sie so die letzten Jahre überleben können. Sie war zudem ständig auf der Hut, schreckhaft und angstvoll. Ergänzend zur PTBS erfüllte sie auch alle Kriterien für eine komplexe PTBS – gestörte Affektregulierung hin zum negativen Pol, Gefühle der Wertlosigkeit und der Scham. In der Konsequenz war es ihr unmöglich, engere Beziehungen einzugehen.

Ich habe keine Kraft mehr

Nach einigen Tagen traf ich Ina Hesse verabredungsgemäß wieder in der Ambulanz. Es gehe ihr ein bisschen besser, meinte sie zu mir. Hier bei mir fühle sie sich akzeptiert, so wie sie sei. Mich freute das sehr. Ich sagte zu ihr: »Beim letzten Mal sprachen Sie gleich am Anfang davon, Ihre Skills würden nicht mehr richtig wirken. Welche Skills nutzen Sie denn?«

»Jedes Mal, wenn ich so eine Attacke bekomme, und das passiert seit dem Treffen an der Kasse mehrfach am Tag, versuche ich, erst mal richtig zu atmen«, antwortete sie. »Dann kommen aber immer meine Erinnerungen, wie ich festgeschnallt auf der Pritsche liege und die beiden Männer über mich herfallen. Diese Erinnerungen schließe ich dann, so wie ich es gelernt habe, in einen Tresor ein. Nur kommt da alles sofort wieder heraus, der Tresor nützt also gar nichts mehr.«

Ina Hesse brach plötzlich ab, verfiel in Schweigen und war in sich versunken. Sie dissoziierte. Ich sprach sie mehrfach mit sanfter Stimme an: »Bitte stellen Sie sich hin. Bewegen Sie sich.« Das tat sie schließlich auch, und der Zustand verschwand wieder. Sie schüttelte sich kurz und fuhr fort zu erzählen.

Ich hatte vorher schon einen Coolpack bereitgelegt, eine Kältekompresse. Patienten können nämlich unter anderem Kältereize als sogenannten antidissoziativen Skill benutzen, um wieder aus der Starre herauszukommen. Wir werden bei weiteren Fällen noch mehr über solche Skills erfahren, etwa bei Silke Kromer und Britta Rose.

»Ich versuche mir einzureden, dass ich inzwischen eine ganz normale Frau geworden bin, dabei bin ich nur ein Häufchen Elend«, meinte Ina Hesse nun. »Weder meine Achtsamkeitsübungen noch meine Einschlafrituale klappen noch. Es ist alles durcheinander. Mein Notfallkoffer ist völlig wirkungslos. Ich weiß, dass die einzelnen Skills nicht funktionieren, wenn sie nicht regelmäßig benutzt werden. Aber ich habe mich immerhin noch so im Griff, dass ich mich weder schneiden noch aufkratzen muss. Das habe ich in meiner Jugend und als junge Frau regelmäßig gemacht, und ich habe Angst, dass ich wieder damit anfange.«

Mein neuer Weg

Ich schlug Ina Hesse vor, für zwei Wochen stationär in die Klinik zu kommen, um diese Skills wieder aufzufrischen. Das Prinzip dahinter kannte sie zwar bestens, aber in ihrem momentanen Zustand war sie schlicht nicht in der Lage, die Skills einzusetzen. Dafür war sie zu sehr überflutet von den Erinnerungen, die, ausgelöst durch die Begegnung im Supermarkt, wieder mit Macht in ihr hochkamen.

Ein Platz auf einer ruhigen, etwas abseits gelegenen Station schien mir für Ina Hesse genau das Richtige zu sein. Sie willigte erstaunlich schnell ein, was mir nur ihren hohen Leidensdruck zeigte. Eigentlich hatte sie ja alle Behandlungen hinter sich lassen und gesund bleiben wollen.

Zwei Tage darauf meldete sie sich pünktlich bei den Kolleginnen in der Aufnahme, die mich über die Ankunft der Patientin informierten. Auf der Station lernte Ina Hesse dann das Behandlungsteam und die anderen Patientinnen und Patienten kennen. Mittags ging ich nach meinen Visiten auf die Station, um sie zu begrüßen. Sie wirkte in dem geschützten Rahmen durchaus erleichtert.

Im Laufe ihres Aufenthalts stellte sie mit den Psychologinnen auf der Station ihren sogenannten Notfallkoffer neu zusammen, das heißt, alle Skills wurden erneut besprochen und eingeübt. Der »Koffer«, meist eine DIN-A4-Seite mit Stichworten, ist letztlich ein Instrumentarium von Maßnahmen, die eine Patientin oder ein Patient im Notfall anwenden kann. Im Kapitel über Chantal Kraft werde ich das Ganze noch näher erläutern.

Ina Hesse war zum Glück sehr schnell wieder in der Lage, diese Skills wirkungsvoll einzusetzen. Zwischendurch führten wir Gespräche über ihre Situation. Sie war fest entschlossen, aus der akuten Belastung und der zurückliegenden zehnjährigen Lethargie herauszukommen.

Als ich davon sprach, dass mir ihre letzten zehn Jahre im Westen wie ein »Dornröschenschlaf« vorkämen, lachte sie mich das erste Mal ein wenig an.

Eine besondere Rolle spielte eine andere Patientin auf der Station, die ebenfalls eine ganz eigene Traumageschichte hinter sich hatte. Sie war etwas jünger als Ina Hesse. Die beiden lernten sich kennen, freundeten sich an und unternahmen gemeinsam Ausflüge von der Station aus. Ina Hesse zeigte sich mir gegenüber ganz erleichtert, wenn sie über diese andere Patientin sprach. Es war das erste Mal, dass sie sich, von Therapeuten abgesehen, einer Person so öffnen konnte.

Beiden Patientinnen empfahlen wir bei ihrer Entlassung die Teilnahme an der Selbsthilfegruppe von traumatisierten Patientinnen, die sich regelmäßig in einem Raum in der Klinik trifft. Tatsächlich sollten die zwei zu wichtigen Mitgliedern der Gruppe werden, die nicht nur selbst von der Teilnahme profitierten, sondern auch anderen Betroffenen viel mitgeben konnten.

Davon abgesehen, traf sich Ina Hesse nach ihrer Entlassung auch regelmäßig weiterhin mit der Psychotherapeutin der Station in der Ambulanz und machte erkennbar große Fortschritte. Der Täter, den sie im Supermarkt gesehen hatte, war für sie kein Thema mehr. Sie hatte ihn in ihren jetzt wieder funktionierenden Tresor eingeschlossen, sodass er nicht mehr herauskonnte. Sie war auch wieder in der Lage, in jenen Supermarkt zu gehen, ohne von ihren Erinnerungen überwältigt zu werden. Der Verkäuferin, die sich so nett um sie gekümmert hatte, brachte sie zum Dank eine Kleinigkeit mit.

Darüber hinaus lernte sie – begleitet von den psychotherapeutischen Gesprächen –, im Rahmen der Selbsthilfegruppe und gemeinsamer Aktivitäten mit der neuen Bekannten soziale Kontakte positiv zu erleben.

Nach etwa sechs Monaten schickte mir Ina Hesse eine Postkarte aus Südtirol. Sie machte zum allerersten Mal Urlaub, gemeinsam mit der früheren Mitpatientin. Beide nahmen dort an einem Kurs zur Beobachtung von Vögeln teil. Das war ihr neues, ja ihr erstes Hobby. Ganz offenkundig stützten sich die beiden Frauen gegenseitig und erlebten nun nicht nur Vertrauen, sondern mit neuen Augen auch die Welt.

Kapitel 6

Das Zittern in mir. Anhaltende Trauerstörung

Patrick Bauer

Ein 34-jähriger Mann war zur Sprechstunde angemeldet. Er hieß Patrick Bauer und war an mich von einem neurologischen Kollegen überwiesen worden, nachdem das Zittern seiner Arme und Hände keiner neurologischen Krankheit zugeordnet werden konnte. Er kam in Begleitung seiner Schwiegermutter, die während unseres Gesprächs im Wartebereich saß.

Patrick Bauer war sehr groß und schlank, hatte kurze schwarze Haare und war schlicht, aber geschmackvoll gekleidet. Schon bei unserer Begrüßung wirkte er unheimlich bemüht, angestrengt – und sehr verzweifelt. Ich bat ihn zu erzählen, warum er zu mir gekommen war.

»Meine Frau Melanie und unsere fünfjährige Nicole sind tot, und ich bin schuld daran. Jetzt bin ich mit meiner neunjährigen, behinderten Tochter Mareike alleine, musste gerade aus unserem Haus ausziehen, weil ich es nicht mehr bezahlen kann. Und ich zittere ständig, das lässt sich nicht abstellen.«

Was er zunächst so knapp berichtet hatte, gingen wir dann eines nach dem anderen zusammen durch. Ein Dreivierteljahr zuvor hatte Patrick Bauer sehr viel zu tun. Er war wissenschaftlicher Assistent an der Universität und musste einen Kongressvortrag vorbereiten. Seiner Frau schlug er vor, mit den Kindern über das Wochenende zu ihren Eltern zu fahren, damit er in Ruhe arbeiten konnte, aber auch sie und die Kinder nicht mit seiner Unruhe nervte. Und so fuhr sie wie schon des Öfteren allein mit den Kindern zu seinen Schwiegereltern, die nur 50 Minuten von ihnen entfernt wohnten.

Unterwegs kam es dann zu einem schweren Unfall, bei dem seine Frau und eine Tochter ums Leben kamen. Die ältere Tochter Mareike überlebte schwer verletzt. Wie die Polizei ihm hinterher mitgeteilt hatte, hatte seine Frau mit dem Wagen am Ende eines Staus auf der Autobahn gestanden, als ein Laster von hinten ungebremst auffuhr und ihr Auto unter den Laster vor ihr schob. Frau und Tochter müssen sofort tot gewesen sein. Sie hatten keine Chance.

Patrick Bauer beschrieb seine Frau als sehr freundliche, liebenswerte, schöne und mütterliche Person. Sie war fast dreißig Jahre alt, schrieb an ihrer Dissertation am Institut für Psychologie. Sie beide waren schon sehr lange zusammen. Es gab keine besonderen Probleme zwischen ihnen.

Er konnte sich gut daran erinnern, wie die Polizei damals zu ihm nach Hause kam. Es war 18 Uhr an einem Freitagabend, als es klingelte. Seine Frau war noch nicht lange mit den Kindern fort. Er hatte noch geholfen, das Auto zu packen. Kleine Koffer für die Kinder, die beiden kleinen Fahrräder, die Tasche seiner Frau.

Als er die Tür aufmachte, standen draußen eine Polizistin und ein Polizist, beide in Uniform. Er bat sie herein, und die Polizistin berichtete ihm, was sie bis dahin über den Autounfall wussten. Seine Frau war tot, die jüngere Tochter ebenso. Die andere Tochter hatte überlebt und war mit einem Hubschrauber in eine Kinderklinik geflogen worden. Die Polizisten wussten nur, dass sie schwerste Verletzungen davongetragen hatte und in Lebensgefahr schwebte. Sie fragten ihn, ob er eine Vertrauensperson habe, die zu ihm kommen könne. So etwas wäre immer gut, um in einer solchen Situation nicht alleine zu bleiben.

»Ich konnte gar nichts mehr sagen«, erklärte Patrick Bauer. »Ich habe überall gezittert und war irgendwie im Schockzustand. Mir war kalt und heiß zugleich, völlig durcheinander. Ich konnte das gar nicht realisieren und wollte zu meiner Tochter ins Krankenhaus und auch zu meiner Frau und der anderen Tochter. Mir gingen so viele Dinge im Kopf herum. Ich war einfach nur stumm.«

Mich erinnerte das gleich an die sogenannten Kriegszitterer aus dem Ersten Weltkrieg – Soldaten, die nach schrecklichen Traumatisierungen nur noch unkontrolliert gezittert hatten.

Die Polizisten riefen einen Arzt an, der kurze Zeit später eintraf und Patrick Bauer untersuchte. Irgendwann kamen auch seine Schwiegereltern. Er wusste nicht, wer sie angerufen hatte, wahrscheinlich die Polizisten. Auch die Schwiegereltern waren völlig geschockt vom plötzlichen Tod ihrer Tochter und der Enkelin. Die Schwiegermutter komplimentierte schließlich die Polizisten und den Arzt hinaus. Als sie dann nur noch zu dritt waren, konnten sie vor lauter Verzweiflung kaum miteinander sprechen und weinten sich regelrecht in den Schlaf.

Die Schwiegereltern blieben über Nacht bei ihm, und am nächsten Morgen fuhren sie mit ihm in die Kinderklinik, um dort nach Mareike zu sehen. Nach einer achtstündigen Operation lag das Mädchen auf einer Kinder-Intensivstation. Mareike hatte innere Verletzungen und ein Schädelhirntrauma. Sie wurde beatmet, reagierte nicht, war in ein künstliches Koma versetzt worden. Jemand aus dem Team versorgte sie durchgehend, schaute nach den Infusionen, sprach sie an, wischte ihr den Schweiß von der Stirn. Patrick Bauer war dafür unglaublich dankbar.

Der Chefarzt führte alle drei in sein Büro und erklärte ihnen sehr sachlich, dass Mareikes Überlebenschancen derzeit gering seien. Und falls sie überlebte, würde sie massive Beeinträchtigungen haben. Sie sei viele Stunden von den Kinderchirurgen am Bauch und gleichzeitig von den Neurochirurgen am Kopf operiert worden. Die Bauchverletzungen würden hoffentlich wieder vollständig ausheilen. Das Gehirn sei aber sicherlich dauerhaft geschädigt.

Völlig aus der Bahn geworfen

Nach dem Gespräch ging Patrick Bauer noch einmal auf die Intensivstation, setzte sich neben seine Tochter und hielt ihre Hand. Er sprach sie an, sie reagierte aber nicht. Wieder begann er zu zittern, erst an den Händen, dann an beiden Armen, und es wurde immer schlimmer. Er konnte nichts dagegen tun und fühlte sich ganz hilflos. Nach einer Weile kam seine Schwiegermutter und holte ihn aus dem Krankenzimmer. Dabei musste sie ihn sogar etwas stützen.

In den Tagen danach war Patrick Bauer nicht handlungsfähig. Er sprach nur sehr wenig, war meist geistesabwesend. Er schien gar nicht zu realisieren, dass seine Frau und eine Tochter tot waren und dass die andere Tochter auf der Intensivstation mit dem Tod rang. Auch nicht, dass er eine Bewegungsstörung entwickelt hatte: Seine Arme waren zeitweise gelähmt, die Beine zitterten, die linke Hand war tagsüber ganz verkrampft, und er hatte eine leichte Gehstörung. Ihm war ständig schwindelig und übel, und er aß kaum noch. Der Hausarzt verschrieb ihm Beruhigungsmittel, die ihn ganz dösig machten. Erst zwei Wochen später schickte er ihn zu einem Neurologen. Doch bis Patrick Bauer da einen Termin bekam, dauerte es noch mal eine ganze Weile. Und dann saß er irgendwann bei mir – viel zu spät.

Patrick Bauer bemerkte nun mir gegenüber, dass seine Schwiegereltern sicherlich auch Unterstützung gebraucht hätten. Schließlich hätten sie ihre Tochter und ihre Enkelin verloren. Aber er sei nicht in der Lage, beiden behilflich zu sein. Umgekehrt aber würden sie jetzt viel für ihn übernehmen. Dafür sei er ihnen sehr dankbar. Und er vermisse seine Frau und seine Tochter so sehr.

In einem weiteren Termin berichtete Patrick Bauer dann über die zwei Monate seit dem Unfall. Im Moment war er nach wie vor krankgeschrieben, und es ging ihm eher schlechter als besser. Stimmungsmäßig war er am Boden, er konnte nicht schlafen, und er zitterte ohne Unterlass. Mit Unterstützung der Schwiegereltern hatte er gerade die Doppelhaushälfte verkauft, die er und seine Frau erst drei Jahre zuvor erworben hatten. Er war einfach nicht mehr in der Lage, den Kredit bei der Bank abzuzahlen. Das Gehalt seiner Frau fehlte. Für sie war der kleine Garten das Wichtigste gewesen, den hatte sie gehegt und gepflegt. Er konnte da jetzt nicht mehr hineingehen.

Nun wohnte er alleine in einer Wohnung in einem Mehrfamilienhaus. Die Wohnung war barrierefrei zugänglich, sodass seine

Tochter, wenn sie endlich wieder aus dem Krankenhaus entlassen würde, dort mit ihm wohnen konnte.

Auch war Mareike jetzt noch in der Rehabilitation, die betreffende Klinik war über 200 Kilometer entfernt. Patrick Bauer besuchte sie jedes Wochenende und merkte, dass sie deutliche Fortschritte machte. Die Bauchverletzungen waren in der Tat ziemlich gut verheilt. Obwohl das Sprachverständnis gut funktionierte, konnte Mareike sich wie schon zu Beginn der Reha kaum verbal äußern. Immerhin wurden die Ausfälle beim Sprechen dank der Logopädinnen in der Rehaklinik nach und nach ein klein wenig besser. Vor dem Unfall war sie in der dritten Klasse und eine sehr beliebte und gute Schülerin gewesen. Am liebsten hatte sie Sport gemacht. Außerdem hatte sie angefangen, Klavier spielen zu lernen. An beides – Sport und Klavier – war im Moment jedoch überhaupt nicht zu denken.

Ich fragte Patrick Bauer, ob er der Lage gewesen war, ein wenig beim Umzug zu helfen.

»Nein, ich saß meistens in der Ecke und zitterte, konnte kaum laufen, und Freunde und die Schwiegereltern haben viel übernommen.« Auch die Besuche bei der Tochter waren letztlich nur möglich, weil ihn immer die Schwiegereltern zu ihr fuhren. In seinem Zustand konnte er sich unmöglich selbst ans Steuer setzen.

Sein Institutsleiter hatte nach dem Unfall mit sehr viel Empathie und Verständnis auf seine Situation reagiert und stand mit ihm in losem Kontakt. Die Arbeit an der Uni würde Patrick Bauer später fortsetzen können, wann immer er wieder dazu in der Lage war. »Aber ich kann mir heute überhaupt nicht vorstellen, irgendwann noch einmal etwas Sinnvolles zu machen. Wie soll ich mich in diesem Zustand um Mareike kümmern oder arbeiten gehen?«

Es ist bekannt, dass Trauernde mitunter so schwer unter dem Verlust eines geliebten Menschen leiden, dass sie monatelang arbeitsunfähig sein können. Nach dem, was Patrick Bauer mir erzählte, und so, wie ich ihn erlebte, litt er an einer anhaltenden Trauerstörung[1]. Nach dem Tod engster Angehöriger ist dies eine tiefgreifende Reaktion von Hinterbliebenen, die durch quälende Sehnsucht nach den Verstorbenen oder anhaltende Beschäftigung mit den Verstorbenen gekennzeichnet ist. Hinzu kommen ein intensiver Schmerz, insbesondere Traurigkeit, Schuldgefühle, Schwierigkeiten, den Tod zu akzeptieren, das Gefühl, einen Teil von sich selbst verloren zu haben, Gefühllosigkeit und Zurückgezogenheit. All dies war bei meinem Patienten festzustellen. Das Klassifikationssystem ICD-11 setzt außerdem voraus, dass diese Beeinträchtigungen mindestens sechs Monate nach dem Verlust noch anhalten, und auch dies war hier der Fall.[2] Und schließlich müssen erhebliche Beeinträchtigungen im Leben bestehen, was ebenfalls auf Patrick Bauer zutraf. So hatte er Probleme im beruflichen, familiären und persönlichen Bereich, musste wegen der finanziellen Situation sogar das Haus verkaufen.

Die Kriterien für eine andere psychische Störung wie eine Depression oder eine posttraumatische Belastungsstörung waren bei ihm jedoch nicht erfüllt. Gerade Depressionen sind bei Trauernden ansonsten sehr häufig, oft auch in Kombination mit der Trauerstörung.

Gegen die Schuld und für das Leben

Wir sprachen zunächst einmal über Begrifflichkeiten. Warum hatte er eine Erkrankung und fühlte nicht nur eine »normale« Trauer? Dazu gingen wir gemeinsam die eben genannten Kriterien für eine anhaltende Trauerstörung durch. Patrick Bauer erkannte, dass diese auf ihn zutrafen. Die normale Trauer ist dadurch gekennzeichnet, dass auch mal traurige Tage vorkommen, durch die Trauer aber nicht das ganze Leben tangiert wird. Über die Zeit nimmt eine solche normale Trauer auch von alleine ab. Die Unterscheidung ist durchaus wichtig, denn wenn die Kriterien für eine anhaltende Trauerstörung nicht vorliegen, können Beratungsangebote unter Umständen auch eher schädlich sein.[3]

Im Unterschied zu einer PTBS sind bei einer anhaltenden Trauerstörung die Flashbacks eher durch Bindungserlebnisse geprägt, also eher schöne Erinnerungen. Manchmal werden diese auch »bittersüß« genannt, was es sehr gut trifft. Belastend ist primär die Abwesenheit des Verstorbenen und nicht die Angst vor dem Wiedererleben eines Traumas. Auch Übererregung tritt kaum auf.

Wir trafen uns wieder zu einem neuen Termin. »Ich habe Angst, durch eine Therapie meine Frau und die kleine Tochter zu vergessen«, erklärte Patrick Bauer plötzlich. Es war für mich nicht einfach, ihm diese ganz typische Angst bei solchen Patienten zu nehmen. Viele von ihnen haben eine starke Ambivalenz: Sie wollen zwar nicht mehr trauern, die Verbindung zum Verstorbenen aber eben auch nicht verlieren. Nicht selten brechen Betroffene deshalb eine Therapie von sich aus ab.

»Ich habe Ihnen noch nicht alle Informationen vorgestellt, wie eine ambulante Psychotherapie ablaufen könnte«, sagte ich zu ihm. »Sollten Sie sich dafür entscheiden, werden wir immer wieder innehalten und kurze sogenannte Phasen der Wertschätzung für Ihre Frau und für Nicole einschieben. Dabei werde ich Sie nach schönen Erinnerungen an Ihre Frau und Ihre jüngere Tochter fragen. Insbesondere am Anfang wird dies verstärkt nötig sein.« Dann erklärte ich ihm, dass es das Ziel meiner Behandlung sei, einerseits die emotionale Trauerverarbeitung und die Schuldgefühle, andererseits die Anpassung an die neue Lebenssituation mit der Tochter in den Blick zu nehmen.[4]

Das Zittern, die motorische Äußerung seiner inneren Erregung und Überforderung, wollte ich im Moment dagegen noch nicht thematisieren. Es war zwar die letzten Monate relativ unverändert aufgetreten, aber ich besprach mit Patrick Bauer, dass wir zunächst seinen Verlust sowie seine neue Rolle[5] angehen würden, um dann zu schauen, was aus dem Zittern wird.

Er fragte mich noch nach Medikamenten. »Bei der anhaltenden Trauerstörung haben sich Psychopharmaka nicht bewährt«, antwortete ich ihm. Hier sei Psychotherapie, und zwar vor allem die Kognitive Verhaltenstherapie, viel wirksamer.[6] Diese werde an die Trauerthematik angepasst und bestehe aus Elementen der Konfrontation oder Exposition, der kognitiven Umstrukturierung sowie der

Verhaltensaktivierung.[7] »Verhaltensaktivierung bedeutet, dass Sie aktiv wieder in das Leben zurückkehren, für sich und Mareike sorgen, irgendwann wieder arbeiten gehen und den Verlust ein Stück bewältigt haben, ohne die beiden zu vergessen.«

Ergänzend fügte ich hinzu, dass Medikamente lediglich dann gegeben würden, wenn zusätzlich eine schwerere Depression aufträte. Diese müsse man dann mit einem Antidepressivum behandeln. Aber das sei bei ihm ja zum Glück nicht der Fall.

Patrick Bauer stimmte schließlich der von mir vorgeschlagenen Therapie zu, und wir verabredeten, uns in den kommenden drei bis vier Monaten in wöchentlichem Abstand zu treffen.

Schritt für Schritt in ein neues Leben

Bei den ersten Treffen ging es zunächst darum, ihm Entspannungstechniken zu vermitteln und Achtsamkeitsübungen zu trainieren. Mit ihrer Hilfe wird normalerweise auch der Schlaf schnell besser. Nachdem Patrick Bauer ein wenig gelernt hatte, durch autogenes Training gezielt Entspannung herbeizuführen, begannen wir parallel mit einer kognitiven Umstrukturierung, und zwar vor allem in Bezug auf sein Schulderleben.

Diese Umstrukturierung ist ein zentrales Konzept innerhalb der Kognitiven Verhaltenstherapie und bedeutet, dass man zusammen mit dem Patienten in bestimmten Situationen aufkommende negative Gedanken erkennt und benennt. Diese negativen Gedanken, man spricht auch von dysfunktionalen Kognitionen, beeinflussen Emotionen und Verhalten auf ungute Weise und sind daher meist ursächlich für das schlechte Befinden des Patienten. Im nächsten Schritt gilt es, sie therapeutisch zu verändern. Dies geschieht, indem man mit dem Patienten die Gedanken hinterfragt und für die betreffenden Situationen, die man gerade durchspricht, angemessenere Kognitionen erarbeitet. In einem letzten Schritt geht es darum, die neuen Gedanken durch Übungen im Alltag einzusetzen, insbesondere auch in schwierigen Situationen. So konnte Patrick

Bauer lernen, dass er auch ohne Therapeuten in der Lage war, die neuen Strategien erfolgreich anzuwenden.

In drei weiteren Sitzungen gingen wir dann alle Situationen gemeinsam durch, die ihn so betroffen machten, und überlegten jeweils, was er damit zu tun hatte: wie er seiner Frau den Vorschlag machte, einige Tage zu ihren Eltern zu fahren, seine Vorstellung vom Ablauf des Unfalls, den abendlichen Besuch der beiden Polizisten und seine Tochter Mareike auf der Kinder-Intensivstation. Nach und nach wurde ihm klar, dass er in keiner Weise Schuld an dem tödlichen Unfall trug. Als er dies nachdrücklich und anhaltend anerkennen konnte, bedeutete das für ihn eine riesige Entlastung.

Trotzdem gab es auch noch manche Hürden: Die Situation, als die Todesnachricht überbracht wurde, und der erste Besuch bei seiner Tochter Mareike im Krankenhaus blieben für Patrick Bauer vorerst weiterhin äußerst schmerzhafte Aspekte des Verlustes. Durch Expositionsübungen konnten wir auch sie erfolgreich angehen (zum Ablauf einer Exposition siehe das Kapitel über Silke Kromer).

Patrick Bauer brachte zu Beginn einer der späteren Therapiestunden von sich aus zur Sprache, dass das Zittern nachgelassen hatte. Darüber war er sehr glücklich. Auch mir war das schon seit einiger Zeit aufgefallen.

Schließlich sprachen wir über das Leben nach dem Verlust. Wir gaben seiner Frau und der verstorbenen Tochter einen sicheren Platz in seiner Erinnerung, verbunden mit Ritualen, wie er an beide denken konnte, ohne wieder in eine Abwärtsspirale zu gelangen. Wieder und wieder sollte er sich bewusst machen, was für tolle Menschen seine Frau und die verstorbene Tochter gewesen waren, wie sie sich zusammen gefreut und wie sie gemeinsam schöne Momente erlebt hatten.

Nun war Patrick Bauer in der Lage, eine Grabbepflanzung in Angriff zu nehmen, was er – soweit es ging – mit Tochter Mareike gemeinsam organisierte. Immerhin war es auch das Grab ihrer Mutter und ihrer kleinen Schwester. Sie entschieden sich für Efeu und eine rot blühende Rose. Das Grab war für sie beide nun ein würdiger Trauerort, der auch die Unumkehrbarkeit des Todes symbolisierte.

Bei der Bewältigung der Trauer ist es ganz wichtig, die Verstorbenen nicht ausblenden oder gar vergessen zu wollen, sondern ihnen vielmehr einen festen Platz zu geben. Einmal in der Woche, immer sonntags, gingen Patrick Bauer und Mareike zusammen zum Friedhof, oft in Begleitung der Schwiegereltern.

Auch über die Frage der Neuausrichtung seiner Lebensziele und darüber, wie er wieder mitten ins Leben zurückkehren konnte, diskutierten Patrick Bauer und ich mehrfach in den Therapiestunden. Eine Aktivität nach der anderen besprachen wir ganz konkret. Passte sie zu seinen Möglichkeiten und seinen Zielen?

Natürlich stand Mareike nun im Mittelpunkt seines Lebens. Darüber hinaus ging es aber auch um den Wiedereinstieg in die Arbeit, um soziale Kontakte mit Freunden und um die Schwiegereltern. Abermals gingen wir zunächst konkret die Situationen durch, machten jeweils Rollenspiele, Vorstellungs- und Verhaltensübungen, alles gängige Instrumente im Rahmen der Kognitiven Verhaltenstherapie. Innerhalb der nächsten Wochen gingen das Zittern und die Lähmungserscheinungen vollständig zurück, bis sie endgültig der Vergangenheit angehörten. Auch Patrick Bauers Stimmung besserte sich nach und nach.

Mareike war inzwischen aus der Rehabilitation entlassen und lebte mit ihrem Vater in der neuen Wohnung. Patrick Bauer, der wieder Auto fahren konnte, brachte sie in der Regel zu den Therapiestunden mit. Sie war dann zwar bei den Gesprächen selbst nicht dabei, aber ich sah sie jedes Mal zur Begrüßung und beim Abschied. Ich brachte sie dann immer zu unseren Musiktherapeuten, die von ihrem Interesse und ihrem Engagement so angetan waren, dass sie sich sogar im Voraus die vereinbarten Zeiten der väterlichen Therapiestunden bei meiner Sekretärin besorgten und sich diese Zeit für Mareike frei hielten.

Körperlich merkte man ihr nicht viel an, beim Sprechen war sie aber noch deutlich beeinträchtigt. Sie war nun bei einem Neuropädiater an der Uniklinik in Behandlung. Dieser diagnostizierte bei ihr eine Intelligenzminderung sowie eine erworbene Sprachstörung, Aufmerksamkeits- und Konzentrationsprobleme.

Mareike ging mittlerweile in eine Tagesklinik in der Kinderklinik, war also tagsüber dort und ansonsten zu Hause. Patrick Bauer fuhr sie jetzt jeden Tag dorthin, und seine Hauptaufgabe war es, seine Tochter zu unterstützen und zu motivieren. Ihr fehlte es anfangs an Ausdauer, und umso wichtiger waren Ansporn und Anerkennung durch den Vater.

Hier lernte sie eine Musiktherapeutin kennen, die sie sehr mochte. Das Singen und das Spielen mit Instrumenten machte ihr nicht nur viel Spaß, es förderte auch ihre geistigen und kreativen Fähigkeiten. Nachdem Mareike so manches ausprobieren konnte, lernte sie nun von Neuem zu singen und auch langsam wieder zu sprechen. Nach einigen Wochen konnte sie an einer Gruppentherapie mit anderen hirngeschädigten Kindern teilnehmen.

In der Tagesklinik war sie zudem bei einer Kinderpsychologin in Behandlung. Wie ihr Vater konnte auch Mareike den Verlust von Mutter und Schwester noch immer schwer realisieren. Mit der Kinderpsychologin gab es deshalb viele Gespräche und Verhaltensübungen, was sich als sehr wirksam erwies.

Für Patrick Bauer war es ein völlig neues Leben. Als seine Frau noch lebte, hatte er vor allem die Verantwortung für die Familie in seiner Arbeit gesehen. Seine Frau hatte die Erziehung der Kinder und den Haushalt übernommen, und wie er heute sagte, war er im Grunde oft nur »zu Besuch« gewesen. Da seine Frau zusätzlich auch noch eine 50-Prozent-Stelle am Uni-Institut gehabt hatte, fragte er sich mittlerweile oft, wie sie das alles eigentlich geschafft hatte. Umso wichtiger war für ihn jetzt die Möglichkeit, mit und für Mareike das Leben zu entdecken.

Ein Jahr später veranstalteten wir wie immer eine Weihnachtsfeier für unsere Patientinnen und Patienten, ihre Angehörigen und alle Mitarbeiterinnen und Mitarbeiter. Eine unserer Musiktherapeutinnen spielte auf einem Flügel Weihnachtslieder, und Mareike sang ausgelassen mit. Unter den vielen Gästen waren ihre Großeltern und ihr Vater. Jeder, der die Geschichte dieser Familie bei der Feier kannte und auch als Behandlerin oder Behandler involviert war, fand diesen Anblick sehr bewegend, und so mancher wischte sich eine Träne aus den Augen. Mareike und ihr Vater zeigten uns allen, dass es auch nach der schlimmsten Krise weitergehen kann.

Kapitel 7

Das nehme ich alles mit Humor. Dissoziation und Sekundärprävention

Dmytro Melnyk

Im Frühjahr 2020 starrten wir alle wie gebannt und zugleich voller Bangen auf die norditalienische Stadt Bergamo und ihre Umgebung, wo innerhalb kurzer Zeit Hunderte mit COVID-19 infizierte Menschen starben. Ganze Kolonnen von Militärlastern mit Särgen fuhren die Krematorien im Umland an, da Bergamos Friedhöfe schnell überfüllt waren.

In Deutschland wurde damals vor dem Hintergrund der ersten COVID-19-Welle das sogenannte Kleeblatt-System etabliert. Es umfasst fünf Regionen in Deutschland (Nord, Ost, Süd, Südwest und West), die über das Gemeinsame Melde- und Lagezentrum von Bund und Ländern beim Bundesamt für Bevölkerungsschutz und Katastrophenhilfe koordiniert werden. In der Coronapandemie wurden über dieses Kleeblatt-System Patienten mit einer Coronainfektion in Deutschland umverteilt. Unsere Uniklinik übernahm damals Patienten aus Regionen, die aufgrund der hohen Zahl schwerer Krankheitsverläufe mit der Versorgung überlastet waren.

Seit dem Beginn des russischen Angriffskrieges gegen die Ukraine im Frühjahr 2022 werden dank einer gemeinsamen europäischen Initiative regelmäßig Patienten aus der Ukraine ausgeflogen und europaweit in aufnahmewillige Krankenhäuser mit notwendigen medizinischen Versorgungsmöglichkeiten verteilt. In Deutschland wurde die Ukraine deshalb als sechstes Kleeblatt dem bestehenden System hinzugefügt, auch wenn natürlich keine Gegenseitigkeit besteht. Die Ukraine wird nicht in der Lage sein, deutsche Patientinnen und Patienten zu übernehmen. Im Übrigen ist dies auch nicht das Ziel dieser Unterstützung.

Seither sind bereits weit über tausend schwerst verletzte und besonders kranke Ukrainerinnen und Ukrainer auf diese Weise nach Deutschland vermittelt und hier behandelt worden.[1] Wer ausgeflogen wird – ob verwundete Soldaten oder Patienten, auch Kinder, mit Erkrankungen wie Krebs –, entscheidet ausschließlich die Ukraine selbst.

Ankunft in Deutschland

Über das Kleeblatt, Symbol für großes Glück, kam auch Dmytro Melnyk zu uns, ein ukrainischer Soldat, der an der Front schwerste Bauchverletzungen erlitten hatte und in sehr kritischem Zustand zu uns in die Klinik gebracht worden war.

Nach gut zehn Tagen besuchte ich Dmytro Melnyk das erste Mal auf der Intensivstation. Insgesamt trafen wir uns dreimal. Am Anfang war er bereits mehrfach von unseren Spezialisten operiert worden, und inzwischen sah es so aus, als ob er seine Verletzungen überleben würde. Als Ärztlicher Direktor der Uniklinik war ich verantwortlich für alle medizinischen Belange, und so wollte ich mir ein eigenes Bild von dem ukrainischen Soldaten machen. Begleitet wurde ich von Jeva, einer Mitarbeiterin der Klinik, die für mich als Dolmetscherin fungieren sollte. Sie selbst war schon vor vielen Jahren aus der Ukraine nach Deutschland gekommen.

An der Zimmertür wurden Jeva und ich darauf hingewiesen, dass wir aus Infektionsgründen einen Kittel, Handschuhe und einen Mundschutz anlegen müssten. Der Patient war durch die Explosion einer Granate schwer am Bauch verletzt worden, und in der Folge hatte sich durch Keime eine lebensbedrohliche Infektion des Darms und zeitweise des gesamten Körpers entwickelt. Darum die strengen Hygiene- und Isolationsbedingungen. Als wir das Zimmer betraten, lag ein starker Geruch von Desinfektionsmitteln in der Luft.

Dmytro Melnyk war etwas über dreißig Jahre alt, eher groß gewachsen und hager. Er hatte ganz kurze schwarze Haare und trug ein camouflageartiges T-Shirt, wie es so ähnlich auch sein Präsident in der Öffentlichkeit zeigte. Neben dem Bett waren gleich mehrere Infusionsständer mit zahlreichen Perfusoren, ein zentraler Venenzugang war am Hals befestigt. Außerdem waren da ein Toilettenstuhl sowie ein Rollstuhl. Wegen der Infektion lag Dmytro Melnyk allein im Zimmer.

Jeva und ich stellten uns vor und fragten den Patienten, wie er sich fühle.

»Mir geht es sehr gut. Ich habe nur ein bisschen Heimweh«, antwortete er mit fester Stimme auf Ukrainisch. »Ich möchte so schnell es geht wieder an die Front, nehme ansonsten alles mit Humor.« Während er das sagte, waren seine Mimik und sein Blick jedoch ganz starr. Auf mich wirkte er »fassadär«. Mit diesem Wort beschreiben wir in unserem Fach Menschen, die gewissermaßen eine Art Fassade im Gesicht tragen, sodass man ihnen weder Emotionen anmerkt noch beurteilen kann, wie ernst man ihre Aussagen nehmen soll.

Dmytro Melnyk zeigte mir dann auf seinem Handy zahlreiche Fotos vom heimischen Bauernhof, von den Tieren und der Familie und von gemeinsamen Feiern mit Freunden. Er wartete gar nicht meine Fragen ab, sondern erzählte drauflos, und wir hörten ihm genau zu.

Wie Dmytro Melnyk erklärte, hielt er sehr engen Kontakt mit seinem sechsjährigen Sohn, der bei den Großeltern, also Dmytros Eltern, auf dem kleinen Bauernhof im Süden der Ukraine lebte. Dank Handy war ein solcher Kontakt heutzutage ja kein Problem mehr.

Mit seinem Sohn und der Großmutter des Kleinen hatte er am Tag meines ersten Besuchs bereits telefoniert. Seine Mutter hatte ihm erzählt, dass sie Bohnen ausgebracht habe. Der Boden sei nach den jüngsten Regenfällen noch sehr feucht, heute aber sei die Sonne herausgekommen. Dmytro Melnyk selbst war auf diesem schon sehr alten Hof aufgewachsen und hatte dort als Bauer gearbeitet, bis er als Soldat sein Heimatland verteidigen musste. Wie einst er, musste jetzt sein Sohn ran und auf dem Hof mitarbeiten. »Ich finde es wichtig, dass Kinder auch schon früh Verantwortung übernehmen«, meinte der Patient.

Die Eltern von Dmytro Melnyk hatten ihm ein paar Tage zuvor von der Situation in der Ukraine berichtet. Es herrschte ein Nebeneinander von Krieg und Frieden. Die staatlichen Strukturen funktionierten nach wie vor, die Züge fuhren pünktlich, und das Internet fiel nicht aus. In Kiew waren dank der Luftabwehr relativ wenige Gebäude zerstört, die Menschen gingen einkaufen, besuchten Restaurants und Cafés.

Laut Dmytro Melnyk war die Bedrohung aber allen stets präsent, und jeder wusste genau, was bei einem Luftalarm zu tun war. Ständig gab es welchen. Die Menschen, auch seine Eltern, nutzten vor allem Telegram-Kanäle, um sich über die Lage zu informieren. Die Warnmeldungen waren sehr präzise. Nachts gab es eine Ausgangssperre, denn da ereigneten sich die meisten russischen Angriffe.

Die Entwicklung hin zum Krieg

Ende der 1990er-Jahre, also einige Jahre nach dem Ende der Sowjetunion und dem Beginn der Unabhängigkeit, waren die Ukraine und auch Dmytro Melnyk persönlich in eine finanzielle Krise geraten. Alles war vorher zentralisiert gewesen, und in der Folge war eine ganze Weile so gut wie nichts mehr wirklich geregelt. Wie Dmytro Melnyk erzählte, war er damals dann eine Weile als Gastarbeiter im Ausland, vor allem in Russland und Polen. Das war aber nur eine Übergangsphase, nach ein paar Jahren hatte sich die Ukraine wieder erholt, und er kehrte zurück zu seiner Familie auf den Hof.

Er berichtete weiter: Eigentlich hatte der Krieg schon mit dem russischen Überfall auf Tschetschenien in den 1990er-Jahren und auf Georgien 2008 begonnen. Mit der Annexion der Krim und der Besetzung des Donbass durch Russland im Jahr 2014 war der Krieg dann endgültig in der Ukraine selbst angekommen. Zu dem Zeitpunkt hatte sich nur noch keiner getraut, das Ganze »Krieg« zu nennen.

Für Dmytro Melnyk war es damals noch kein Thema gewesen, als Soldat sein Land zu verteidigen. Einige seiner Freunde und Bekannten kamen aber da schon bei Kämpfen ums Leben. Als er davon sprach, wirkte er sehr angefasst, seine Stimme wurde leiser, und für einen Moment schien er in seinen Erinnerungen versunken zu sein.

Im Jahr 2014 war er als Gastarbeiter in Polen, deswegen ging er damals noch nicht zum Militär. Ausführlich erklärte er mir, dass das ukrainische Militär damals rein gar nichts an Ausrüstung hatte, weder Uniformen für die Soldaten noch ausreichend Waffen. Viele Landsleute, die im Ausland lebten, spendeten deshalb dem Militär oder den Soldaten direkt Kleidung, Schuhe, Autos und alles Mögliche an Ausrüstung. Auch Freunde von Dmytro Melnyk, die Gastarbeiter in Irland waren, besorgten dort jede Menge Sachen und brachten sie in die Ukraine.

Alpha ist sehr stabil

Auf meine Frage, wie es ihm heute gehe, gab er an, durchaus Schmerzen zu haben. Das relativierte er dann aber gleich wieder mit der Bemerkung, wenn er keine Schmerzen hätte, wäre er schließlich auch nicht im Krankenhaus. Das sei aber alles okay. »Psychisch bin ich sehr stabil.« Drei Jahre zuvor, als seine Frau innerhalb kürzester Zeit an einer Lungenentzündung infolge einer Coronainfektion verstarb, sei das mal anders gewesen. Aber auch das sei nur ein Durchhänger gewesen. Und wieder: »Ich nehme alles mit Humor, ich bin ziemlich stark.«

Jetzt waren seine Nervosität und seine Betroffenheit allerdings deutlich spürbar: Dmytro Melnyks Stimme wurde leiser, bebte etwas, und er schaute nicht mehr auf. Mit den Fingern spielte er an einem kleinen Kettchen, das er neben einer schwarzen Uhr am Handgelenk trug. An dem Kettchen hing seine militärische Erkennungsmarke, auf der sein Soldatenpseudonym »Alpha«, seine militärische ID-Nummer, seine Steuer-ID und seine Blutgruppe vermerkt waren. Wegen des zentralen Venenkatheters konnte er die Kette mit der Marke nicht um den Hals tragen.

Dmytro Melnyk zufolge hatten andere Soldaten viele Tätowierungen, er aber nur zwei kleinere. Diese wurden beim Militär auch fotografiert, damit man einen als Leiche identifizieren konnte. Auch nach Explosionen abgetrennte Körperteile ließen sich so schneller zuordnen.

Jeva, die Dolmetscherin, und ich sahen uns betreten an.

Ich bat Dmytro Melnyk, mir zu erklären, was es mit dem Namen »Alpha« auf sich hatte. Zum Schutz der Familien der Soldaten wurden in der ukrainischen Armee ausschließlich Tarnnamen verwendet, meinte er daraufhin. Von seiner Einheit wusste niemand, wie er, Dmytro, in Wirklichkeit genau hieß und woher er kam. Und da man ihn schon in der Schule »Alpha« genannt hatte, hatte er diesen Spitznamen einfach beim Militär übernommen. Dort würden immer wieder schlimme Dinge passieren, da sei diese Anonymität ganz wichtig.

Dann wechselte er abrupt das Thema und meinte, dass er es schlimm fände, die ganze Zeit in einem Krankenbett liegen zu müssen. Dies ging ja schon einige Wochen so, auch wenn er davon eine ganze Weile mehr oder weniger betäubt auf der Intensivstation gelegen und nicht viel mitbekommen hatte. Vor zwei oder drei Tagen hatte er sich erstmals im Rollstuhl vor das Klinikgebäude fahren lassen, um dort eine Zigarette zu rauchen.

Früher hatte er viel mehr geraucht, im Krieg gab es aber ständig Situationen, in denen an Rauchen nicht zu denken war. Zum Beispiel in der Dämmerung oder in der Nacht, damit die Russen ihn und seine Leute nicht orten konnten. »Mit einer glühenden Zigarette in der Hand wären wir alle ein leichtes Ziel. Dann sehen sie uns mit einer Drohne, zielen unmittelbar danach mit einer Granate auf uns, und das war's dann. Im Krieg darf man sich keine Fehler erlauben.« Er wurde immer dann ärgerlich, wenn andere unaufmerksam waren oder Schlampereien machten. Das hielt er nicht aus.

Privat hatte er nie viel Alkohol getrunken. Auch wenn sie ein oder zwei Wochen durchgängig im Gefecht waren, wurde kein Alkohol getrunken. Das wäre auch gar nicht gegangen, da sie sich ja ständig konzentrieren mussten. »Das ist wirklich wie Hochleistungssport.« Dann hatten sie aber zwei bis drei Tage Pause vom Kampf gehabt und waren hinter die Front gefahren. Manche hatten Alkohol in rauen Mengen gekauft. »Die jungen Soldaten haben so lange gesoffen, bis sie nicht mehr aufrecht stehen konnten«, sagte er zu mir. Die Älteren, so wie er, ermahnten dann die Jüngeren, nicht so viel zu trinken, sie würden sich ja in Lebensgefahr bringen. Die aber hätten nun mal so den ganzen Stress abgebaut, meinte er dann. Anders hätten sie den Krieg sonst nicht ausgehalten. »Ich kann Stress dagegen gut vertragen.«

Der Angriff

Ein paar Tage später besuchte ich Dmytro Melnyk erneut. Er wollte mir erst einmal weitere Fotos von seinen Verletzungen auf dem Handy zeigen. Als Erstes spielte er ein kurzes Video ab, das ein Kamerad von ihm aufgenommen hatte. Darauf sah man ihn auf einem Weg gehen. Dann gab es eine Detonation, einen Feuerball. Dmytro Melnyk wurde viele Meter in die Luft geschleudert und stürzte schließlich auf den Boden. In dem Video sah man, wie er einen Arm hochhielt. Dies war das übliche Zeichen dafür, dass die Kameraden sich ihm nicht nähern sollten. Er tastete, soweit es die Verletzungen zuließen, mit den Armen und Beinen den Boden um sich herum nach Minen ab. Man konnte deutlich erkennen, dass er neben kleineren Verletzungen eine große offene Wunde am Bauch aufwies und stark blutete. Irgendwann war er bewusstlos. Dann brach auch das Video ab.

Dmytro Melnyk hielt zunächst zitternd inne, erzählte dann aber mit fester, klarer Stimme weiter. Nach dem Kriegsbeginn im Februar 2022 hatte er sich gleich beim Militär gemeldet, denn er wusste, jetzt ging es ums Ganze, um die Ukraine, sein Land. Vorbereitet war er nicht auf das Leben als Soldat. Einen vorherigen Wehrdienst hatte er nicht absolviert.

Monatelang hörte er dann erst einmal nichts. Er war deswegen ziemlich verzweifelt. Seine Eltern unterstützten ihn, obwohl beide schon über siebzig sind, und auch sein kleiner Sohn – der bastelte ihm immer irgendwelche Waffen, damit er, Dmytro Melnyk, mit diesen auf die Russen schießen konnte. Dabei wollte er als Vater ja gerade deshalb Soldat werden, um seinem Kind später ein Leben in Frieden zu ermöglichen.

Weiter kam Dmytro Melnyk nicht, denn er wurde plötzlich von einem heftigen Heulkrampf durchgeschüttelt und konnte nur noch schluchzen. Doch abermals hatte er sich schon nach kurzer Zeit wieder gefasst. Er richtete sich im Bett auf und sagte wieder sein Mantra: »Das nehme ich alles mit Humor.«

Im September 2022 hatte er schließlich einen Anruf bekommen und erfahren, dass er binnen zwei Wochen eingezogen werden sollte. Endlich. »Meine Entscheidung, in den Krieg zu gehen, war von Anfang an richtig.« Es hätten eigentlich noch viel mehr Freiwillige kommen müssen. Er fragte Jeva und mich, wie es sein konnte, dass so viele Männer aus der Ukraine in Deutschland lebten und dadurch ihre Einberufung in der Heimat umgingen. »Sie sind Ukrainer. Wir brauchen sie als Soldaten. Warum schiebt ihr sie nicht in die Ukraine ab? Stattdessen finanziert ihr denen auch noch das Leben hier.« Dmytro Melnyk redete sich in Rage, wurde laut und impulsiv. Ich konnte und wollte das, was er sagte, nicht kommentieren.

Im Oktober 2022 wurde er schließlich eingezogen. Die ersten zwei, drei Monate absolvierte er eine Art Grundwehrdienst. Wie viele, die auf dem Land wohnen, war er Hobbyjäger und hatte regelmäßig Wild erlegt. Darum bildete man ihn nun zum Scharfschützen aus, und er kam damit gut zurecht. Am Ende landete er in einer neuen, flexibel einsetzbaren Einheit mit Minensuchern, Panzerfahrern und Leuten, die vor allem den Nachschub organisierten.

Am meisten zählte für ihn die Kameradschaft mit den anderen Soldaten. In seiner Einheit waren sie nur Männer. Zum ersten Mal verließ er sich derart stark auf ihm bis dahin fremde Menschen. Zugleich war ihm wichtig, dass auch die anderen Soldaten sich hundertprozentig auf ihn verlassen konnten.

Auch deswegen war er der festen Überzeugung, keinen Psychiater oder Psychologen zu brauchen. Was er brauchte, waren nur seine Kameraden. Nur sie hatten das Gleiche mitgemacht wie er. Wie sollte das ein Fremder verstehen können?

Während die Kameraden ihre Ängste und ihre schlimmen Erlebnisse mit Schnaps, Weinbrand oder einfach Bier betäubten, baute er seinen eigenen Stress eher dadurch ab, dass er ganz allein für sich die Waffen überprüfte und säuberte. Das waren immer wenige, kurze Momente, in denen er zur Ruhe kommen und seinen Gedanken nachhängen konnte. Für sie alle aber, so Dmytro Melnyk, stand immer fest: »Das Einzige, was zählt, ist, dass die Ukraine Russland besiegen wird, nichts anderes.«

Dmytro Melnyk wollte noch viel mehr von dem erzählen, was er alles im Krieg erlebt hatte. Zahllose Leute waren da gestorben, etliche Russen und noch mehr Ukrainer. Manche der Gefallenen hatte er gekannt, viele nicht. Noch immer hatte er ständig diese Bilder vor Augen – von Menschen, denen Arme und Beine fehlen, deren Gedärme aus dem Körper hängen oder deren Gehirne aus dem Kopf quellen. Selbst im Schlaf, ob am Tag oder in der Nacht, sah er immer wieder diese Bilder vor sich. Jedes Mal raste dann sein Puls, und er bekam heftige Schweißausbrüche. Seine Einheit verzeichnete hohe Verluste. Am schlimmsten war, dass sie monatelang keinen ausreichenden Nachschub mehr aus dem Westen bekamen. Es fehlte ihnen an Waffen und Munition.

Die Russen kundschafteten in der Regel mit Drohnen ihre Stellungen aus und griffen anschließend ganz gezielt mit der Artillerie an, also mit schweren Geschützen und Granaten. Oft hatte er sich in die selbst ausgegrabenen Schützengräben gekauert und die feindlichen Drohnen kommen hören, kurz darauf die Artillerie, und dann waren wieder etliche Kameraden um ihn herum tot.

Die Russen setzten aber auch richtig große Bomben ein, die alles in Schutt und Asche legten. »Einmal«, so Dmytro Melnyk, »habe ich gesehen, wie sie damit ein neunstöckiges Haus bombardiert haben. Immer wieder kommt mir dieses Bild vor Augen, wie die Menschen – Frauen, Männer, Kinder – aus den brennenden obersten Stockwerken gesprungen sind. Das ganze Haus ist dann einfach in sich zusammengestürzt. Noch während die gesprungen sind. Tag und Nacht kommen diese Bilder hoch.«

Er stockte, und seine Stimme wurde wieder ganz leise. Er, aber auch Jeva und ich hatten eine kleine Pause nötig, und ich holte uns etwas zu trinken.

Dissoziationen: Verwundungen an der Seele

»Diese Schreie, diese Gerüche, dieser Lärm, immer habe ich das alles vor mir«, fuhr er schließlich fort. Diesmal war keine Rede mehr von Humor und davon, dass er das alles schon schaffe. Er hatte jetzt ein spürbares Redebedürfnis, und es war das erste Mal, dass er sich mit diesen Dingen jemandem anvertraute.

Ich selbst befand mich aus therapeutischer Sicht in einem Dilemma. Konnte ich mit Dmytro Melnyk weiter über diese Situationen sprechen, auch wenn er aktuell psychisch so instabil war, oder sollte ich es lieber zunächst auf sich beruhen lassen? Doch selbst wenn ich das Gespräch hätte abbrechen wollen, ich hätte die Rechnung ohne den Wirt gemacht. Dmytro Melnyk beschwor mich auf seine Art regelrecht, dazubleiben und ihm weiter zuzuhören.

»Sie können das nicht verstehen, wenn ich Ihnen das nicht erzähle. Das ist jetzt ganz wichtig«, meinte er. Er wurde dann allerdings immer lauter, schneller, unbeherrschter, bis er irgendwann dissoziierte und völlig neben sich war.

Was macht man als Therapeut bei Dissoziationen?[2] Jedes Mal, wenn ich bei Patientinnen oder Patienten eine beginnende Dissoziation bemerke, sage ich: »Bitte schauen Sie mich an. Welche Farbe hat mein Schlips?« Wenn das nichts hilft, frage ich als Nächstes: »Hören Sie mich?« Wenn die Patienten nicht mehr auf mich zu reagieren scheinen, will ich sie zurück in die Gegenwart mit mir als Therapeuten holen und deshalb von ihnen wissen: »Wo sind Sie jetzt gerade? Wie heiße ich?« Ich lasse die Patienten aufstehen und sich bewegen, da Bewegung die Starre vertreiben kann.

Wenn er oder sie erstarrt, erkläre ich: »Das Trauma liegt lange zurück. Sie konnten sich damals nicht bewegen, jetzt bedroht Sie niemand, strecken Sie bitte die Arme aus.« Meine Stimme, die am Anfang noch sanft und leise ist, wird im Verlauf immer lauter und entschiedener. Je nach Patient oder Patientin kann es hilfreich sein, mit Berührungen oder starken Reizen, wie Kälte oder Geruch, zu arbeiten.

Bei Dmytro Melnyk hatte ich die Lage nach kurzer Zeit durch konsequente Ansprache an ihn wieder im Griff, das heißt, er reagierte auf mich und wusste um die Situation, in der wir uns befanden.

Er fragte mich, warum er immer so »wegtrat«, und ich erklärte ihm, wie wir Psychotherapeuten dies einordnen:[3] Bei diesem Phänomen handele es sich um Dissoziationen, also Reaktionen auf extreme Belastungen.[4] Gerade bei Traumafolgestörungen seien häufig das Gedächtnis und der Affekt nicht mehr aufeinander abgestimmt, sodass es zu einer Art »entfremdetem« Zustand komme. Manchmal gingen dem Trigger voraus, etwa bestimmte Gerüche oder Töne, die an die ursprüngliche Traumatisierung erinnerten. Auslöser könnten aber wie in seinem Fall auch eigene Gedanken sein.

Dmytro Melnyk selbst meinte daraufhin, dass er sich hinterher oft nicht mehr an dieses Hin- und Herspringen zwischen Vorstellung und Realität erinnern könne. Die Vorstellung war dann nämlich Realität. Aber allein dass er mir nun davon berichtete, war für ihn nach eigener Aussage hilfreich und eine Entlastung. Und mit dem, was ich ihm eben beschrieben hatte, hatte er eine Erklärung für das, was in solchen Momenten größter Anspannung und Wachsamkeit in ihm vorging und warum dann Angst, Puls und Blutdruck regelrecht explodierten.

Mit seinen Leuten, den Scharfschützen in seiner Einheit, hatte er nicht über solche Dinge reden können. Bei ihren Einsätzen waren sie immer sehr, sehr konzentriert gewesen. Die ganze Zeit über hatten sie Schutzwesten tragen müssen, sodass sich der ganze Körper schwer anfühlte. Es war schon eine Wohltat gewesen, wenn sie nach einem Einsatz die Schuhe ausziehen konnten.

Es kam vor, dass die Jungs neben ihm wie verrückt zu zittern begannen. Einige Kameraden mussten sie dann mitunter einsperren, bis sie wieder zu sich kamen. Nach besonders starken und lauten Explosionen waren manche der Soldaten einfach wie eingefroren, und das konnte endlos lange andauern. Dann froren noch zwei oder drei andere auf diese Weise ein. Die ganze Mannschaft war dadurch unheimlich belastet.

Dmytro Melnyk hatte oft eine solche absolute Erstarrung gesehen. Er nannte es »Stupor«. In dem Moment wusste der Betreffende nicht mehr, wer Freund war und wer Feind. Ab und zu genügte es dann, dem Kameraden die Hand zu halten oder ihn zu umarmen. Damit gab man ihm ja so etwas wie Sicherheit. »Es ist aber auch ganz oft vorgekommen, dass wir demjenigen mehrfach ins Gesicht schlagen mussten, bis er wieder zu sich gekommen ist«, erzählte er.

Die Explosionen schädigten außerdem ihr Gehör, und viele Soldaten wurden sogar taub. Am schlimmsten aber war, dass so viele von ihnen im Einsatz gestorben waren, ermordet von den Russen.

Als ich Dmytro Melnyk fragte, ob ihnen vielleicht Ärzte, Psychologen oder Sozialarbeiter hätten helfen können, lachte er kurz auf und erklärte: »Bei solchen akuten Verstörungen ist keine professionelle Hilfe notwendig. Nur die Kameraden sind da wichtig.«

Mich konnte er damit nicht wirklich überzeugen. Gleichzeitig wusste ich, dass eine leitliniengerechte Versorgung zwar anders aussah, sich in diesem Szenario aber so gut wie nicht realisieren ließ.

Es gibt letztlich keine Gewöhnung an den Krieg. Die psychischen Reaktionen der Soldaten hängen vor allem von der Intensität des

Einsatzes ab. Je intensiver und erschütternder die Kampfhandlungen werden, desto eher steigt das Risiko für eine Traumafolgestörung. Dies gilt generell, aber auch Dmytro Melnyk sagte zu mir: »Ziemlich viele dieser Soldaten sind dann aus unserer Einheit herausgenommen und in eine Klinik gebracht worden. Was aus denen geworden ist, weiß ich nicht.«

Er war inzwischen wieder kaum zu bremsen, redete in einem fort, und das ziemlich erregt. Dabei sah er mich die ganze Zeit über mit großen Augen an. Es war, als müsste er endlich alle diese Gedanken loswerden. Auch seine Mimik war jetzt wieder ganz lebhaft. Ich hatte das Gefühl, dass er gleich explodierte. Ich lenkte ihn ab, und wir sprachen noch über andere Dinge, ehe wir uns erneut vertagten.

Mit »Ärzte ohne Grenzen« zur Behandlung nach Deutschland

Nach dem Wochenende kamen Jeva und ich erneut zu Dmytro Melnyk. Ich lenkte ihn bei diesem dritten Treffen wieder zurück auf seine Krankengeschichte: Seine Kameraden hatten ihn schließlich aus dem Schlachtfeld gezogen und in ein Krankenhaus unmittelbar hinter der Front gefahren. Dort hatte man ihm nicht helfen können, denn sein Bauch war ganz offen gewesen, aber immerhin hatte sich das Blut stillen lassen. Man brachte ihn weiter ins nächste Krankenhaus, wo er dann ein paarmal operiert wurde. Schmerzmittel gab es kaum, dies war das Schlimmste. Er selbst hatte in jenen Tagen eigentlich schon mit dem Leben abgeschlossen. Mehrfach hatte er mit Gott gesprochen, Mama und Papa gedankt und eine kleine Rede an seinen Sohn gehalten, und zwar nicht bloß in Gedanken, sondern indem er alles extralaut vor sich hin gesagt hatte.

Irgendwann hieß es, dass er eine Entzündung im Bauchraum hatte. Die Därme waren wieder zurechtgeflickt worden, auch die Leber und die Milz, die beide eingerissen waren. Das Problem war dann jedoch die Infektion.

Mit einem Zug von »Ärzte ohne Grenzen« wurde er nach Lwiw verlegt. Die Hilfsorganisation hat zusammen mit ukrainischen Behörden zwei eigens ausgestattete Züge eingerichtet,[5] um Patienten von der Kriegsfront im Osten und Süden in Kliniken im Westen des Landes zu transportieren. So werden Krankenhäuser an Orten entlastet, an denen Platz für neue Patienten gebraucht wird. Es ist also das gleiche Prinzip wie bei dem Kleeblatt in Deutschland. Viele der Transportierten sind Kriegsverletzte wie Dmytro Melnyk.

In Lwiw war Dmytro Melnyk zwei Monate in Behandlung, ohne dass sich sein Zustand besserte. Der Bauch wurde immer wieder operiert, die Infektion aber ging nicht zurück, und so blieb die Lage kritisch. Schließlich beschloss man, den Patienten nach Deutschland auszufliegen. Den Flug selbst bekam Dmytro Melnyk dann kaum mit. Er hatte starke Schmerzen, hohes Fieber und halluzinierte die ganze Zeit.

Inzwischen ging es ihm schon viel besser. Allerdings wusste er überhaupt nicht, wie es weitergehen sollte. Seine Ärzte hatten ihm gesagt, dass dies alles noch Monate dauern werde. Das bereitete ihm große Sorgen.

Auf einmal wurde Dmytro Melnyk im Gespräch mit mir erneut immer lauter, ungeduldiger und aggressiver im Ton. Seine Stimme überschlug sich. Jeva und ich zuckten zusammen. Was war passiert? Eine Versorgungsassistentin hatte ihm einen Kaffee gebracht. Der aber war bloß lauwarm und nicht heiß, wie ihn Dmytro Melnyk eigentlich haben wollte. Er ärgerte sich maßlos und wollte sich kaum beruhigen. Hektisch begann er mir nun Fotos aus dem Krieg, von seinen Verletzungen, von seinen Eltern und seinem Sohn zu zeigen, blätterte in seiner kleinen Dokumentenmappe, reichte mir ein Schriftstück nach dem anderen. Und schimpfte zwischendurch immer wieder über den lauwarmen Kaffee. Ich merkte, dass er kurz davor war zu dissoziieren. Nach einer erneuten konsequenten Ansprache meinerseits war er aber gleich wieder da.

Seine Erwartung an uns Ärzte war ganz klar: Wir sollten ihn so schnell wie möglich wiederherstellen, damit er zurück an die Front konnte. Er wollte keine Psychotherapie, sondern nur, dass diese verdammte Infektion endlich verschwand, damit er wieder in der Lage war, zu seinen Kameraden zurückzukehren und diese zu unterstützen. Aus seiner Sicht konnten nur diese ihm wirklich helfen. Gleichzeitig sah ich in diesem Moment hinter all seinem Zorn auch seine große Verzweiflung und Hilflosigkeit. Und dies machte mich sehr betroffen.

Wie kann eine gute Versorgung in der Ukraine aussehen?

Wie kann man die Ukrainer unterstützen, eine adäquate Versorgung auch von psychischen Problemen und Erkrankungen zu etablieren? In einem Land, in dem es wenig Bewusstsein für psychische Störungen gibt und davon Betroffene nach wie vor Stigmatisierung erfahren. Wenn man bedenkt, was Krieg mit den Menschen macht, lässt sich erahnen, welchen Bedarf an therapeutischer Hilfe die Menschen in der Ukraine zukünftig haben werden. Neben Fachärzten werden Psychotherapeutinnen gebraucht, auch heute schon.

Ein Ansatz könnte psychologische Erste Hilfe für eine erste Stabilisierung sein.[6] Hier gibt es insbesondere das weltweit eingesetzte Programm »Mental Health First Aid« (MHFA), das auf Laien als Ersthelfer bei psychischen Krisen aufbaut. Im Grunde sollte jede und jeder einen solchen Kurs absolvieren, genauso wie einen Erste-Hilfe-Kurs. Auch bei uns.

In der Ukraine bildet »Ärzte ohne Grenzen« Personen als Laienhelfer aus, die Situation aber bleibt problematisch: Erstens ändert es nichts an der Tatsache, dass weiterhin Psychologinnen und Psychiater fehlen, an die im Falle ernsthafter Krisen verwiesen werden kann; zweitens existiert die schon erwähnte Stigmatisierung von allem, was mit psychischen Störungen zu tun hat, und drittens dauern die russischen Raketenangriffe an und traumatisieren immer weiter die Bevölkerung.[7]

Ich persönlich halte eine Differenzierung des militärischen und des zivilen Sektors bei allen psychischen Kriegsfolgen für sehr wichtig. Wenn Soldaten nur Vertrauen zu anderen Soldaten haben, weil diese Ähnliches erlebt haben wie sie selbst, sollte für diese Gruppe innerhalb des Militärs ein Hilfesystem für psychische Störungen etabliert werden. Genau das ist in einigen Staaten auch bereits geschehen.

Auch bei der Bundeswehr sind Präventions- und hoch spezialisierte Behandlungsangebote für die deutschen Soldaten inzwischen sehr gut etabliert, nachdem man weiß, dass eine umfassende Information über mögliche Traumatisierungen und Traumafolgestörungen die Resilienz von Soldaten stärken kann (Primärprävention).[8]

Unsere Aufgabe bei Dmytro Melnyk war neben der Behandlung des Bauches die Sekundärprävention, also dafür zu sorgen, dass sich seine schlechte psychische Verfassung nicht noch weiter verfestigte. Er hatte zweifellos eine PTBS, alle Anzeichen sprachen dafür: Er hatte tagsüber wie auch in der Nacht immer wieder ein Wiedererleben der vielen traumatischen Kriegsereignisse in Form von lebhaften aufdringlichen Erinnerungen, Rückblenden und Albträumen. Dabei war er von Angst oder Entsetzen überwältigt, und dies war dabei von Atemnot und Herzrasen begleitet. Er vermied auch die Gedanken und Erinnerungen an die kriegerischen Auseinandersetzungen, bagatellisierte sie mir gegenüber immer wieder. Und er empfand eine erhöhte aktuelle Bedrohung, was er allerdings nur durch seine Klagen über den lauwarmen Kaffee mir gegenüber zum Ausdruck brachte. Offener konnte er im Moment nicht sein.

Die PTBS war also bereits vorhanden, eine Psychotherapie aber unter den gegebenen Umständen schlicht nicht möglich. Wie geht man mit einer solchen Gemengelage um? Am wichtigsten ist es, die Situation ganz offen und transparent mit den Patientinnen und Patienten zu besprechen und ihnen das Gefühl von Unterstützung zu vermitteln. Vor allem sollte man ihnen darlegen, welche Möglichkeiten greifen können, wenn die Situation eine bessere ist.

Da Dmytro Melnyk nur vorübergehend in Deutschland sein würde, waren unsere Möglichkeiten, ihm zu helfen, am Klinikum sehr begrenzt. Eine Therapie würde zu lange dauern. Was zählte, war daher erst einmal die unmittelbare Situation, also das Hier und das

Jetzt im Krankenhaus. Zum Glück bekam unser medizinisches Team seine Infektion recht schnell in den Griff, und im Verlauf der nächsten vier Wochen ging es Dmytro Melnyk zusehends besser, sowohl körperlich als auch psychisch. Die Dolmetscherin Jeva organisierte für ihn mehrere Treffen mit den Ärztinnen und Ärzten der Station sowie unseren Sozialarbeiterinnen. Er sollte und musste genau wissen, wie der Stand der Dinge war und wie es weitergehen konnte. Die genauen Informationen gaben ihm dann tatsächlich auch merklich Orientierung und Stabilität. Neben der unmittelbaren medizinischen Versorgung war das für mich in dem Moment das wichtigste Ziel.

Im Übrigen sorgten wir dafür, dass sein Kaffee immer heiß war.

Kapitel 8

Die Geburt als Event. Wenn die Kontrolle völlig verloren geht

Caro Sonntag

Caro Sonntag befand sich in einem Ausnahmezustand. Das tote Baby lag inzwischen seit über 16 Stunden auf ihr, und sie hielt es weiter fest umklammert. Während sie ihm die ganze Zeit zärtlich zuredete, wollte sie mit niemandem sonst sprechen, auch nicht mit ihrem Mann Bernd. Sobald ihr jemand zu nahe kam und sie glaubte, man wolle ihr das Baby wegnehmen, fing sie panisch an zu schreien. Ihr Puls und ihr Blutdruck waren sehr hoch, sie schwitzte, hatte Angst, bekam kaum Luft.

Angesichts der Situation forderten die Kolleginnen und Kollegen der Frauenklinik bei uns in der Psychiatrie ein sogenanntes Konsil an, also eine Beratung durch eine andere Fachrichtung. Diese führte dann eine sehr erfahrene Oberärztin meiner Klinik, eine Psychiaterin und Psychotherapeutin, durch. Unmittelbar danach kam sie in mein Büro und berichtete mir, dass die Patientin neben erheblichen körperlichen Problemen vor allem psychisch extrem belastet war. Sie war in hohem Maße erregt und leugnete, dass ihr Kind tot war. Es würde doch bloß schlafen. Sie verkannte vollkommen die Situation, in der sie sich befand.

Die interdisziplinäre Fallkonferenz

Noch am selben Nachmittag führten wir kurzfristig eine Fallkonferenz durch, an der vonseiten der Frauenklinik die behandelnde Assistenzärztin und die Oberärztin, eine Hebamme sowie zwei Mitarbeiterinnen aus der Pflege teilnahmen, von unserer Seite meine Oberärztin und ich.

Zunächst schilderten die Assistenzärztin der Frauenklinik und die psychiatrische Oberärztin die medizinische Vorgeschichte, den Geburtsverlauf und den aktuellen Stand, mittlerweile 18 Stunden nach der Totgeburt. Körperlich war Caro Sonntag deutlich geschwächt, sie bekam Medikamente über eine Infusion in die Vene und auch in Tablettenform. Schon alleine wegen einer Infektion würde sie noch mehrere Tage in der Klinik bleiben müssen. Psychiatrisch litt sie offenkundig an einer sogenannten akuten Stressreaktion. Das ist keine eigentliche Traumafolgestörung, sondern eine nur Tage andauernde psychische Reaktion auf einen Stressor oder ein Trauma, die meist keiner spezifischen Behandlung bedarf.

Uns allen ging die ganze Situation sehr nahe. Die Oberärztin der Frauenklinik sprach schließlich aus, was jedem von uns durch den Kopf ging: »Das war wieder ein vermeidbarer Tod. Keine ausreichende Reaktion auf Probleme in der Schwangerschaft, die Ablehnung aller medizinischen Maßnahmen zur Geburt. Das ist fahrlässig.« Und die Hebamme ergänzte: »Werdende Mütter sind mit den falschen Tipps in den Ratgebern und in den sozialen Medien oft völlig überfordert. Frau Sonntag hatte alles vorher aufgeschrieben, aber in diesem Geburtsplan waren keine Zwischenfälle vorgesehen. So was funktioniert halt nicht. Besser wäre ein Plan gewesen, der sagt: Wenn das und das passiert, soll dies und jenes gemacht werden. Und ein bisschen Vertrauen in die helfenden Menschen drum herum wäre auch gut gewesen.«

Zum Glück kommt es nur äußerst selten vor, dass ein Kind bei der Geburt stirbt. Wenn es doch geschieht, nennen wir diese Kinder »Sternenkinder«. Ein Verhalten wie das von Caro Sonntag hatten wir hingegen alle noch nicht erlebt. Es war klar, dass die Situation so nicht bleiben konnte. Wir überlegten also gemeinsam, wie wir die Patientin Schritt für Schritt wieder erreichen konnten. Natürlich musste sie irgendwann das Baby an einen Bestatter abgeben und sich mit dem Verlust auseinandersetzen. Nur musste sie diese Tatsache letztlich selbst erkennen. Für uns war klar: Wir würden ihr das Kind auf keinen Fall gegen ihren Willen wegnehmen.

Die psychiatrische Oberärztin setzte sich an das Bett von Caro Sonntag und begann, ihr ganz ruhig die konkrete Situation zu beschreiben, dann die zurückliegenden Stunden unmittelbar vor und nach der Geburt. In diesem ersten Gespräch mit Caro Sonntag waren die Prinzipien der Ruhe und der Reorientierung besonders wichtig. Die Oberärztin, die natürlich als Psychiaterin auch Psychotherapeutin ist, sprach mit sanfter Stimme zu ihr und versuchte so Kontakt aufzubauen. Nach und nach zeigte Caro Sonntag Reaktion, indem sie den Blick hob und die Therapeutin gedankenverloren ansah.

Statt Fakten zu präsentieren, stellte diese Fragen: »Was, denken Sie, ist passiert?«, »Wie hat sich das entwickelt?«, »Wie geht es Ihnen damit?«. Durch diese behutsame Gesprächstechnik kam Caro Sonntag langsam ins Sprechen. Sie fing an, die Ereignisse zu reflektieren. Immer wieder wanderte ihr Blick dabei zu ihrem Baby. Sie schien hin- und hergerissen zu sein. Man merkte, dass ihr die Ereignisse nun zwar klar waren, dass sie deren Ausmaß jedoch nicht ertragen konnte und nicht wahrhaben wollte.

Caro Sonntag hielt ihr Baby weiterhin fest. Dann sagte sie auf einmal: »Er ist tot«, und brach in Tränen aus und schluchzte laut auf. Sanft legte ihr die Therapeutin eine Hand auf die Schulter. Schließlich wurde Caro Sonntag wieder still und versank im Blick auf ihr Baby.

Die Therapeutin entschied, dass es für den Moment genug war, und sagte der Patientin: »Ich sehe, wie schmerzhaft das für Sie ist. Es tut mir wahnsinnig leid. Ich bin hier für Sie und komme nachher wieder. Bitte melden Sie sich, wenn Sie etwas brauchen.« Damit verabschiedete sie sich fürs Erste und berichtete mir im Anschluss von ihren Eindrücken.

Ich schlug der Oberärztin dabei vor, Caro Sonntag und ihrem Mann gemeinsame Gespräche anzubieten. Es ist nicht unüblich, dass wir so etwas als Psychiater und Psychotherapeuten zu zweit machen. Und so lernte auch ich eine Stunde später Caro Sonntag sowie ihren Mann Bernd persönlich kennen. Die Patientin lag weiterhin im Bett, das tote Baby noch immer auf dem Bauch, und wir setzten uns zu dritt um sie herum, ihr Mann, die Psychotherapeutin und ich.

Sie war kaum in der Lage, Antworten auf unsere Fragen zu geben, zu sehr war sie wieder in ihren Gedanken gefangen. Daher wandte ich mich an ihren Mann und bat ihn, uns von ihnen beiden zu erzählen, vor allem natürlich von der Schwangerschaft und dem, was vor und nach der Geburt vorgefallen war.

»Wir haben jahrelang versucht, ein Kind zu bekommen«, erklärte Bernd Sonntag dann als Erstes. »Caro ist inzwischen 27 Jahre und arbeitet als Angestellte an der Rezeption in einem Autohaus. Ich habe ein Büro als Versicherungsmakler. Wir haben vor fünf Jahren geheiratet, da war Caro 22, und ich war 24 Jahre alt. Da wir beide aus Familien mit mehreren Kindern kommen, war für uns schnell klar, dass auch wir nicht bloß ein Kind wollten, sondern am liebsten mehrere.«

Er hielt kurz inne und fragte seine Frau, ob er weitererzählen solle, woraufhin sie kurz nickte. Mir fiel auf, wie aufmerksam sie den Ausführungen ihres Ehemannes folgte. Sie schien dadurch etwas von ihrem toten Baby abgelenkt zu sein. Das war sehr gut.

Ihr Mann fuhr also fort: »Da es dann aber mit der Schwangerschaft partout nicht klappen wollte, wurde Caro irgendwann von der behandelnden Frauenärztin in ein Kinderwunschzentrum überwiesen. Dort sind wir zunächst beide gründlich untersucht worden, körperlich, das Blut, die Genetik. In unseren beiden Familien gab es früher wohl keine Probleme beim Kinderkriegen.«

Neugierig fragten wir nach, was denn bei den Untersuchungen herausgekommen war und was die Leute vom Kinderwunschzentrum ihnen empfohlen hatten. »Die Untersuchungsergebnisse, die wir nach einigen Wochen bei einem zweiten Beratungstermin bekamen, waren jeweils unauffällig. Wir sollten es halt weiter versuchen und uns aber parallel überlegen, ob für uns auch eine künstliche Befruchtung infrage käme.«

Endlich schwanger!

Bernd Sonntag erzählte dann, dass just in der Zeit bis zum nächsten Termin im Kinderwunschzentrum der Schwangerschaftstest aus der Drogerie eines Tages plötzlich doch positiv war. »Wir waren beide völlig aus dem Häuschen, als dann auch der Test bei der Gynäkologin die Schwangerschaft bestätigte. Caro kam dann sofort mit Vornamen: Anton, wenn es ein Junge würde, Amelie bei einem Mädchen. Ich hatte da nicht viel zu melden, aber das war auch völlig in Ordnung so.«

In dem Moment warf Caro Sonntag plötzlich ein: »Ja, das stimmt. Wir wollten unbedingt Anton oder Amelie.« Die Oberärztin und ich warfen uns einen Blick zu: Das Eis schien gebrochen – Caro Sonntag reagierte zum ersten Mal adäquat auf Reize aus ihrer Umgebung. Somit bestand die Chance, weiter Kontakt zu ihr aufzubauen.

Ihr Mann übernahm wieder: »Caro hat sich dann umgehend mehrere Bücher über Schwangerschaft und Geburt gekauft und diese regelrecht verschlungen. Außerdem hat sie angefangen, ständig nach einschlägigen Informationen und Ratschlägen in den sozialen Medien zu suchen. Sie wollte ganz genau wissen, wie sie sich nun verhalten sollte.«

»Als ich in der 12. Schwangerschaftswoche war«, meldete sich wieder Caro Sonntag zu Wort, »haben wir dann gleich zu zwei Partys eingeladen, um die schöne Nachricht zu verkünden. Die eine war für unsere Eltern und Schwiegereltern, die andere für meine ganzen Freundinnen.«

Sie reagierte inzwischen wieder auf uns und war mit ihren Gedanken und Gefühlen bei unserem Gespräch, nicht mehr ausschließlich bei dem toten Baby auf ihrem Bauch.

»Alle haben sich mit mir und Bernd gefreut, dass es endlich geklappt hatte«, fuhr sie fort. »Ich hatte schließlich immer wieder von unserem Kinderwunsch erzählt.«

Für mich als Therapeuten war in dem Moment gar nicht so wichtig, was Caro Sonntag uns erzählte, sondern vielmehr zu sehen, dass sie unserem Gespräch folgen und sich einbringen konnte. Gleichzeitig hatte sie nach wie vor ihr totes Baby, Anton, auf dem Bauch liegen. Ich wollte ihr noch etwas Zeit geben und fragte deshalb wieder ihren Mann, wie es weiterging.

»Gleich am Montag darauf hat Caro auch in ihrer Firma von der Schwangerschaft erzählt. Ab da haben sich alle Gespräche, ob mit Freunden, Arbeitskollegen oder der Familie, nur noch um ein Thema gedreht: das Kind. Caro war so glücklich, schwanger zu sein, und ich war natürlich auch happy.«

Alles dreht sich nur noch um die Schwangerschaft

Er berichtete weiter, dass seine Frau nun alles in die Hand nahm. Nachdem sie schon ein Buch über Schwangerschaft und Erziehung nach dem anderen gelesen hatte, durchforstete sie nun unablässig und mitunter auch nachts das Internet nach Dokumentationen und Reportagen zu diesen Themen. Viele Empfehlungen, die sie las oder sah, waren widersprüchlich, was sie manchmal ganz konfus und unsicher machte. Jeder Blogeintrag in den sozialen Medien sagte etwas anderes. Was sollte sie denn nun glauben – und was nicht? Irgendwann sagte sie zu ihrem Mann, dass sie jetzt verstehe, warum manche Paare keine Kinder haben wollten. Man könne ja alles nur falsch machen.

Auf einmal klinkte sich Caro Sonntag wieder in das Gespräch ein, nachdem es kurzzeitig so gewirkt hatte, als würde sie erneut abdriften. »Ich habe seitenlange Listen gemacht, was alles zu beachten ist. Zum Beispiel wollte ich unbedingt eine ganz natürliche Geburt haben, möglichst zu Hause. Es sollte der beste Start ins Leben für mein Kind sein, ohne Eingriffe, ohne Stress, ohne fremde Personen.«

Ich war sehr erleichtert darüber, dass Caro Sonntag weiter aktiv an unserem Gespräch teilnahm. Inzwischen war ich überzeugt, dass wir einen guten Abschluss dieser Tragödie hinbekommen würden.

Bernd Sonntag schilderte dann, dass seine Frau zwar glücklich war, aber eben auch ganz aufgekratzt und empfindlich, weil sie auf keinen Fall etwas verkehrt machen wollte. Nach der langen Zeit des Wartens, Bangens und Hoffens musste bei der Schwangerschaft einfach alles passen.

Als sie im fünften Monat war, nahm sie die Einrichtung des Kinderzimmers in Angriff. Sie hatte zuvor schon wochenlang eine lange Einkaufsliste erstellt, Testergebnisse von Möbeln angeschaut, Farben ausgesucht und Preise verglichen. Mehrere Samstage waren sie dann in Möbel- und Einrichtungshäusern unterwegs. Alles sollte, musste optimal werden.

Caro Sonntag führte weiter aus: »Ich wusste auch, dass ich Schnuller für mein Kind ablehnte, dafür würde ich notfalls rund um die Uhr stillen. Nach dem, was ich gelesen hatte, war alles andere schädlich für die Bindung und die Entwicklung des Kindes. Ich habe sogar eigens kostenpflichtige Internetkurse dazu gebucht. Zu Bernd habe ich gesagt: Wenn ich nicht stillen kann, bin ich eine Versagerin.«

Ihr Mann warf ein: »Als ich dann meinte, dass es beim Stillen schon mal vorkommt, dass es eben nicht oder nicht ausreichend klappt, wollte sie nichts davon hören. Caro wurde überhaupt immer gestresster und war mir gegenüber ziemlich kurz angebunden. Alles hat sich bei ihr nur noch um die nahende Geburt gedreht. Daneben und neben ihrer Arbeit hat sie gar keine Zeit mehr für mich gehabt. Das habe ich nicht verstanden.«

Caro Sonntag hatte sich nun schon eine ganze Weile mehr oder weniger gut auf unser Gespräch konzentrieren können. Folglich war sie nicht mehr gänzlich in den Gedanken rund um den toten Anton auf ihrem Bauch gefangen. Ich hielt es für eine gute Idee, eine Pause einzulegen, damit sich bei ihr alles festigen konnte. Unser Ziel war es ja, sie so weit zu stabilisieren und ins Jetzt zu holen, dass sie sich von ihrem Anton verabschieden konnte. In Ruhe und in Würde.

Nach gut zwei Stunden kamen meine Oberärztin und ich wieder in das Krankenzimmer, so hatten wir es mit dem Ehepaar vereinbart. Caro Sonntag saß erstmals aufrecht in ihrem Krankenbett, hatte aber weiter den kleinen toten Anton auf der Bettdecke auf ihren Beinen liegen. Fürsorglich hatte sie ihn zugedeckt. Wieder warfen die Oberärztin und ich uns einen kurzen, erleichterten Blick zu. Wir wussten, dass wir mit unserem Vorgehen zum Ziel kommen würden.

Diesmal nahm Caro Sonntag von sich aus das Gespräch wieder auf und schilderte, wie es mit der Schwangerschaft weitergegangen war. »Bei einer Kontrolluntersuchung stellte die Frauenärztin im Ultraschall das Geschlecht unseres Kindes fest. Es war ein Junge. Wir haben dann Freunde, Bekannte und alle aus der Familie zu einer Gender-Reveal-Party eingeladen. Ich habe zusammen mit Bernd die ganze Wohnung und besonders das Kinderzimmer mit Luftballons, Luftschlangen und vielem anderen mehr geschmückt. Das hat uns beide auch wieder näher zusammengebracht. Als ich dann den Umschlag geöffnet und den Namen ›Anton‹ vorgelesen habe, war ich einfach nur glücklich, dass alle gratulierten und sich mit mir und uns freuten. Anschließend gab es noch eine große hellblau-weiße Babytorte für die Gäste.«

Hinweise der Frauenärztin

Ich fragte Caro Sonntag nach dem Kontakt zu ihrer Frauenärztin. »Die wollte beim nächsten Termin wissen, wie ich mir die Geburt vorstellte«, antwortete sie. »Ich habe ihr gesagt, dass es eine ganz natürliche Geburt werden soll, keine Medikamente, keine Eingriffe, keine Menschen, die mir irgendetwas sagen. Und dass ich selbst am besten weiß, was für mich und mein Baby gut ist.«

Bernd Sonntag, der bei jenem Gespräch mit der Frauenärztin dabei gewesen war, ergänzte: »Die Ärztin hat es dann noch mal andersherum versucht und Caro gefragt, wo sie das Kind denn auf die Welt bringen will.«

Caro Sonntag nahm gleich den Faden auf: »Ich habe ihr gesagt, am liebsten zu Hause, aber wahrscheinlich gehe ich doch in eine Klinik. Das ist vielleicht hygienischer. Was Medikamente angeht, bin ich generell dagegen. Darüber habe ich richtig viel gelesen. Früher haben die Frauen ihre Babys schließlich auch ohne Medikamente auf die Welt gebracht. Das ist viel natürlicher und besser für das Kind.«

Dann beschrieb sie, wie empört sie war, als die Frauenärztin darauf hinwies, dass die Mütter- und Säuglingssterblichkeit früher hoch war und dass es doch wichtig sei, die Vorsorgeuntersuchungen zu machen und die notwendigen Behandlungen von Mutter und Kind zuzulassen. Sie, Caro Sonntag, habe dann völlig dichtgemacht und gesagt: »Ich weiß selbst am besten, welche Kraft in mir steckt und was ich brauche.« Damit sei das Gespräch beendet gewesen.

Ihr Mann beschrieb dann erstaunlich offen, dass sich bei seiner Frau ab da alles nur noch um ihre selbstbestimmte Geburt drehte. Etwas anderes kam für sie nicht infrage. Sie fand in der Nachbarstadt eine Hebamme, die ihr in einem Forum in den sozialen Medien empfohlen worden war und die Geburten in einer ganz kleinen Klinik durchführte. Bei ihr konnte Caro Sonntag nun auch die Vorsorgeuntersuchungen vornehmen lassen, sodass sie nur noch für die Ultraschalluntersuchungen zu der in ihren Augen unsensiblen Ärztin gehen musste. Bernd Sonntag war sich dagegen nicht so sicher, ob das alles ein guter Plan war. In diese Klinik würden sie mit dem Auto fast 45 Minuten brauchen, während das Kreiskrankenhaus nur 10 Minuten entfernt war. Aber wieder wollte seine Frau von solchen Bedenken nichts wissen.

»Ich war da wirklich betroffen«, meinte er nun zu uns. »Irgendwie habe ich gewusst, dass Caro da einen falschen Weg einschlägt. Aber ich habe nicht richtig reagiert.«

Ich beruhigte ihn: »Das kann man so nicht sagen. Ich sehe es eher so, dass Ihre Frau sich in diese Idee der natürlichen Geburt verrannt hat.«

Caro Sonntag reagierte sofort: »Das ist nicht wahr. Ich habe wirklich alle Bücher und Blogs dazu gelesen und kann mir da schon einen Reim drauf machen, wie die Industrie der Frauenärzte und Hebammen mit den Müttern umgeht. Die meisten wollen doch nur Geld auf Kosten der Frauen verdienen. Was aus der Frau und ihrem Baby wird, zählt für die doch nicht. Ich habe mich auf mich selbst verlassen.«

Ich musste schon etwas schlucken, denn das hörte sich doch sehr nach Verschwörungstheorien an, wie wir sie aus Coronazeiten kennen. Und ich ertappte mich bei dem Gedanken: Hätte sie das doch bloß nicht so gemacht.

Der »Geburtsplan«

Caro Sonntag sagte uns: »Auf einer langen Liste habe ich für meine Hebamme festgehalten, was sie bei der Geburt zu beachten oder zu unterlassen hatte. Alles sollte möglichst natürlich ablaufen. Deshalb wollte ich keinen Venenzugang für eventuelle Medikamente, keinen Dammschnitt und keine PDA, niemanden im Kreißsaal, den ich nicht vorher kennengelernt hatte. Auch ein Kaiserschnitt kam definitiv nicht infrage. Auf der Liste waren noch viele weitere Punkte, etwa gedimmtes Licht und die eigene Playlist.«

Sie war wach, konzentriert. Sollten wir sie schon auf ihr totes Baby ansprechen? Doch ich beschloss, noch ein wenig zu warten und nichts zu überstürzen.

Bernd Sonntag ergänzte nun das, was seine Frau gerade gesagt hatte: »Auch für mich erstellte Caro eine Liste, auf der stand, was ich zu tun hatte. Vor allem sollte ich mit dem Handy die ganze Geburt filmen. Außerdem durfte ich auf keinen Fall während der Geburt zustimmen, dass von ihrem Plan abgewichen wird.«

Wie die beiden uns weiter berichteten, hatte Caro Sonntag vier Wochen vor dem errechneten Entbindungstermin das erste Mal

Wehen. Ihre Kliniktasche mit dem ausgedruckten Geburtsplan stand da längst im Flur bereit. Ihr Mann fuhr sie umgehend in die Klinik. Als sie dort ankamen, waren die Wehen allerdings wieder weg, und so kehrten sie unverrichteter Dinge nach Hause zurück. An diesem Tag erfolgte jedenfalls keine medizinische Untersuchung und auch kein Gespräch in der Klinik. Ihre Hebamme war im Urlaub, und der nächste Termin mit ihr sollte erst wieder knapp zwei Wochen darauf sein. Caro Sonntag fand es nicht nötig, noch einmal zur Frauenärztin zu gehen, und konzentrierte sich stattdessen darauf, ihre Übungen zu machen und sich ansonsten zu schonen.

Zehn Tage später hatte sie erneut Wehen, diesmal viel stärkere. Sie wollte trotzdem noch ein wenig abwarten, ehe sie in die Klinik fuhr. Schließlich waren sie das letzte Mal viel zu früh aufgebrochen, und der errechnete Geburtstermin war noch eine Weile entfernt. Nachdem dann aber auch die Fruchtblase geplatzt war, rief sie ihren Mann an. Er kam sofort aus dem Büro nach Hause geeilt und fuhr sie in die Klinik. Trotz eines kleinen Staus waren sie in einer guten Stunde da. Die Hebamme war auch schon vor Ort. Caro Sonntag konnte nicht mehr aus dem Wagen aussteigen, die Schmerzen der inzwischen schnell und heftig wiederkehrenden Wehen überwältigten sie. Auf einer Liege wurde sie in den Kreißsaal gefahren.

Laut dem »Geburtsplan« durfte die Hebamme nicht die Herztöne des Kindes aufnehmen. Auch das war schließlich nicht »natürlich«. Die Hebamme wurde auf einmal jedoch merklich unruhig. Irgendetwas schien nicht zu stimmen. Jedenfalls nahm sie jetzt doch die Herztöne des Kindes auf. Caro Sonntag hörte dann, wie die Hebamme dem hinzugerufenen Frauenarzt zuflüsterte, das Herz würde immer wieder aussetzen. In dem Moment stieg Panik in ihr auf. Was war mit ihrem Baby?

Plötzlich waren die Herztöne nicht mehr nachweisbar. Und kurz darauf entband Caro Sonntag einen kleinen Jungen, der nicht mehr am Leben war. Als die Hebamme ihr das Kind auf den Bauch legte und ihr erklärte, dass der kleine Anton nicht mehr lebte, drückte Caro Sonntag ihren Sohn fest an sich und ließ ihn nicht mehr los.

Sie nahm alles nur noch wie durch einen Nebel wahr. Die Zeit schien stillzustehen.

Da man sie in dem kleinen Krankenhaus nicht ausreichend medizinisch versorgen konnte, entschied der Frauenarzt, Caro Sonntag notfallmäßig in die Uniklinik zu verlegen. Sie selbst war inzwischen viel zu schwach, um sich zu wehren. Wie im Schock stand ihr Mann teilnahmslos daneben. Mit dem Baby auf dem Bauch wurde Caro Sonntag dann mit einem Notarzt und Blaulicht in die Uniklinik gefahren.

Wie sich später herausstellen sollte, war die Ursache für die frühe Totgeburt eine sogenannte intrahepatische Schwangerschaftscholestase, ein Anstieg der mütterlichen Gallensäurekonzentration infolge einer Lebererkrankung. Sie kann unter anderem durch eine Vireninfektion ausgelöst werden. Frühe Krankheitszeichen sind Jucken an den Handflächen und den Fußsohlen, später am gesamten Körper. Diese Symptome waren bei Caro Sonntag aufgetreten, besonders in den Nächten. Sie kannte allerdings trockene Haut und hatte dem Jucken deshalb nicht allzu viel Bedeutung beigemessen und es schon gar nicht mit der bevorstehenden Geburt in Verbindung gebracht.

Diese Erkrankung hätte man nach Auftreten der ersten Beschwerden durch eine frühzeitige und sehr einfache Untersuchung der Leberwerte und der Gallensäuren im mütterlichen Blut schnell feststellen können. Möglicherweise hätte man so Antons Leben retten können, zumal man Kinder unter diesen Umständen schon ab der 34. Schwangerschaftswoche holt. Eine solche Komplikation in der Schwangerschaft ist sehr selten, vielleicht hatte Caro Sonntag auch deshalb nichts in ihren Foren dazu gelesen. Wichtig ist, dass diese Erkrankung für die Schwangere selbst in der Regel nicht gefährlich ist.

Meine Oberärztin und ich hatten ganz gespannt Caro und Bernd Sonntag zugehört, die uns das alles abwechselnd berichteten. Caro Sonntag wirkte auf uns wach, konzentriert und schien immer mehr zu begreifen, was passiert war. Im Verlauf des Gesprächs hatte sie durch ihr eigenes Erzählen eine neue Perspektive auf das einnehmen können, was geschehen war – und auf die Situation, in der sie sich nun befand.

Ehe ich mich wegen eines anderen Termins verabschieden musste, besprachen wir noch kurz das weitere Vorgehen. Die Oberärztin blieb dann bei den beiden.

Das Abschiednehmen

Gemeinsam mit ihr und einer dazugerufenen Hebamme begannen Caro Sonntag und ihr Mann Bernd am späten Nachmittag eine kleine Kiste mit Andenken an Anton zu packen – eine Haarlocke, ein Fußabdruck, lauter Dinge, die sie zum Abschiednehmen brauchten. Dabei wurden immer wieder der Tod des Kindes und die konkrete Situation thematisiert. Caro Sonntag lag währenddessen weiterhin mit Anton im Krankenhausbett und konnte sagen, was sie unbedingt in der Tasche haben wollte.

Die Kolleginnen fragten die Patientin dann, ob sie ihr helfen könnten, das Kind für die Bestattung zu waschen und ihm die mitgebrachten neuen Babykleider anzuziehen. Sie war nun bereit, das Kind buchstäblich loszulassen und in die Hände eines anderen Menschen zu geben. Für alle beteiligten Frauen und den Ehemann war dies ein sehr emotionaler Moment.

Bernd Sonntag war bei der Geburt des toten Kindes dabei gewesen und danach die ganze Zeit über in der Klinik geblieben. Der Verlust seines Sohnes hatte auch ihn schwer getroffen, und auch wenn wir ihn in unserem Vierergespräch am Krankenbett als kontrolliert und bedacht erlebt hatten, war er doch in großer Sorge um seine Frau und von der ganzen Situation völlig überfordert. Wir überlegten, ob und wie er dennoch eine Unterstützung für seine Frau sein konnte, und bezogen ihn letztlich eng in alle unsere Schritte ein. Wir gaben ihm außerdem den Raum, auch seine eigene Trauer zu thematisieren.

In den folgenden Tagen sollte er sich dann als große Stütze für seine Frau erweisen, vor allem auch in emotionaler Hinsicht. So sorgte er dafür, dass sie ganz ihre Ruhe hatte und wieder zu Kräften kommen konnte, zumal sie sehr deutlich gemacht hatte, dass sie keinerlei Besuch haben wollte, weder von der Familie noch von ihren Freundinnen. Sie schämte sich dafür, dass sie ein totes Kind geboren hatte.

Zurück im normalen Leben

Nach einer guten Woche wurde Caro Sonntag aus der Frauenklinik entlassen. Bis dahin waren die psychiatrische Oberärztin und ich einige Male bei ihr und ihrem Mann. Es waren intensive Gespräche, in denen Caro Sonntag langsam, aber nachhaltig wieder in der Wirklichkeit ankam. Diese Treffen gingen uns allen sehr nahe. Ich bin selbst mehrfacher Vater und Großvater und weiß um die Probleme von Schwangerschaften und Geburten. Nach den Gesprächen mit dem Ehepaar Sonntag musste ich immer wieder an meine eigenen Kinder und Enkel denken.

Bei unserem letzten Treffen ging es darum, was wir aus unserer Therapeutensicht dem Ehepaar Sonntag für seinen weiteren Weg mitgeben könnten. Eine anschließende Psychotherapie von Caro Sonntag erschien mir dabei besonders wichtig. Daneben gaben wir den beiden aber auch ziemlich konkrete Ratschläge, etwa dazu, wie sie mit der Möglichkeit umgehen konnten, dass Freunde und Bekannte nach dem Baby fragten.

Als ich ein paar Tage darauf während einer Visite aus dem Fenster schaute, sah ich zufällig, wie Caro Sonntag und ihr Mann mit einer Reisetasche über den Parkplatz zu ihrem Auto gingen. Sie hielten sich an den Händen. Ihr Anblick freute und rührte mich sehr.

Die beiden nahmen dann ein Jahr lang regelmäßig Termine bei einer Psychotherapeutin wahr. Für sie war es ein überaus schwieriger und langwieriger Prozess des Abschiednehmens und der Neuorientierung.

Gut zwei Jahre später fragte mich eine Frauenärztin aus unserem Haus bei einem Mittagessen in der Kantine der Uniklinik, ob ich mich noch an Caro Sonntag erinnerte. Und ob ich das tat. Ich hatte oft an sie und ihren Mann gedacht, auch an den toten Anton. Dann erzählte die Kollegin, dass Caro Sonntag in der Nacht zuvor ein gesundes Mädchen entbunden hatte, Amelie. Als sie meinen erstaunten Blick sah, erklärte sie: »Wir haben sie nach der Geburt des toten Sohnes in eine Gruppe von Eltern mit Sternenkindern hier in der Klinik eingeladen. Das machen wir vor allem dann, wenn wir wissen, dass der Kinderwunsch weiterhin besteht. Voraussetzung ist außerdem, dass wir medizinisch davon ausgehen können, dass eine erneute Schwangerschaft möglich ist. Wir laden zunächst ein, und dann wird dies eine Selbsthilfegruppe, das heißt, sie wird von den Teilnehmenden allein organisiert und geleitet.«

Ich wusste natürlich von dieser Gruppe. Sie gibt Raum für die Trauer, das Begreifen und den Neuanfang, hilft den Teilnehmenden aber auch dabei, sich mit gesellschaftlichen Erwartungen und Vorstellungen auseinanderzusetzen. Auch über ihre Unsicherheiten können sie sich mit anderen Betroffenen, den Hebammen und den Frauenärztinnen austauschen. Und wie mir die Kollegin nun berichtete, hatte offenbar auch Caro Sonntag so ihren eigenen Weg finden können.

Kapitel 9

Die rote Perücke. Kognitive Umstrukturierung

Andreas Sauer

Traumafolgestörungen haben in der Regel gravierende Auswirkungen auf die Beziehungen, die Freundschaften und das familiäre Umfeld der Betroffenen. Den Traumatisierten kommt häufig jedes Gefühl von Geborgenheit und Vertrauen abhanden. In der Gesellschaft wie in der Medizin wird allerdings nach wie vor unterschätzt und zu wenig berücksichtigt, welch enorme Belastung Erkrankungen, erst recht lebensbedrohliche, auch für die Angehörigen darstellen können. Die moderne Medizin hat mit den Patienten meist genug zu tun. Angehörige, heißt es da oft, verkomplizieren und verzögern alles nur, verstehen zu wenig und haben rechtlich gesehen normalerweise sowieso nicht viel zu melden.

Doch noch etwas anderes wird vielfach unterschätzt: der positive Einfluss, den Angehörige auf den Behandlungsverlauf und die Moral von Patienten haben können. Seine Wirkung habe ich am Beispiel von Andreas Sauer sehr eindrücklich erlebt.

Angemeldet hatte sich Andreas Sauer als Ehemann einer Patientin mit akuter myeloischer Leukämie (AML), also Blutkrebs, die in unserer Uniklinik behandelt wurde. Sie erhielt hier seit einigen Wochen eine Chemotherapie, die sie nicht gut vertrug. Als er zu dem vereinbarten Termin kam, legte er gleich nach der Begrüßung Wert auf die Feststellung, dass er nur eine Beratung wolle und keine Therapie.

Andreas Sauer war um die sechzig, stark übergewichtig und von Beruf Elektriker. Wie er mir dann am Anfang unseres Gesprächs erklärte, war seine Frau Britta fünf Jahre älter als er und befand sich seit einigen Wochen in der Klinik für Hämato-Onkologie in stationärer Behandlung. Seit der Aufnahme besuchte er sie jeden Tag, aber inzwischen hatte er ein zunehmend schlechtes Gefühl, was den weiteren Verlauf ihrer Erkrankung anging. Ich bat ihn, dies näher auszuführen.

»Nun, vor gut zwei Monaten hat alles angefangen«, sagte er daraufhin und begann dann ausführlich zu erzählen.

Ihm zufolge war seine Frau oft müde, kaum noch in irgendeiner Form leistungsfähig und immer blass gewesen. Außerdem holte sie sich einen Infekt nach dem anderen. Irgendwann kamen kleine Einblutungen in ihrer Haut hinzu, Nasenbluten, Bauchschmerzen und Appetitlosigkeit. Schließlich ging seine Frau zum Hausarzt, der sie untersuchte und Blut abnahm. Bei einem Folgetermin teilte er ihr dann mit, dass da eine auffällige Veränderung im Blutbild sei. Dahinter könne sich eine schwerere Krankheit verbergen. Man müsse jetzt schnell eine Spezialdiagnostik machen, die allerdings sehr teuer und aufwendig sei. Er werde sie an die benachbarte Uniklinik überweisen und einen Termin vermitteln.

Die Vermutung, dass es etwas Ernstes sein könnte, und die Aussicht auf die bevorstehenden Untersuchungen in der Klinik wühlten Frau Sauer verständlicherweise sehr auf. Sie erzählte zwar ihrem Mann, was der Arzt ihr gesagt hatte, bat ihn aber unmissverständlich, mit niemandem sonst darüber zu reden, auch nicht mit den beiden erwachsenen Kindern. Andreas Sauer musste es ihr sogar versprechen, was ihn große Überwindung kostete.

Er selbst hatte da schon das Gefühl, dass eine Welt zusammenbrach. Der Gedanke, dass eine womöglich schlimme Diagnose auf sie wartete, warf ihn so aus der Bahn, dass er sich erst mal krankmelden musste. Eigentlich war er nicht der Typ, der sich krankmeldete, das letzte Mal war es fünf Jahre zuvor wegen einer schweren

Lungenentzündung gewesen. Nun schien er überhaupt keine Kraft mehr zu haben. Dabei musste er doch gerade jetzt für seine Frau stark sein! Er wollte und konnte sie nicht mehr allein lassen. Der Hausarzt hatte als Termin zur stationären Aufnahme in der Klinik den folgenden Montag ausgemacht, denn alles musste sehr schnell gehen. Das verbleibende Wochenende war quälend. Andreas Sauer hatte nur noch Schreckensszenarien im Kopf, die ihn auch nachts in seinen Träumen heimsuchten.

Als er seinc Frau Britta dann an jenem Montagmorgen in die Uniklinik fuhr, mussten sie dort am Schalter für die stationäre Aufnahme erst einmal eine ganze Weile warten, weil die Unterlagen nicht aufzufinden waren. Neben dem Ärger über die Warterei spürte Andreas Sauer langsam Verzweiflung in sich aufsteigen. Irgendwann kam ein Oberarzt vorbei und fragte nach Frau Sauer. Er hatte alle Unterlagen bei sich und führte das Ehepaar in sein Büro.

Dort erklärte er ihnen, was nun passieren sollte. Zunächst einmal wollte er die Patientin genau befragen, wann welche Krankheitszeichen zum ersten Mal und dann im weiteren Verlauf aufgetreten waren. Anschließend würde er eine körperliche Untersuchung vornehmen und Blut abnehmen. Später würde man unter örtlicher Betäubung Knochenmark im Beckenkamm entnehmen, um es molekulargenetisch und immunologisch zu untersuchen. Je nach Befund sollte dann eine Reihe von weiteren Untersuchungen folgen mit dem Ziel, die Diagnose AML auszuschließen oder festzustellen. Dies sei eine Krebserkrankung der Blutzellen, die schnell behandelt werden müsste. Falls sich der Verdacht auf AML bestätigen sollte, galt es, den genauen Subtyp herauszufinden, denn je nachdem wäre die folgende Therapie sehr verschieden.

All diese Erklärungen des Arztes rauschten in dem Moment an Andreas Sauer vorbei, ohne dass er sie wirklich begreifen konnte. Er blickte aus dem Fenster und sah ein Kind auf dem gegenüberliegenden Spielplatz schaukeln. Wie einfach die Welt doch sein kann, schoss es ihm durch den Kopf. Ein Detail aus dem Gespräch aber blieb doch hängen, ja es brannte sich förmlich ein: Laut dem Oberarzt schritt die Krankheit sehr schnell und mit ungewissem Ausgang fort, seine Frau konnte sie überleben, aber auch daran sterben. Dies galt für alle Subtypen. Diese Botschaft versetzte Andreas Sauer am meisten in Angst. Bis vor wenigen Wochen war seine Frau doch noch ganz gesund gewesen! Was um Himmels willen passierte da gerade?

Nachdem der Arzt mit seinen Ausführungen fertig war, sagte Britta Sauer ganz unvermittelt, sie habe mit ihrem Leben abgeschlossen. Als der Arzt wissen wollte, warum, antwortete sie: »Die Chancen, gesund zu werden, sind für mich nicht hoch genug. Das sagt mir mein Bauchgefühl.«

Der Arzt gab dann offen zu, dass er zur Prognose im Moment noch nichts sagen konnte. Aufgrund der vom Hausarzt erhobenen Blutwerte und seiner eigenen ersten Analysen ging er aber davon aus, dass sie eine AML hatte. Schließlich fasste er für sie noch einmal die wichtigsten Informationen über die Krankheit zusammen.

AML ist eine Krebserkrankung der Blutzellen. Der Blutkrebs schädigt letztlich das Knochenmark, was dann zu Infektanfälligkeit, Gerinnungsstörungen und Blutarmut führt – genau das waren ja die Symptome von Britta Sauer. Ohne Behandlung verläuft eine AML tödlich. Mit den Mitteln der modernen Medizin lässt sich allerdings der Krankheitsverlauf häufig abmildern und verzögern, und in vielen Fällen können die Betroffenen sogar ganz geheilt werden. Für einen Teil der Patienten ist die Chemotherapie für eine Heilung ausreichend. Etwa zwei Drittel sind allerdings auf die Stammzelltransplantation mit Stammzellen eines fremden Spenders angewiesen. Damit die Therapie erfolgreich ist, müssen diese schweren Eingriffe mit vielfältigen, schwersten Nebenwirkungen vertragen werden, was aber nicht immer der Fall ist.

Was es mit der Stammzelltransplantation auf sich hatte, wollte der Oberarzt zu einem späteren Zeitpunkt genauer erklären. Im Moment, so meinte er abschließend, könne er nur sagen, dass mit allem zu rechnen sei: Britta Sauer könne entweder innerhalb von wenigen Wochen oder Monaten sterben oder eben auch geheilt werden. Das Ziel der Therapie sei aber selbstverständlich die Heilung.

»Ich finde den Oberarzt sehr nett«, meinte Frau Sauer im Anschluss an das Gespräch zu ihrem Mann. »Er hat eine Engelsgeduld mit uns. Und er ist sehr erfahren und zugewandt. Aber ich weiß, dass ich bald sterben werde.«

Andreas Sauer war völlig fassungslos, dass seine Frau offenbar schon mit dem Leben abgeschlossen hatte. Er konnte damit ebenso wenig umgehen wie damit, dass ihn die Ausführungen des Arztes überfordert und im Grunde in Panik versetzt hatten.

Als er mir davon berichtete, sah man ihm seine Erschütterung deutlich an: Er rutschte auf seinem Stuhl hin und her, knetete ständig seine Finger, sprach nur ganz leise und ohne Betonung, wirkte wie neben sich.

Laut Andreas Sauer trafen sie sich einige Tage nach dem ersten Gespräch erneut mit dem Oberarzt der Hämato-Onkologie. Britta Sauer hatte in der Zwischenzeit zahlreiche Untersuchungen hinter sich gebracht und wirkte weiter sehr geschwächt. Er kam täglich zu Besuch und erzählte ihr von den Kindern, den zwei Enkeln und davon, was zu Hause eben so los war. Die beiden Kinder lebten mit ihren Familien in der Nachbarschaft.

Inzwischen war seine Frau doch damit einverstanden, dass er mit ihnen über die Erkrankung sprach. Ansonsten aber war sie so schweigsam geworden, dass er überhaupt nicht wusste, was in ihr vorging.

»Ich habe erst nicht verstanden, warum sie auf einmal so wortkarg und still war, bis eine Ärztin mir erklärt hat, dass das mit der Krankheit und mit ihrem schwachen Zustand zusammenhing«, meinte Andreas Sauer zu mir.

Er wusste einfach nicht, wie er sich verhalten sollte. Er wollte sich nicht mehr krankschreiben lassen. Zwar fühlte er sich hilflos und durcheinander, aber nicht krank. Seine Arbeitskollegen, denen er von der Erkrankung seiner Frau erzählte, zeigten viel Verständnis für ihn. Er musste keine anstrengenden Schichten übernehmen, und wenn er mal eine Pause brauchte, sprang jemand für ihn ein.

Außerdem stellte er fest, dass die Arbeit ihn ablenkte und ihm ein Gefühl von Stabilität gab.

Bei dem zweiten Gespräch mit dem Oberarzt der Hämato-Onkologie bestätigte dieser die Diagnose AML. Alle Untersuchungen hatten dies zweifelsfrei ergeben. Auch die Typisierung, die notwendig war, um einen Stammzellspender zu finden, war erfolgt. Nun ging es darum, die weitere Behandlung zu planen.

Der Arzt schlug vor, zunächst eine Chemotherapie durchzuführen. Da Frau Sauer in einem noch befriedigenden Allgemeinzustand war, sollte anschließend eine Stammzelltherapie folgen. Letztere ist sehr aufwendig, denn die Patienten müssen dazu einige Zeit vollständig isoliert, sprich von allen Keimen abgeschottet werden. Nach der Übertragung der Stammzellen eines fremden Spenders müssen diese »angehen« und die Blutzellen, die durch die Krebserkrankung massiv vermindert sind, nach und nach wieder aufbauen. Das neue Immunsystem kann so die bösartigen Zellen erkennen und sehr effektiv abtöten. Nur wenn dieser Prozess erfolgreich verläuft, lässt sich eine Heilung erzielen.

Wieder hatte Andreas Sauer das Gefühl, dass alle diese Informationen nur so an ihm vorbeirauschten. Ihm ging das alles einfach zu nahe. Er berichtete mir von seinem Gefühl, dass alle an ihm zerrten und er sich nur hilflos vorkam. Seine Frau schien sich gegenüber der Krankheit und der Umwelt mehr oder weniger abzuschotten. Auch zu ihm war sie immer distanzierter, und er kam bei seinen täglichen Besuchen kaum noch an sie heran. Wie aber sollte er ihr da beistehen oder helfen?

Zum Zeitpunkt dieses ersten Gesprächs zwischen Andreas Sauer und mir hatte seine Frau die ersten Zyklen der Chemotherapie hinter sich, allerdings mit erheblichen Nebenwirkungen, sodass sie durchgängig im Krankenhaus bleiben musste. Ich spürte, dass er sich ohnmächtig und niedergeschlagen fühlte, während seine Gedanken nur noch um die Gesundheit und das Verhältnis zu seiner Frau kreisten. Auch an seiner Mimik und Gestik war das deutlich abzulesen. Wir beendeten unser Treffen, verabredeten uns aber kurzfristig für ein weiteres.

Eine Woche später kam Andreas Sauer wieder in mein Büro und berichtete mir genauer von der Chemotherapie. Seine Frau vertrug die Infusionen gar nicht und hatte mit einer Nebenwirkung nach der anderen zu kämpfen. Ursprünglich war geplant, dass sie nach Hause entlassen und ambulant mit den Infusionen weiterbehandelt werden sollte, aber daran war unter diesen Umständen nicht zu denken. Folglich war sie viele Wochen auf Station, wo sie alle paar Tage eine Infusion bekam. Davon war sie manchmal ganz aufgedreht, meist aber niedergeschlagen und dösig. Dies lag vor allem an der notwendigen Gabe von Kortison, das solche drastischen Nebenwirkungen auf die Psyche haben kann.

Andreas Sauer erklärte dann, dass seine Frau jetzt, während der Chemotherapie, ganz anders sei als in der Zeit vor der Erkrankung. Ihm komme es so vor, als würde sie sich immer mehr von ihm entfremden und in ihrer eigenen Welt leben. Vielleicht sei das ihre Form, Abschied zu nehmen, meinte er. Irgendwie hatte er den Eindruck, dass die Behandlung nicht anschlug, obwohl die Ärzte etwas anderes behaupteten. Gleichzeitig wollte er diese Gedanken an ein schnelles Ende gar nicht zulassen. Doch wie dunkle Schatten überkamen ihn immer wieder die Zweifel, die er mit niemandem teilen konnte.

Ich merkte die starke Verzweiflung und Erschütterung bei Andreas Sauer. Eine Diagnose konnte ich noch nicht stellen, aber es schien wie eine traumatische Reaktion auf die Erkrankung seiner Frau Britta zu sein. Aus Sorge, seine Betroffenheit könnte sich verselbstständigen und womöglich chronisch werden, bot ich ihm an, dass wir uns wöchentlich treffen sollten, solange er dies für nötig hielt.

Andreas Sauer, der offenbar spürte, dass es ihm guttat, mit jemandem über die belastende Situation zu sprechen, ging auf meinen Vorschlag ein.

Noch eingreifender: die Stammzelltherapie

Bei unserem dritten Treffen eine Woche darauf berichtete mir Andreas Sauer, dass bei seiner Frau die Chemotherapie inzwischen abgeschlossen war und direkt eine Stammzelltherapie folgte. Diese Form der Behandlung ist für die Betroffenen noch einmal belastender. Nachdem die Chemotherapie das defekte System der Blutbildung quasi auf null gesetzt hat, wird dieses nun durch die blutbildenden Zellen eines Spenders ersetzt. Dabei werden nebenwirkungsstarke Medikamente verabreicht, die das Immunsystem unterdrücken. Das soll eine Abstoßungsreaktion verhindern. Die ganze Prozedur der Stammzelltransplantation erstreckt sich in der Regel etwa über einen Monat.

Britta Sauer war für die Stammzelltherapie auf eine Isolierstation verlegt worden, die nur sehr wenige Besucher betreten durften. Man musste zuvor mehrfach die Hände desinfizieren, Schutzkittel und -hauben überziehen und eine Maske tragen. Andreas Sauer stand jeden Vormittag in der Umkleide, dem einzigen Eingang zu der Station, um dann nach seiner Frau zu sehen. Sein Hausarzt hatte ihn davon überzeugt, dass er jetzt nur für seine Frau da sein sollte, und ihn zu diesem Zweck erneut krankgeschrieben.

Auf der Station bewegten sich alle auffällig langsam und bedächtig. Andreas Sauer fand diese Abgeschlossenheit und die ganze Atmosphäre befremdlich und ein wenig Furcht einflößend, aber er wusste natürlich, dass jeder Keim, der seiner Frau oder den anderen Patientinnen und Patienten dort zu nahe kam, tödlich sein konnte.

Seine Frau war die meiste Zeit müde und antriebslos. Die Kommunikation mit ihr war auf das Äußerste reduziert, obschon er stundenlang neben ihrem Bett saß. Andreas Sauer gab sich viel Mühe und erzählte ihr irgendetwas, aber seine Frau drehte ihm oft schon den Rücken zu, wenn er ins Zimmer kam. Wie er von den behandelnden Ärztinnen und Ärzten auf der Station hörte, war auch diesen aufgefallen, dass Britta Sauer sich wohl aufgegeben hatte. Sie hatte sich völlig zurückgezogen.

Andreas Sauer und ich trafen uns in der folgenden Woche ein weiteres Mal. Inzwischen konnte ich eine klare Diagnose stellen: Er litt unter einer Anpassungsstörung. In einer solchen Situation, wenn die Partnerin schwer erkrankt ist, ist es ja tatsächlich fast unmöglich, gesund zu bleiben.

Die Diagnosekriterien verlangen eine seit wenigstens vier Wochen fehlangepasste Reaktion auf einen identifizierbaren psychosozialen Stressor oder mehrere Stressoren. Das traf auf ihn zu. Er konnte kaum noch schlafen, grübelte ständig über die Situation, in der sich seine Frau und er selbst befanden, war innerlich erregt und nicht mehr in der Lage zu arbeiten. Das war alles für mich sehr nachvollziehbar.

Ich erklärte ihm dies alles. Müde schaute er auf und nickte: »Ja, ich kann nicht mehr.«

Nach all diesen Informationen von Andreas Sauer rief ich auf seine Bitten hin die Kolleginnen und Kollegen auf der Station an und regte an, den psychoonkologischen Konsiliardienst für Britta Sauer in Anspruch zu nehmen. Tatsächlich hatten sie die Idee auch schon gehabt und ein Konsil angefragt.

Diesen Dienst haben wir vor vielen Jahren in Kooperation der beiden Kliniken für Psychiatrie, Psychosomatik und Psychotherapie sowie jener für Hämato-Onkologie an der Uniklinik gegründet. Mittlerweile findet man solche psychoonkologischen Dienste deutschlandweit an vielen Standorten. Patientinnen und Patienten haben dort die Möglichkeit zu persönlicher Beratung.

Dabei spricht man über ihre Situation und darüber, wie sie mit sich und anderen Menschen umgehen können. Aber natürlich reflektiert man auch über das Leben und das Sterben. Eine Krebserkrankung hat stets unmittelbaren Einfluss nicht nur auf den Körper, sondern auch und gerade auf das Erleben und das Verhalten der Patientinnen und Patienten. Sie betrifft aber eben auch die Angehörigen und bedeutet für sie eine enorme Belastung.

Die Forschung hat inzwischen die zahlreichen Wechselwirkungen zwischen somatischen Erkrankungen, in diesem Fall also Krebs, und psychischen Erkrankungen sowie die Auswirkungen auf Angehörige nachweisen können.[1]

Eine Kollegin aus meiner Klinik, eine Psychiaterin und Psychotherapeutin mit spezieller Expertise in der Psychoonkologie, suchte Frau Sauer daraufhin auf.

Die Patientin reagierte auch auf sie mit Reserviertheit und Ablehnung, vor allem aber war ihr die große Erschöpfung anzumerken. In den folgenden Tagen besuchte die Kollegin Frau Sauer noch ein paarmal.

Dank ihrer professionellen Herangehensweise fasste die Patientin nach und nach Vertrauen zu ihr. Und so erzählte sie meiner Kollegin schließlich, dass sie eigentlich nur ein großes Problem hatte: Sie schämte sich wegen ihrer Schwäche und ihres Aussehens. Sie wusste, dass sie bald sterben musste, obschon die Ärzte hier auf der Station immer sagten, die Behandlung ziele auf die vollständige Genesung. Daran hatte sie von Anfang an nicht geglaubt. Aber sie wollte es versuchen, um ihrer Familie willen.

Wirklich schlimm für sie war jedoch, dass sie sich so sehr vor ihrem Mann und ihren Kindern schämte, weil sie so schwach und krank war. Dabei war ihre Familie, einschließlich der Enkelkinder, doch alles, was sie noch hatte und was ihrem Leben noch einen Sinn gab.

Wann immer ihr Mann zu Besuch kam oder jemand aus der Familie ein Videotelefonat mit ihr führen wollte, hatte sie Angst, dass man sie in diesem Zustand sah: schwach, ausgemergelt, ein Schatten ihrer selbst. Keine Spur mehr von der starken Frau und fürsorglichen Mutter, die sie einst war.

Als wollte sie diesen Makel gleichzeitig kaschieren und betonen, trug sie bei Besuchen stets eine Perücke. Diese hatte sie, nachdem ihr bei der Chemotherapie alle Haare ausgefallen waren, von einer Friseurin anhand von früheren Fotos von ihr machen lassen. Im Grunde verstärkte die Perücke aber nur das Gefühl von Scham darüber, dass sie keine Haare mehr hatte.

Im Gespräch mit der Psychotherapeutin kreisten ihre Gedanken immer wieder um das Dilemma, dass sie ihre Haare vermisste, gleichzeitig die Perücke hasste, aber auch nicht ohne diese gesehen werden wollte.

Die Teamsitzung

So konnte es nicht weitergehen. Andreas Sauer war inzwischen über einige Wochen zu Gesprächen zu mir gekommen. Mir war nicht klar, wer mehr litt, der Ehemann oder die Patientin. Andreas und Britta Sauer waren beide durch die über sie hereingebrochenen Ereignisse erschüttert. Er zeigte die Symptome einer Anpassungsstörung, Britta Sauer alle Zeichen einer Depression.

Mit dem Einverständnis der beiden riefen wir ein paar Tage später eine kleine Gruppe von Behandlern zusammen. Sie umfasste den behandelnden Hämato-Onkologen, die Psychotherapeutin, die Stationsschwester und mich. Wir überlegten, wie wir dem Paar in dieser schwierigen Situation helfen konnten.

Es war offensichtlich, dass der durch die Chemotherapie bedingte Haarausfall den Selbstwert und das Lebensgefühl der Patientin massiv beeinträchtigte. Sie wollte ihre Haare zurück und schämte sich, dass sie diesen Ersatz tragen musste. Die Alternative, ganz auf eine Perücke zu verzichten, kam für sie aber auch nicht infrage. Sie würde sich dann wie nackt fühlen. Kurzum: Sie steckte in einem großen Dilemma. Aber dieses Dilemma lenkte ab von der Überlegung, dass sie – so, wie sie es fühlte – bald sterben musste.

Bei der Diskussion in unserem therapeutischen Team betrachteten wir die Situation sowohl aus der Sicht der Patientin als auch aus der ihres Mannes und der gesamten Familie.

Auch Andreas Sauer war ja ganz genau darüber informiert worden, dass seine Frau Britta schwer erkrankt war und dass der vollständige Haarausfall eine Nebenwirkung der laufenden Behandlung war.

Mir kam eine Idee, die ich vor vielen Jahren in einem ähnlichen Zusammenhang schon mal erfolgreich angewandt hatte: Ich schlug dem Team und insbesondere der Psychotherapeutin vor, die Patientin zu fragen, wie es wäre, wenn sie eine ganz andere Perücke hätte, eine, die eindeutig als solche zu erkennen war und auch keinerlei Ähnlichkeit mit ihrer früheren Frisur hatte. Damit ließen sich zwei Ziele erreichen: Zum einen musste sich die Patientin nicht mehr nackt fühlen, zum anderen wäre es kein Imitat ihrer früheren Frisur mehr. Folglich sollte es für Frau Sauer eigentlich keinen Grund mehr geben, sich zu schämen.

Die Perücke und ein neues Selbstverständnis

Als die Psychotherapeutin das nächste Mal zu Frau Sauer kam, kam diese von sich aus auf die Perücke zu sprechen. Sie habe es auch ohne Perücke versucht, sich dann aber noch viel schlechter gefühlt. Die Psychotherapeutin fragte die Patientin daraufhin, ob sie zu Hause nicht noch eine andere Perücke habe, die sie anziehen könne. »Ja, habe ich«, antwortete Frau Sauer nach kurzem Überlegen. »Wir sind früher häufig zum Karneval gegangen, und ich habe noch eine knallrote Plastikperücke mit langen Haaren. Aber was soll ich denn mit der?«

Die Psychotherapeutin erläuterte ihr nun genau und ganz transparent, was wir im Team vorher besprochen hatten, nämlich dass es um eine kognitive Umstrukturierung ging. Einerseits sollte Frau Sauer sich nicht mehr nackt fühlen, andererseits wäre für jeden sofort ersichtlich, dass sie eine Perücke trug. Ihr Mann und ihre anderen Angehörigen wüssten es sowieso. Vielleicht war es für sie dann auch wieder möglich, per Video mit der Familie zu telefonieren. Dagegen hatte sich Frau Sauer ja, wie erwähnt, in den vergangenen Wochen vehement gewehrt, weil sie sich viel zu sehr geschämt hätte.

Britta Sauer war in dem Moment offenbar noch nicht in der Lage, auf den Vorschlag der Therapeutin eine klare Antwort zu geben. Am Nachmittag erhielt ich dann jedoch einen Anruf von ihrem Mann. Er berichtete mir, dass seine Frau bei seinem heutigen Besuch ganz aufgedreht war und ihn gebeten hatte, die rote Plastikperücke mitzubringen, die im Keller in einer Kiste lag. Ihm sei nicht so ganz klar, was das solle, denn die andere Perücke der Friseurin passe doch eigentlich gut und sehe fast so aus wie das Original.

Das stimmte so natürlich nicht, denn insgesamt sah seine Frau sehr wohl anders aus, sie hatte schließlich auch enorm abgenommen und wirkte nach wie vor schwer krank.

Frau Sauer hatte aber noch einen draufgesetzt und ihren Mann endgültig verwirrt: Er sollte ihr nämlich auch noch farblich passenden Lippenstift und Nagellack mitbringen.

Sein nächster Besuch bei seiner Frau verlief dann ganz anders als die vorherigen. Sie lag zwar wie immer im Bett, schaute ihn aber das erste Mal seit Wochen mit offenen Augen an.

»Hast du die Perücke mitgebracht?«

»Ja«, sagte Andreas Sauer, erklärte ihr dann jedoch, dass die Perücke erst noch sterilisiert werden musste. Schließlich durfte kein einziger Keim auf die Station kommen. Seine Frau sah das ein, war aber auch wenig enttäuscht.

Patienten dürfen durchaus persönliche Gegenstände auf die Station zur Stammzelltherapie mitnehmen. Ihre mitgebrachte Kleidung wird ja auch nicht sterilisiert, sie sollte allerdings bei 60 Grad waschbar sein, andernfalls bedarf es noch eines desinfizierenden Zusatzes. In der Frage, ob auch eine Perücke zulässig war, waren sich die Kolleginnen und Kollegen auf der Station aber doch unsicher, und deshalb erkundigten sie sich bei der Krankenhaushygiene, der Wäscherei und der zentralen Sterilisationsabteilung der Uniklinik. Es stellte sich heraus, dass es genügte, die Perücke ebenfalls bei 60 Grad zu waschen, am besten in der Klinikwäscherei, um die Temperatur zuverlässig zu kontrollieren. Man habe so einen Fall zwar noch nie gehabt, hieß es, aber falls die Farbe mit herausgehen sollte, könne man einfach nachfärben.

Am nächsten Tag konnten Andreas Sauer und der behandelnde Arzt die rote Perücke endlich mitbringen. Weil diese beim Waschen tatsächlich stark ausgeblichen war, hatte man sie in der Klinikwäscherei hinterher wieder sorgfältig rot gefärbt und anschließend in Plastik eingeschweißt. Die Geschichte von der Frau mit der roten Perücke hatte dort schon die Runde gemacht, und für die Mitarbeiterinnen und Mitarbeiter war es Ehre und Freude zugleich, einen solchen Wunsch zu erfüllen. Dem Beutel mit der Perücke hatten sie sogar eine persönliche Grußkarte mit Genesungswünschen beigelegt. Dafür hatten sie ein Gruppenfoto mit allen Kolleginnen und Kollegen so bearbeitet, dass jeder auf dem Bild eine rote Perücke trug.

Als Britta Sauer die Karte sah, war sie zu Tränen gerührt. Das erste Mal seit Wochen fühlte sie nicht mehr diese tiefe Leere in sich, die ihr mitunter die Luft zum Atmen geraubt hatte. Sie zog die rote Perücke auf und strahlte dabei übers ganze Gesicht. Sie lackierte sich die Nägel und trug Lippenstift auf, beides ebenfalls knallrot. Sich dann so zum ersten Mal im Spiegel zu sehen war für sie sehr aufregend. Aber sie war mehr als zufrieden und fragte gleich ihren Mann, ob er nicht ein Foto von ihr machen wolle. Nach und nach kamen einige Schwestern und Pfleger auf dem Flur vorbei und warfen einen Blick durch die Scheibe in der Tür. Alle staunten, klatschten und winkten der Patientin zu. Am schönsten für uns alle war, dass Frau Sauer für diesen Moment glücklich sein konnte.

Bei meinem nächsten Gespräch mit Andreas Sauer berichtete er mir in meinem Büro, wie es nach der Sache mit der roten Perücke weitergegangen war. Ich erwähnte ihm gegenüber nicht, dass mich der Hämato-Onkologe und die Psychotherapeutin schon in die Vorgänge mit der roten Perücke eingeweiht hatten. Mir war dabei wieder einmal klar geworden, dass ein Patient oder eine Patientin immer da abgeholt werden muss, wo er oder sie gerade steht. Seine beziehungsweise ihre Sorgen müssen immer ernst genommen und gewürdigt werden. Diesen gilt es Raum zu geben, und wenn es in Gestalt einer roten Plastikperücke geschieht.

Andreas Sauer war relativ guter Dinge und wirkte wieder ruhiger und gelassener. Seine Frau war spürbar ausgeglichener und zufriedener, zog sich nicht mehr so zurück und verhielt sich ihm und der Familie gegenüber überhaupt nicht abwehrend. Sie konnte mit ihm nun offener darüber sprechen, wie es in ihr aussah und was sie beschäftigte. Er wusste gleichwohl genauso gut wie seine Frau, dass sie sich beide nach wie vor in einer ziemlich verzweifelten Situation befanden. Und doch schöpften sie neue Hoffnung, dass sich die Krankheit vielleicht doch zurückdrängen ließ. Die Tatsache, dass sie untereinander wieder eine Verbindung spürten, gab den beiden Kraft, von Tag zu Tag weiterzumachen.

Zwar war es aus hygienischen Gründen nicht möglich, dass die ganze Familie und auch die Enkelkinder Britta Sauer auf Station besuchen konnten, aber dank Videotelefonie auf dem Handy kamen alle wieder in einen guten Kontakt miteinander. Frau Sauer war nach wie vor schwach und konnte deshalb immer nur kurz sprechen, aber die Beziehung mit der Familie war wie früher, wertschätzend und offen.

Der weitere Verlauf

Andreas Sauer empfahl ich nachdrücklich, die Selbsthilfegruppe für Angehörige von onkologisch erkrankten Menschen an unserem Uniklinikum zu besuchen. Ziel von solchen Angehörigengruppen ist es, dass man nicht mehr den Eindruck hat, nur man selbst sei betroffen und man müsse alleine klarkommen. Der Austausch mit anderen Menschen, die sehr Ähnliches erleben oder erlebt haben, hilft in der Regel sehr, viele Situationen, so herausfordernd sie auch sind, zu bewältigen.

Tatsächlich nahm er daraufhin Kontakt zu der Selbsthilfegruppe auf. Ganz aufgekratzt berichtete er mir bei unserem nächsten Kontakt, er habe dort gelernt, dass er nicht an allem schuld und auch nicht ganz allein für das Wohlergehen seiner Frau verantwortlich sei. Trotzdem sei für ihn das Wichtigste in seinem Leben, und darin habe ihn auch die Gruppe bestärkt, dass es seiner Frau und der Familie gut ging und dass die Verbindung zu seiner Frau stimmte. Ich ermutigte ihn daraufhin, auch mit seiner Frau ganz offen über die Gruppe, seine Gefühle und seine Gedanken dabei zu sprechen, und genau das setzte er dann auch um.

Die Stammzelltransplantation verlief zunächst nach Plan. Die neuen Blutzellen der Spenderin siedelten sich nach der Infusion im Knochenmark von Frau Sauer an, und dort wurden die notwendigen Blutzellen produziert. Auf einmal schien wieder so vieles möglich zu sein, wovon beide Partner noch kurz zuvor kaum träumen konnten. Britta Sauer schöpfte neuen Lebensmut, und Andreas Sauer merkte, wie die Angst ganz langsam einer gewissen Hoffnung wich.

Doch nur wenige Tage nach dem letzten Gespräch von Andreas Sauer und mir bekam Frau Sauer unerwartet eine Lungenentzündung. Ihr Zustand verschlechterte sich in den folgenden, wenigen Tagen immer mehr, und all die hart erkämpfte Lebensenergie schwand zusehends. Sie konnte nicht einmal mehr richtig atmen, obschon sie Sauerstoff über einen Schlauch in ihrer Nase zugeführt bekam. In ihren Augen konnte man Traurigkeit und Hoffnungslosigkeit wieder deutlich sehen.

Andreas Sauer wirkte verzweifelt und voller Angst, als er mir dies bei einem weiteren Treffen nach einer Woche berichtete. Seine Frau wurde kurze Zeit später auf die Palliativstation der Klinik verlegt, wo sie innerhalb von zwei Tagen verstarb – die rote Perücke auf dem Kopf. Die ganze Familie, auch die Enkelkinder, war in ihren letzten Stunden bei ihr.

Dank der roten Perücke hatten alle in Britta Sauers letzten Wochen noch einmal eine besondere Nähe zur Ehefrau, Mutter und Großmutter erleben können. Die Scham war besiegt, und die Patientin war psychisch wie befreit. Aber letztlich war die Krankheit stärker.

Der Psychotherapeutin hatte Britta Sauer in den letzten Tagen vor ihrem Tod gesagt, sie habe ein »rundes, erfülltes Leben« gehabt, aber zu spüren, dass es mit ihr zu Ende gehe, mache sie sehr traurig. Gerne hätte sie noch weitergelebt und gesehen, was aus ihren Kindern und Enkeln wird, wie die Welt sich weiter verändert. Und sie hatte den Wunsch geäußert, mit der roten Perücke beerdigt zu werden. So geschah es dann auch.

Und wie ging es mit Andreas Sauer weiter? Er hatte durchaus schon mit dem Tod seiner Frau gerechnet, aber natürlich trotzdem immer noch gehofft, dass sie wieder gesund würde. Ihr Tod zog ihm daher erst einmal den Boden unter den Füßen weg. Doch er besuchte weiterhin die Selbsthilfegruppe und hatte dort die Möglichkeit, mit den anderen Betroffenen darüber zu reflektieren, was passiert war und wie es weitergehen konnte. Ihm war es ganz wichtig, seine eigenen Erfahrungen in der Selbsthilfegruppe zu teilen. Er merkte, dass die anderen davon profitierten, so wie er auch schon von ihnen profitiert hatte.

Teil 3

Psychotherapie von Traumafolgestörungen

Die Kapitel in diesem dritten Teil beschreiben die verschiedenen wissenschaftlich geprüften und erfolgreichen Verfahren der Psychotherapie bei Traumafolgestörungen.

Traumafolgestörungen können als unvollständige und nicht korrekte Abspeicherung von Dingen in das eigene Gedächtnis angesehen werden. Diese hat zur Folge, dass traumatische Erlebnisse auf unterschiedliche Weise immer wieder erlebt werden und Körper und Geist unter anhaltendem Bedrohungserleben stehen. Im Lauf der Zeit verselbstständigen sich schließlich die Symptome der Krankheit.

Im Rahmen der wissenschaftlich fundierten Psychotherapie geht es darum, den Gegenwartsbezug wiederherzustellen, indem das Trauma von der gegenwärtigen Situation losgelöst und in die Vergangenheit zurückverlagert wird. Dies geschieht in der Regel durch Exposition, also die aktive Auseinandersetzung mit einem traumatischen Ereignis. Dieses wird dabei im geschützten Rahmen der Therapie und mit Bezug auf das Hier und Heute wiedererlebt und somit als nicht mehr bedrohlich im Gedächtnis einsortiert.

Skills sind Fertigkeiten, die wir im Rahmen der Kognitiven Verhaltenstherapie vermitteln. Sie sollen in einer schwierigen Situation schnell wirksam sein, um mit emotionaler Dysregulation, Anspannung und Dissoziationen besser umgehen zu können.

Um sich auf eine Therapie einzulassen, ist von Patientenseite Commitment erforderlich. Damit ist nicht nur gemeint, dass man die Therapie ernst nimmt, sie wirklich machen will und durchzieht, sondern auch, dass man sich bewusst ist, dass nur die eigene Entscheidung zur Veränderung langfristig etwas bewirken kann. Eine weitere wichtige Voraussetzung für eine erfolgreiche Therapie ist das Selbstmitgefühl. Das vor der Therapie vorherrschende negative Selbstkonzept wird durch ein mitfühlendes Selbst ersetzt.

Nach dem Tod ihres Vaters engagiert sich **Renate Basten** ehrenamtlich in der Notfallseelsorge. Ein kleines Mädchen namens Mia ist zu Hause in den Gartenteich gefallen und ertrunken. Renate Basten wird von der Feuerwehrleitstelle angefordert. Im Schockraum der Notfallaufnahme der Klinik nehmen die Mutter und die Notfallseelsorgerin gemeinsam Abschied von dem toten Kind. In der folgenden Nacht kann Renate Basten die Realität nicht mehr richtig einschätzen. Sie hat eine akute Stressreaktion, die jedoch binnen weniger Tage wieder vollständig abklingt. Diese Störung gehört nicht zu den engeren Traumafolgestörungen, weil sie in der Regel keine Behandlung erfordert. Hier war es anders. In diesem Kapitel thematisiere ich außerdem das Debriefing, welches wohl eher schadet als nützt.

Jonathan Fiedlers Familie gehört einer sektenähnlichen Religionsgemeinschaft an. In dieser stark isolierten Welt wird er als Kind über mehrere Jahre von einem Onkel sexuell missbraucht. Später entdeckt er seine Homosexualität, die in seiner Gemeinschaft aber tabu ist. Aus deren Sicht muss er sich entscheiden: Entweder er bereut, oder er wird auf ewig verdammt sein. Er hält das Spannungsfeld, in dem er sich gefangen sieht, nicht mehr aus und unternimmt einen Suizidversuch. Als ich Jonathan Fiedler daraufhin in der Klinik begegne, hat er eine K-PTBS mit Flashbacks, Dissoziationen und Vermeidungsverhalten. Sein Traumanetzwerk im Gehirn reagiert immer wieder. Insbesondere emotional erlebt er ständig Hochs und noch mehr Tiefs, er zeigt also eine emotionale Dysregulation. Es dauert Monate, bis er ein Selbstmitgefühl entwickeln und seine Bedürfnisse und Wünsche ausdrücken kann. Erst jetzt ist er bereit für eine traumafokussierte Psychotherapie. Wir etablieren mit ihm eine »wohlwollende Begleiterin«, die immer zu ihm hält.

Auch wenn er seiner Gemeinschaft den Rücken gekehrt hat, wird er von ihr weiterhin massiv unter Druck gesetzt.

Britta Rose wird mit dem Rettungswagen in die Klinik gebracht. Nach einem Streit mit ihrem Freund hat die 30-Jährige einen Selbstmordversuch unternommen. In der Kindheit ist sie monatelang von ihrem Musiklehrer missbraucht worden, und sie hat aufgrund einer daraufhin entwickelten K-PTBS besondere Probleme, ihre Gefühle zu steuern. Immer wieder stößt sie andere vor den Kopf. Ich spreche mit ihr über die vielen schlechten Jahre, die hinter ihr liegen, ihre fehlgeschlagenen Versuche, das Kindheitstrauma zu bewältigen, und zeige ihr einen neuen Weg: Wie sie lernen kann, achtsam mit sich selbst zu sein, die eigenen Ziele zu beschreiben und Dinge, die an die Traumatisierung erinnern, nicht mehr zu vermeiden. Dazu benötigt sie als Selbstverpflichtung Commitment, das heißt, sie muss die Therapie wirklich wollen und sich voll auf sie einlassen.

Silke Kromer ist Psychiaterin und Psychotherapeutin. Nach einer Vergewaltigung durch einen Unbekannten entwickelt sie die typischen Symptome einer PTBS. Aber erst sechs Jahre nach diesem Überfall öffnet sie sich erstmals. Ursache ist ein Auftragsgutachten über einen Vergewaltiger und die daraus folgende Konfrontation mit ihrem eigenen Trauma.

Sie berichtet mir von abgrundtiefer Angst, Erstarren, Schwitzen, Herzrasen und Luftnot. Hinzu kommt das Dissoziieren, ein geistiges und emotionales Erstarren oder Wegtreten. Wir diskutieren die verschiedenen wissenschaftlich wirksamen Psychotherapiemethoden nach einer Traumatisierung. In ihrem Fall führe ich konkret eine Kognitive Verhaltenstherapie durch. Zentrales Element ist hier die Exposition in Verbindung mit Skills, also den zu lernenden Bewältigungsstrategien. Schritt für Schritt führen wir die Expositionen gemeinsam durch, die unmittelbare Konfrontation mit dem Trauma.

Chantal Kraft ist Mitte 40. In ihrer Kindheit und frühen Jugend wurde sie immer wieder von den eigenen Brüdern sexuell missbraucht. Spätere Stationen waren Pflegefamilie, betreutes Wohnen, mal ein eigenes Zimmer sowie Frauenhäuser. Klinische Diagnosen waren PTBS, dissoziale Persönlichkeitsstörung, Aufmerksamkeits-Hyperaktivitäts-Störung (ADHS), Borderline-Persönlichkeit und Depression. An ihrem Beispiel werden am Rande sogenannte False Memories (»Falsche Erinnerungen«) erklärt.

Über viele Jahre hat sie immer ihr Notfallkoffer gerettet. Jetzt aber ist eine andere Situation eingetreten: Chantal Kraft wird aufgrund von akuter Rückfallgefährdung mit Selbstmordgedanken nach einem Streit mit ihrem Freund bei uns zur Krisenintervention in die Tagesklinik aufgenommen. Ziel der Krisenbehandlung sind Stabilisierung, Reaktivierung von Skills, Umgang mit der aktuellen Krise sowie kognitive und emotionsfokussierte Arbeit, um mit Stressreaktionen wieder besser umzugehen.

Aus dem Südsudan, einem der ärmsten Länder der Erde, ist **Christine Aya** mit Schleusern nach Deutschland gekommen und wartet nun voller Unruhe auf die Anhörung in ihrem Asylverfahren. Sie hat in ihrer Heimat und unterwegs auf der Flucht vielfache Traumatisierungen erlebt. Ihre Anspannung wird immer größer, bis sie als Notfall in die Klinik eingeliefert wird. Ich führe mit ihr eine Narrative Expositionstherapie (NET) durch, bei der die Traumaerfahrungen dem früheren Kontext, also dem Ort und der Zeit der Traumatisierung, neu zugeordnet werden. Der Kontext ist auf diese Weise in der früheren Lebensgeschichte fest verortet, die Gedächtnisinhalte werden eingeordnet und verlieren so ihre Bedrohlichkeit. Der Körper ist dann nicht mehr auf Flashbacks und Dissoziationen sowie Vermeidungsverhalten und Anspannung als Bewältigungsstrategien angewiesen.

Der NET liegt das Konzept vom »heißen« und »kalten« Gedächtnis zugrunde: Ersteres meint das Furcht- oder Bedrohungsnetzwerk, Letzteres das verbal zugängliche Gedächtnis. Nach Traumatisierungen werden die Erinnerungen jedoch besonders emotional

(»heiß«) abgespeichert, und der Kontext (»kalt«) verliert an Bedeutung. Dieses Spannungsfeld wird bei dieser Fallgeschichte verdeutlicht.

Gertrud Rosenberg ist als depressive Patientin angemeldet. Nach und nach berichtet die über 90-Jährige dann jedoch von drei Traumatisierungen. Unter anderem war sie als Kind, zusammen mit ihrer Mutter, bei einem Banküberfall als Geisel genommen worden. Am schlimmsten für sie waren und sind die immer wiederkehrenden Albträume von den drei Geschehnissen. Sie leidet nun unter einer depressiven Verstimmung und unter Albträumen im Rahmen der bestehenden PTBS. Wir überschreiben mit ihr den bisherigen »Horrorfilm« des Albtraums mit einer alternativen Traumgeschichte, konstruieren also eine positive, nun selbst geschriebene Geschichte und modifizieren damit den Trauminhalt.

Kapitel 10

Auch Notfallhelferinnen benötigen Hilfe. Akute Traumabehandlung

Renate Basten

Es war cin Tag im Hochsommer, alle lechzten nach frischer Luft und Abkühlung. In die Zentrale Notaufnahme der Uniklinik wird ein dreijähriges Mädchen eingeliefert. Die kleine Mia war zu Hause in den Gartenteich gefallen und hatte wohl einige Minuten unbemerkt mit dem Kopf unter Wasser darin gelegen. Der Notarzt hatte den Rettungshubschrauber angefordert, weil ihr Herz immer wieder aussetzte. Die Feuerwehrleitstelle wiederum hatte bereits eine Notfallseelsorgerin alarmiert, die kurz darauf in der Klinik eintraf.

In der Notaufnahme brachte man Mia sofort in den Schockraum, wo man die Reanimation fortsetzte, einige Notfalluntersuchungen durchführte und Infusionen legte. Mias Mutter saß währenddessen in einem separaten Raum. Sie war sprachlos vor Entsetzen und konnte gar nicht fassen, was passiert war und was gerade geschah. Ihre Gedanken kreisten nur um ihre Tochter und um den tragischen Unfall. Gefühle von Schuld und Wut auf sich selbst quälten sie.

Das Mädchen im Gartenteich

Was war geschehen? Die Mutter hatte Mia nur ganz kurz alleine gelassen, um im Markt um die Ecke ein paar Dinge einzukaufen. Wahrscheinlich hatte sie die Tür vom Wohnzimmer in den Garten nicht richtig verschlossen. Mia wollte dann vermutlich draußen spielen. Als die Mutter zurückkam, war es ganz still im Haus, von der Tochter keine Spur. Sie wurde ganz unruhig, und ihr Herz begann zu rasen. Sie lief in den ersten Stock, dann wieder nach unten, sah auf einmal die offene Wohnzimmertür und rannte in den Garten. Dort fand sie Mia, die mit dem Gesicht nach unten im Gartenteich lag. Die Goldfische schwammen um sie herum. Für die Mutter blieb in dem Moment die Zeit stehen.

Ab da agierte sie rein mechanisch, vollkommen emotionslos und distanziert. Sie holte Mia aus dem Teich und legte sie auf das Gras. Ihre kleine, geliebte Mia bewegte sich nicht mehr. Die Mutter nahm ihr Handy aus der Handtasche, wählte 112, sagte, wer und wo sie war. »Mia ist im Gartenteich ertrunken.« Der Mann von der Feuerwehrleitstelle bat sie, das Telefon auf laut zu stellen, und erklärte ihr dann, was sie jetzt für die Herzmassage und die Beatmung tun sollte.

Es kam ihr vor wie Stunden, dabei waren es wahrscheinlich nur wenige Minuten. Irgendwann hörte sie mehrere Sirenen, und zwei Polizisten kamen durch das Gartentörchen herbeigerannt. Sie übernahmen sofort die Wiederbelebung. Dann standen auch schon der Notarzt und die Rettungssanitäter im Garten. Der Notarzt forderte unmittelbar einen Hubschrauber an, es gehe um jede Minute. Sie setzten die Wiederbelebung fort, Mia hatte kurz einen eigenen Herzschlag und atmete, doch dann war es schon wieder vorbei. Die Zeit zog sich, Mias Mutter konnte nur hilflos dem Geschehen zusehen. Die Mutter nahm nach wie vor alles wie durch einen Nebel wahr. Während sie in der Hitze im Gras neben ihrer Tochter kauerte, hörte sie die Stimmen im Hintergrund, ohne aber das Gesagte zu verstehen.

Schließlich landete der Hubschrauber auf der Straße vor dem Haus. Ein Polizist, vielleicht war es auch jemand anderes, nahm sie dann bei der Hand, als die Tochter zu der Maschine getragen wurde. Da die Mutter nicht mit in den Rettungshubschrauber einsteigen durfte, wurde sie von der Polizei zum Krankenhaus gefahren.

In der Zwischenzeit war auch Renate Basten im Krankenhaus eingetroffen. Die 40-Jährige mit kurzen schwarzen Haaren und energischer Stimme war schon immer sehr gläubig und in einer Kirchengemeinde aktiv gewesen. Fünf Jahre zuvor hatte sie eine Ausbildung als Notfallseelsorgerin begonnen, nachdem sie selbst erlebt hatte, wie eines Tages zwei Polizisten und ein Notfallseelsorger bei ihr an der Haustür klingelten und ihr mitteilten, dass ihr Vater bei einem Autounfall ums Leben gekommen sei.

Am Morgen hatten der Vater und sie noch gemeinsam gefrühstückt, denn ihre Eltern wohnten im selben Haus. Die Nachricht traf Renate Basten wie ein Schlag, sie wurde ohnmächtig und sank zu Boden. Die Polizisten konnten sie gerade noch auffangen, legten ihr die Beine hoch, und so kam sie schnell wieder zu sich. Der Notfallseelsorger blieb noch eine ganze Weile bei ihr, damit sie nicht allein war. Ihre Mutter war mit Freundinnen in den Urlaub gefahren und hatte die schreckliche Nachricht da noch nicht erfahren, und auch ihr Mann und die Kinder waren unterwegs gewesen.

Jemanden in dem Moment bei sich zu haben tat Renate Basten gut. Sie und der Notfallseelsorger mussten gar nichts sagen, es genügten Blicke und Gesten, und auch das gemeinsame Schweigen war genau das Richtige.

Zwei Jahre nach dem Tod des Vaters fühlte sich Renate Basten sehr unruhig und nervös, denn nach der Zeit der Trauer und des Verarbeitens blieben für sie trotz ihres Glaubens viele Fragen zurück. Für zwei Wochen fuhr sie schließlich ganz alleine auf eine Nordseeinsel, ohne Mann und ohne Kinder, um Zeit und Ruhe zum Nachdenken zu haben. Als sie in dieser Auszeit am Meer saß und die Wellen betrachtete, war auf einmal der Gedanke da: »Ich mache eine Ausbildung zur Notfallseelsorgerin.« Bei ihrer Recherche im Internet stieß sie auf einen Ausbildungsleitfaden und eine Kontaktadresse in ihrer Stadt. Kurz entschlossen rief sie dort an und bat um ein Bewerbungsgespräch. Die Aussicht, sich einer so sinnvollen Aufgabe zu stellen, fühlte sich sehr gut an, auch wenn Renate

Basten noch nicht genau wusste, was sie erwartete. Sie würde in jedem Fall anderen helfen können, ganz im Sinne der Nächstenliebe, die ihr als Christin viel bedeutete.

Nach einem intensiven Auswahlverfahren wurde ihr eine einjährige Ausbildung zur Notfallseelsorgerin angeboten, die sie dann neben ihrem eigentlichen Beruf absolvierte. Die Ausbildung umfasste theoretische wie praktische Anteile. Über allem stand der Leitsatz: »Der oder die Betroffene führt immer.« Was er oder sie will, bestimmt das Handeln der Helferin.

Ausbildung zur Notfallseelsorgerin

Gleich der erste Samstagsblock war eine große Herausforderung für Renate Basten, denn darin ging es um das Überbringen einer Todesnachricht. Schließlich war sie selbst bereits einmal Empfängerin einer solchen Nachricht gewesen. Schon beim Blick auf den Ausbildungsplan hatte sie Angst bekommen, ihre damaligen Gefühle könnten wieder hochkommen und sie müsste alles noch einmal durchleben. Völlig überraschend wurde das Ganze dann aber für sie eher eine Lehrstunde darüber, was es heißt, in einem fürsorglichen Team zu arbeiten, aufeinander achtzugeben und auch auf sich selbst zu achten.

Der Ausbilder wusste von ihrer Geschichte und bot ihr deshalb vor der Stunde an, das Thema separat, abseits der Gruppe, mit ihr zu erarbeiten. Sie könne, meinte er, natürlich auch an der Gruppe teilnehmen, solle dann aber explizit von sich und ihrer Erfahrung damals berichten. Renate Basten entschied sich für die zweite Option. Sie wollte sich öffnen.

Das fiel ihr dann zunächst schwerer als gedacht, ihr Puls raste, und sie schwitzte. Aber schließlich erzählte sie hoch konzentriert davon, wie es war, als man ihr die Nachricht vom Tod ihres Vaters überbrachte, und wie leer sie sich danach gefühlt hatte. Die anderen aus der Gruppe und die Leiter waren sehr beeindruckt und bewegt und bedankten sich hinterher bei Renate Basten.

Ein weiterer Samstagsblock in der Ausbildung drehte sich um das schwierige Thema Suizid. Damit hatte sich Renate Basten noch nie näher beschäftigt. Wie sie reagierte die ganze Gruppe sehr emotional. Zugleich lernten sie in Rollenspielen, wie man in einem solchen Fall mit den Angehörigen sprechen kann, insbesondere auch mit Kindern. Dies gab ihr und den anderen eine gewisse Sicherheit und Ruhe.

Ein sehr intensiver Seminarblock behandelte das große Thema Trauer. Auch das hatte, bis auf den Tod ihres Vaters, noch nie wirklich Relevanz für Renate Basten gehabt. Wie die meisten anderen hatte sie gelernt: »Man spricht nicht über den Tod.« Wo aber solche Tabus herrschen, sind die Menschen vollkommen unvorbereitet auf Situationen, die garantiert jeden irgendwann treffen werden.

Ein Ratschlag, den eine der Ausbilderinnen immer wieder gab, blieb bei Renate Basten besonders hängen: »Gestehen Sie sich Schwächen ein. Irgendwann läuft jedes Fass über, das voller und voller wird. Wenn irgendetwas Sie aus den Einsätzen belastet und Ihnen nachgeht, reden Sie darüber!« Eine andere hilfreiche Strategie, die sie dann auch oft und erfolgreich anwenden sollte, besagte: Wenn das Kopfkino, also das Sich-Verstricken in den eigenen Gedanken nach einem Einsatz, nicht aufhört, soll man die Geschichte bewusst weiterspinnen und sich ein positives Ende, ein Happy End, ausdenken.

Der Notfallseelsorger, der sie damals nach dem Tod ihres Vaters aufgesucht hatte, stand ihr während der Ausbildung immer wieder als Ansprechpartner und für Fragen zur Verfügung. Als sie dann selbst in der Notfallseelsorge zu arbeiten begann, wurde er ein enger Kollege und eine wichtige Vertrauensperson, mit der sie oft Einsätze nachbesprach.

Die Tätigkeit selbst entsprach genau dem, was sie wollte und was sie konnte: Menschen helfen, ihnen zuhören und ihnen in Krisen beistehen.

Renate Basten war in ihrem eigentlichen Beruf Sachbearbeiterin beim Amtsgericht und gerade im Büro zugange, als sie auf ihrem kleinen Pager vom Rettungsdienst alarmiert wurde: »Kleines Kind ertrunken, Reanimation läuft. Zentrale Notaufnahme Uniklinik.«

Sofort rief sie bei der Leitstelle der Feuerwehr an und meldete sich einsatzbereit. Dann informierte sie kurz ihre Kollegin, dass sie einen Einsatz habe und wegmüsse. Die Möglichkeit, trotz ihrer Stelle solche Einsätze zu machen, hatte sie der Unterstützung der Präsidentin des Amtsgerichts zu verdanken. Eine gesetzliche Regelung gibt es dafür nämlich nicht. Notfallseelsorgerinnen und -seelsorger arbeiten ehrenamtlich in ihrer Freizeit und haben keinen Anspruch auf Lohnfortzahlung während der Einsatzzeit. Renate Basten hatte das Glück, dass auch ihre Abwesenheiten aufgrund der Notfallseelsorge als Arbeitszeit galten. Sie wusste aus anderen Einrichtungen und Betrieben, dass das alles andere als selbstverständlich war.

Sie eilte die Treppen des Gerichtes hinunter ins Parkhaus, wo ihr Auto stand. Bevor sie losfuhr, machte sie eine kurze Atemübung zur Entspannung. Auf dem Weg zum Klinikum telefonierte sie dann mit der Leitstelle, die ihr weitere Informationen gab. So erfuhr sie, dass das Kind im Gartenteich zu Hause ertrunken und wahrscheinlich nicht mehr zu retten sei. Schutzpolizei, Kripo, Notarzt und Rettungssanitäter seien mit einer Angehörigen vor Ort. Die Reanimation habe zwar einige Male kurz geklappt, dann aber habe das Herz jeweils wieder ausgesetzt. Das Kind werde gerade in die Uniklinik geflogen. Die Mutter werde von der Polizei zum Krankenhaus gebracht.

Renate Basten holte erst einmal tief Luft. Sie hatte in den letzten Jahren in ihrer Funktion als Notfallseelsorgerin schon viel erlebt. Meistens wurde sie gerufen, wenn jemand in seiner Wohnung verstorben war und die Angehörigen damit überfordert waren. Ihr letzter Einsatz war bei einem 92-Jährigen gewesen, der seine schwer kranke und bettlägerige Frau zu Hause gepflegt hatte. Als sie starb, war er so betroffen gewesen, dass Renate Basten so lange bei ihm blieb, bis Familienangehörige kamen. Sie hatte ihn auch gefragt, ob sie miteinander beten sollten, und er hatte den Vorschlag dankbar angenommen.

In der Regel kam Renate Basten mit solchen schicksalsschweren und oftmals belastenden Fällen gut klar, aber sie wusste auch um ihre Schwachstelle: Wenn es um verletzte, verunglückte oder alleingelassene Kinder ging, nahm sie das immer sehr mit.

Renate Basten war in den letzten Jahren schon öfter im Klinikum gewesen, um dort Menschen Beistand zu leisten. Nach ihrer Ankunft sprach sie nun als Erstes mit einer Oberärztin, die ihr in Bezug auf Mia allerdings keine Hoffnungen mehr machte.

Erst leiser, dann lauter klopfte Renate Basten kurz darauf an die Tür, hinter der Mias Mutter saß. Als niemand antwortete, ging sie trotzdem hinein. Sie kannte das schon. Die Mutter, eine junge blonde Frau mit langen Haaren, trug ein kurzes Sommerkleid. Die Haare hatte sie zu einem Pferdeschwanz zusammengebunden, und sie war blass im Gesicht. Renate Basten verstand sofort, dass die Frau ganz geistesabwesend war und sie deshalb nicht hörte. Sie setzte sich neben sie. Wie versteinert blickte Mias Mutter sie an. Renate Basten wusste, dass sie in diesem Moment nicht viel sagen musste. Sie stellte sich trotzdem vor und erklärte der Frau, dass sie gekommen sei, um sie zu unterstützen. Vorsichtig nahm sie ihre Hand. Sie war ganz kalt und schwitzig.

Nachdem sie so einige Minuten schweigend dagesessen hatten, sah die Mutter sie an und sagte: »Ich habe die Tür aufgelassen, und da ist sie raus. Sie ist ertrunken. Die Ärzte werden nichts mehr retten können. Und ich bin schuld.« Dann versank sie wieder in ihrer Trauer.

Mia ist nicht mehr zu retten

Eine Krankenschwester kam herein und bat Renate Basten auf den Flur. Die Oberärztin wolle sie sprechen. Auch das kannte sie schon. Meistens werden die Notfallseelsorger vor den Angehörigen informiert, damit sie anschließend, wenn diese die Todesnachricht erhalten, angemessen Beistand leisten können. Die Oberärztin erklärte Renate Basten, dass Mia keine Überlebenschance gehabt hatte und eben im Schockraum verstorben war. Ob sie nicht die Mutter begleiten könne, wenn diese von Mia Abschied nehmen möchte? Gerade sei auch nicht so viel los in der Notaufnahme, sodass sie sich im Schockraum Zeit lassen könnten.

Renate Basten kehrte zu Mias Mutter zurück. Sie wusste, dass gleich eine sehr kritische Situation bevorstand. Kurz nach ihr betrat die Oberärztin mit einer Schwester den Raum. Sie wiederholte gegenüber der Mutter, was sie eben zu Renate Basten gesagt hatte, und bot ihr am Ende an, sich von ihrer Tochter zu verabschieden. Die Mutter sackte auf ihrem Stuhl zusammen. In ihrem Schock und Schmerz über die Nachricht konnte sie weder etwas sagen noch kamen ihr die Tränen. Renate Basten nahm sie in den Arm.

Schließlich blickte die Mutter auf und sagte: »Ich möchte zu Mia, ich möchte zu meinem Kind!« Die Krankenschwester führte die beiden daraufhin zum Schockraum, während die Oberärztin sich um neu ankommende Patienten kümmerte.

Wie würde die Mutter auf das tote Kind reagieren? Im Schockraum herrschte Stille. Da waren viele medizinische Instrumente, Infusionsständer, an den Wänden große Bildschirme. Alles war abgeschaltet. In der Mitte des Raums lag Mia auf einem Tisch, von einem grünen Laken vollständig zugedeckt.

Sie setzten sich auf zwei Stühle neben dem Behandlungstisch. Renate Basten schlug das grüne Laken zurück. Mia hatte die Augen geschlossen. Die Mutter nahm eine Hand des leblosen Kindes. Man hätte eine Nadel fallen hören, so still war es.

Nach einer Weile sagte die Mutter erneut: »Ich bin schuld.« Renate Basten ließ den Satz so stehen. Es wäre auch sinnlos gewesen, zu versuchen, der Mutter die Schuldgefühle auszureden, denn diese waren in dem Moment nun einmal sehr real.

Die Trauer eines anderen spürt man immer mit. Renate Basten war selbst so berührt, dass ihr die Tränen kamen. Das gab letztlich auch Mias Mutter die Möglichkeit zu weinen. Renate Basten schoss der Gedanke durch den Kopf: Der Anblick eines toten Kindes ist nicht zu ertragen. Und doch ist dieser Moment ein ganz wichtiger Teil des Abschieds und der Trauer.

Während sie weiter so dasaßen, begann die Mutter von Mia nach und nach zu erzählen. Was für ein tolles Mädchen Mia war. Sie war bisher in der Kita gewesen und sollte nach den Sommerferien in den Kindergarten kommen. Heute Nachmittag wollte Mia eigentlich auf einen Kindergeburtstag gehen, eine Freundin von ihr wurde vier. Dafür hatte sie, die Mutter, ja noch schnell das Geschenk vorhin besorgt. Normalerweise hätte sie Mia immer mitgenommen und nie alleine zu Hause gelassen. Mia spielte aber gerade so schön im Kinderzimmer und wollte nicht mitkommen. Es war ja gleich um die Ecke, nur ganz kurz.

Auf einmal schreckte Mias Mutter hoch. »Weiß eigentlich mein Mann, was passiert ist?«

»Wahrscheinlich nicht«, antwortete Renate Basten.

»Ich habe gar kein Handy dabei. Können Sie mir Ihres borgen?«

Renate Basten gab der Mutter ihr Handy und hielt ihre Hand, als sie ihren Mann anrief. Die Mutter fragte ihn zunächst, ob er allein sei. Das hatten beide Frauen so abgesprochen. Wenn jemand alleine ist, ist es nie gut, schlechte Nachrichten zu überbringen. Er antwortete, dass er auf der Arbeit sei und seine Kollegen da seien. Die Mutter bat ihn, in die Notaufnahme des Klinikums zu kommen. Ob ein Kollege ihn fahren könne, es sei ein Unfall passiert. Mehr sagte sie nicht.

Der Vater traf kurz darauf ein und wurde von der Oberärztin in den Schockraum geführt. Als er seine Tochter leblos dort liegen sah, packte ihn das Entsetzen. Die Oberärztin erklärte ihm, dass Mia ertrunken sei und nicht mehr habe gerettet werden können. Er schrie laut auf und umklammerte seine tote Tochter. In seiner Verzweiflung schlug er mehrfach mit dem Kopf auf den Behandlungstisch. Renate Basten stellte sich neben ihn und konnte ihn ein wenig beruhigen, indem sie ihm die eine Hand auf die Schulter legte und ihm sanft zuredete. Sie kannte alle Reaktionen von Angehörigen, die ein Familienmitglied verloren hatten. Manche verstummten, so wie Mias Mutter am Anfang, manche fingen an zu schreien und laut zu wehklagen wie Mias Vater. Und dazwischen gab es eine große Bandbreite anderer Reaktionen, je nach Persönlichkeit, kulturellem Hintergrund und den Umständen.

Die Übergabe

Nach einer Weile wurden sie von einem Arzt gebeten, in ein benachbartes Zimmer zu gehen. Von der Leitstelle sei ein Notfall angemeldet worden, und man benötige den Schockraum.

Die Eheleute lagen sich in den Armen und weinten. Renate Bastens Aufgabe bestand nun darin, den beiden einen ersten Schritt aus der unmittelbaren Situation aufzuzeigen. Eine Notfallseelsorgerin ist ja nur dazu da, die Menschen in solchen ganz akuten Situationen zu begleiten, ihnen Schutz und Sicherheit zu vermitteln und ihren Gefühlen und Gedanken Raum und Zeit zu geben. Sowohl die Mutter als auch der Vater von Mia konnten dank Renate Basten wieder eigene Worte finden und einander stützen. Jetzt galt es, die weitere Begleitung der Betroffenen an jemand Vertrauten aus ihrem persönlichen Umfeld zu übergeben.

Renate Basten selbst konnte die Situation kaum ertragen und rang die ganze Zeit über um Fassung. Ein Kind war auf tragische Weise gestorben. Mit solchen Unglücken von Kindern tat sie sich, wie schon erwähnt, sehr schwer. Bei aller Anspannung gelang es ihr dennoch, sich zusammenzureißen und konzentriert zu bleiben. Nur so konnte sie wirklich für die Eltern da sein und ihnen Kraft geben.

Sie begann nun, sehr offen mit den Eltern über Mia und das, was vorgefallen war, zu sprechen. Auf diese Weise sollten die beiden allmählich wieder ins Hier und Jetzt finden. Sie fragte das Ehepaar nach einer Vertrauensperson, die herkommen könnte. Daraufhin rief die Mutter ihren Bruder an und bat ihn zu kommen, ohne ihm jedoch Einzelheiten zu nennen.

Als der Bruder eintraf und von Mias Tod erfuhr, war natürlich auch er sehr betroffen. Renate Basten gab ihm nach einer Weile Informationsmaterial zu Beratungs- und Seelsorgeangeboten, darunter die Telefonnummer der Traumaambulanz in der Stadt. Auch dies gehört zu einem guten Übergang.

Der Bruder fuhr Mias Eltern schließlich zu sich nach Hause, und damit war für Renate Basten der Einsatz nach gut sechs Stunden beendet. Sie verabschiedete sich von den Mitarbeiterinnen und Mitarbeitern der Notaufnahme und bedankte sich dafür, dass sie so lange im Schockraum hatten bleiben dürfen. Zu Hause protokollierte sie in einer App, was passiert war, beantwortete einige Fragen zum Ablauf des Einsatzes, etwa, wie viele Personen betreut wurden und wie der Übergang ablief. Sie musste dazu jeweils nur die passenden Kästchen ankreuzen.

Eine Frage in dem Protokoll lautet: »Eigene Unterstützung benötigt?« Renate Basten hatte bis dahin noch nie das Ja-Kästchen angekreuzt und tat es auch jetzt nicht, obschon sie noch immer sehr aufgewühlt war. Falls sie es anklickte, bekäme sie umgehend einen Anruf vom Leiter der Notfallseelsorge und würde von ihm gefragt: »Wie geht es dir? Worum geht es?«

Den ganzen Abend wollte Renate Basten das Bild nicht mehr aus dem Kopf gehen, wie sie im Schockraum neben der toten Mia saß. In dem Moment war da plötzlich der Gedanke gewesen: »Hier liegt gerade meine sechsjährige Sarah.« Zwar hatte sie ihn da gleich wieder beiseiteschieben können, aber jetzt, als sie ihren Kindern Gute Nacht sagte, kam der Gedanke auf einmal wieder hoch. Sie wurde ganz unruhig und nervös. Später schaute sie sogar noch mal extra nach Sarah, die in ihrem Bett lag und schlief. Sie setzte sich neben sie und hielt ihre Hand. Ihre Gedanken begannen immer mehr zu kreisen, bis sie nicht mehr sagen konnte, was Realität war und was Vorstellung. Ihr Mann fand sie schließlich so dasitzen – mit hochrotem Kopf, schweißgebadet und aufgewühlt. »Was ist mit dir los?«, fragte er sie. Als er sie dann in den Arm nahm, brach sie in Tränen aus.

In der Nacht konnte Renate Basten kaum schlafen, sie schwitzte immer noch, und ihre Gedanken drehten sich ununterbrochen nur um Mia und Sarah. Als am nächsten Morgen Schulkinder klingelten, um ihren Sohn abzuholen, schreckte sie hoch, allerdings nicht bloß, weil sie verschlafen hatte. Die Klingel war für sie in dem Augenblick vielmehr plötzlich wieder das Signal dafür, dass gleich eine Todesnachricht überbracht wird. So kannte sie es von ihrem Vater und aus ihrer Arbeit als Notfallseelsorgerin.

Hilfe für Notfallhelfer

Als Renate Basten in den nächsten Stunden noch immer vollkommen aufgewühlt und verstört wirkte, brachte ihr Mann sie notfallmäßig zu uns in die Klinik. Er machte sich große Sorgen. So hatte er seine Frau noch nie erlebt. Er erzählte, sie habe ihm reichlich wirr über den gestrigen Einsatz berichtet und ständig von Mia und Sarah gesprochen.

Als ich Renate Basten das erste Mal traf und sprach, war sie sehr stark erregt, konnte sich im Gespräch aber von ihren Vorstellungen, dass Sarah gestorben sei und betrauert werde, sofort klar distanzieren. Es war deutlich zu spüren, dass sie enorm litt, und es war schlimm, eine solche Entwicklung bei einer ehrenamtlichen Notfallhelferin zu sehen, aber zugleich war ich mir sicher, dass wir ihr schnell würden helfen können. Wir behandeln durchaus des Öfteren Patientinnen und Patienten wie Renate Basten, die durch ihre Hilfsbereitschaft oder ihren Einsatz für andere irgendwann selbst psychisch an ihre Grenzen gestoßen sind, ob Lokführer, Polizistinnen, Feuerwehrleute oder andere, die sich nach schweren Unfällen um die Opfer gekümmert haben.

Bis vor einigen Jahren führte man in einer solchen Situation ein sogenanntes Debriefing durch, doch das wird inzwischen nicht mehr empfohlen. Debriefing bedeutet, jemanden aktiv zu animieren, über die Vorfälle zu sprechen, persönliche Erlebnisse und Erfahrungen nach einem traumatischen Ereignis zu berichten und zu reflektieren.[1] Das Ziel ist es, den Betroffenen Entlastung zu verschaffen, indem man eine kognitive Reorganisation des Erlebten herbeiführt, dieses in den aktuellen Zusammenhang stellt und damit Fehlinterpretationen vermeidet.

Mittlerweile geht man aber davon aus, dass ein solches Debriefing in diesem frühen Stadium vielfach eher schadet als nützt, denn oft treten trotzdem Traumafolgestörungen auf, womöglich sogar gerade als Folge des durchgeführten Debriefings.[2] Beim traditionellen Debriefing besteht jedenfalls die Gefahr, dass traumatische Erinnerungen samt den mit ihnen verbundenen Emotionen und Kognitionen im Gedächtnis just dadurch, dass man über sie spricht, konsolidiert werden, ein Eigenleben entwickeln und so erst recht zu einer Traumafolgestörung führen.

Gerade bei Debriefing in Gruppenbehandlungen kann es passieren, dass sich die Emotionen gegenseitig hochschaukeln, was natürlich eine Beruhigung und eine Distanzierung von dem traumatisierenden Ereignis völlig unmöglich macht.[3] Ist eine betroffene Person, ob Einsatzkraft oder Opfer, zum Zeitpunkt des traumatisierenden Ereignisses oder im Anschluss daran in ihrer Persönlichkeit nicht ausreichend stabil oder kommt es zu anderen erschwerenden Einflüssen, kann dies später leicht zu Flashbacks und Retraumatisierungen führen.[4]

Die Frage, wie stabil eine Persönlichkeit ist, hängt von diversen genetischen, physiologischen und psychosozialen Faktoren ab. Manche dieser Faktoren bieten einen gewissen Schutz davor, dass eine Traumafolgestörung auftritt und andauert. Andere erhöhen eher das Risiko, dass sie entsteht und länger bestehen bleibt. Zu den psychosozialen Faktoren gehört insbesondere die soziale Unterstützung durch andere Menschen. In den letzten drei Kapiteln dieses Buches werden wir ihre Bedeutung im Rahmen von Resilienz genauer kennenlernen.

Im Unterschied zum Debriefing ist die sogenannte Einsatznachbereitung eine eher technische Nachbesprechung insbesondere bei Notfall-Einsatzkräften, worunter natürlich auch die Notfallseelsorge fällt. Wichtig ist dabei, nicht sofort im Anschluss an die konkrete Notfallseelsorge auf die individuellen Nöte der Hilfskräfte einzugehen, sondern nur allgemeine organisatorische Dinge zu besprechen. Dabei können allerdings durchaus Elemente des traditionellen Debriefings genutzt werden, nämlich beispielsweise Psychoedukation oder soziale Unterstützung.

Innerhalb der psychosozialen Notfallversorgung[5], für die verschiedene Anbieter arbeiten und zu der auch die Notfallseelsorge[6] gehört, ist in der Regel eine Supervision für die Einsatzkräfte verpflichtend. So ging auch Renate Basten jeden ersten Dienstag im Monat um 19 Uhr zu ihrer Gruppe, die durch eine Fachfrau und einen Pfarrer angeleitet wurde. Zu Beginn wird immer die Frage gestellt: »Wer hat etwas mitgebracht?« Dann wird das Einsatzszenario von zurückliegenden Fällen in der Gruppe besprochen, und es werden Verhaltenstipps für die vergangenen Situationen und für zukünftige Einsätze gegeben. Die Auseinandersetzung mit individuellen Gefühlen bezüglich vergangener Einsätze steht nicht im Vordergrund.

Ist Sarah Mia und Mia Sarah?

Renate Basten zeigte meiner Meinung nach die Symptome einer akuten Stressreaktion. Sie beschäftigte sich gedanklich intensiv mit ihrer Tochter Sarah, in der sie die tote Mia wiedererkannte. Zu Beginn waren diese Gedanken sogar zwangsartig. Allerdings war sie nach wie vor in der Lage zu erkennen, dass ihre Befürchtungen unrealistisch waren, ein relevanter Unterschied zu wahnhaften Störungen und zu Halluzinationen. Psychopathologisch konnte man bei ihr auch von sogenannten Paramnesien sprechen, das sind Schein- oder Trugerinnerungen sowie Erinnerungstäuschungen und -verfälschungen.[7] Die akute Stressreaktion gehört allerdings nicht zu den engeren Traumafolgestörungen, weil sie in der Regel keine Behandlung erfordert. Bei Renate Basten war es anders.

Wir führten mit Renate Basten eine ambulante Kurzintervention durch.[8] In den folgenden vier Wochen kam sie mehrfach zu Gesprächen in unsere Ambulanz. Schon in der zweiten Sitzung hatte sie sich wieder fast vollständig von ihren zwanghaften Gedanken gelöst. Die Entspannung mussten wir mit ihr nicht einüben, denn diese beherrschte sie schon sehr gut; seit vielen Jahren führte sie regelmäßig autogenes Training durch. Mit der Exposition tat sie sich anfangs hingegen recht schwer. Es strengte sie enorm an, sich gezielt mit der Situation im Schockraum und mit der Vorstellung, Mia könnte Sarah sein, auseinanderzusetzen. Im Verlauf der Psychotherapie stellte sie aber selbst den positiven Effekt der Exposition fest: Je öfter sie diese in meiner Anwesenheit durchführte, desto weniger drängend und intensiv waren ihre Gefühle, Gedanken und vegetativen Reaktionen darauf.

Gleich nach der ersten ambulanten Intervention war Renate Basten wieder arbeiten gegangen. Auch die Notfallseelsorge hatte sie wieder aufgenommen, allerdings erst nach mehreren Gesprächen mit ihrem Einsatzleiter, ihrem Kollegen, der für sie eine enge Vertrauensperson war, und ihrer Gruppe von Notfallseelsorgern in der Region.

Unweigerlich kehrte auch das Thema Kinder bei ihrer Tätigkeit wieder. Um Renate Basten zu helfen, hatte die Gruppe beschlossen, dass sie, wenn Kinder betroffen waren, immer zu zweit, also als Tandem, in den Einsatz gehen würden. In ihrem Dienstplan war für diesen Fall stets eine Person im Hintergrund vorgesehen, die sie bei Bedarf alarmieren konnte.

Drei Monate nach dem letzten Treffen kam Renate Basten verabredungsgemäß zu einem Nachgespräch. Es ging ihr wieder gut, die Gedanken zu Mia und Sarah waren vollständig in den Hintergrund getreten. Sie wusste, dass sie diese Gedanken und Ängste gehabt und dabei einiges durcheinandergebracht hatte.

Sie hatte einen langen handgeschriebenen Brief von Mias Mutter erhalten, den sie zu unserem Termin mitbrachte und mir vorlas. Darin bedankte sich Mias Mutter bei der Notfallseelsorgerin dafür, dass sie in ihrer schwersten Stunde einfach da gewesen war und sie begleitet hatte. Dem Brief hatte die Frau ein Buch mit wunderschönen Skizzen und klugen Gedanken als Geschenk beigelegt.[9] In ihrem Brief verwies sie ausdrücklich auf eine Seite in dem Buch, auf der es hieß: »›Wann warst du am stärksten?‹, fragte der Junge. ›Als ich mich getraut habe, schwach zu sein.‹«

Renate Basten war sehr glücklich über den Brief und stolz, dass sie trotz ihrer »Schwachstelle«, den Kindern, die Eltern von Mia gut hatte unterstützen können. Mias Mutter konnte nicht wissen, was dieses Ereignis mit ihr, ihrer Notfallseelsorgerin, gemacht hatte. Und doch war Renate Basten dankbar für dieses Zeichen der Verbundenheit.

Kapitel 11
Selbstmitgefühl. Erste Schritte in die Behandlung

Jonathan Fiedler

Jonathan Fiedler wirkte völlig verängstigt, hilflos und verzweifelt, als er das erste Mal in meine Sprechstunde kam. Der groß gewachsene, sehr schlanke 22-Jährige mit zerzausten dunklen Haaren war von seinem Hausarzt überwiesen worden. Dieser hatte in der Ambulanz angerufen und einen depressiven jungen Mann nach einem Selbstmordversuch mit Tabletten angekündigt. Der Versuch sei tags zuvor am Morgen passiert, der Patient habe sich aber erst heute aus eigenem Antrieb heraus bei ihm vorgestellt.

Jonathan Fiedler kam alleine mit dem Bus in die Klinik. Er war offensichtlich in Not, aber zunächst noch so verschlossen, dass ich nicht recht schlau aus ihm wurde. Angesichts seiner erkennbar kritischen Gesamtsituation schlug ich ihm schließlich eine stationäre Aufnahme zur Krisenintervention vor, auf die er sich nach kurzer Bedenkzeit einließ. Im Grunde war er aber viel zu schwach und durcheinander, um einfach wieder zu gehen. Er blieb also gleich da.

Am folgenden Tag berichtete er, immer noch sehr aufgewühlt und durcheinander, was zwei Tage davor passiert war und letztlich zur Aufnahme bei uns geführt hatte. Seine ganze Familie und er gehörten einer Religionsgemeinschaft an. Nach allem, was er mir über sie erzählte, handelte es sich aber offenbar um eine Sekte. Der Kreis der Ältesten hatte ihn mit seiner Homosexualität konfrontiert und vor die Wahl gestellt: Entweder er schwor der sündigen Homosexualität ab, verhielt sich wieder regel- und glaubenskonform und konnte so Teil der Gemeinschaft bleiben, oder er musste die Gemeinde, ja sogar die eigene Familie verlassen und ihn erwartete in der nahen Apokalypse die ewige Verdammnis. Binnen drei Tagen sollte er sich entscheiden.

Jonathan Fiedler war daraufhin in Panik geraten. Er wusste zwar, dass seine Homosexualität nichts Schlimmes war und auch nichts, was er einfach so loslassen konnte oder wollte. Gleichzeitig war die Aussicht, seine Familie und seine Gemeinschaft verlassen zu müssen, unerträglich. Der Druck und die Gefühle von Demütigung und Ausweglosigkeit waren kaum auszuhalten. Er hatte nur noch Angst vor dem, was ihn erwartete. Völlig verzweifelt wollte er allem ein Ende machen und schluckte zu Hause Tabletten. Danach hatte er aber wohl nur sehr tief und lange geschlafen, ohne dass ihn jemand gefunden hätte. Als er am nächsten Tag wieder aufwachte, ging er zu seinem Hausarzt.

Mein Onkel hielt mich einfach fest

Nachdem wir so zumindest wussten, was der unmittelbare Auslöser von Jonathan Fiedlers Zustand gewesen war, dauerte es dann noch ein, zwei Tage, bis er so weit Vertrauen zu uns gefasst hatte, dass er seine ganze Geschichte erzählte beziehungsweise »auspackte«, wie er selbst es nannte.

Schon seine Großeltern waren Mitglieder der Religionsgemeinschaft gewesen. Als Kinder waren er und sein Bruder sehr viel bei ihnen, denn die Eltern besaßen eine kleine Kfz-Werkstatt und hatten wenig Zeit für sie. Trotz der strengen Regeln ihrer Gemeinde waren sie alles in allem aber eine ganz normale Familie. Die Großeltern waren in den letzten beiden Jahren verstorben.

Im Haushalt der Großeltern wohnte damals noch der jüngere Bruder seines Vaters, auch er gehörte zur Gemeinde. Am Ende von Jonathan Fiedlers erstem Schuljahr begann der Onkel damit, sich mit dem Jungen im Kinderzimmer einzuschließen und ihn sexuell zu missbrauchen. Wenn er, Jonathan, schrie, hielt ihm der Onkel den Mund zu. Hinterher bekam er manchmal kleine Geschenke, Gummibärchen oder andere Süßigkeiten.

»Ich ekle mich heute so sehr vor mir!«, brach es aus dem Patienten hervor. »Warum habe ich das alles zugelassen?«

Sein schlimmstes Erlebnis war am sogenannten Abendmahl, dem wichtigsten Festtag im Jahr, den die Gemeinschaft beging. Fast alle anderen religiösen Feiertage wurden von ihr dagegen ignoriert, da sie ihrer Überzeugung nach nicht bibeltreu waren.

»Ich war acht Jahre alt«, erklärte Jonathan Fiedler. »Die Eltern hatten trotz des Feiertags den Betrieb noch offen, denn für die meisten Menschen war es ja ein ganz normaler Arbeitstag. Mittags kam wieder mein Onkel in mein Zimmer. Für mich war es immer ein Gefühl, als ob die Erde stillstehen würde und ich selbst es wäre, der etwas ganz Schlimmes anstellt. Ich wusste zwar auch damals schon ganz genau, dass das, was der Onkel mit mir machte, nach unserer Religion strikt verboten war. Und doch war ich überzeugt: Ich muss eine große Sünde begangen haben, dass mir das passiert.«

Ihn quälte ständig die Frage, ob er sich an seine Eltern, die Großeltern oder die Ältesten wenden sollte. Im Bibelunterricht hatte er gehört, dass man bei schlimmen Vergehen aus der Religionsgemeinschaft ausgeschlossen wurde und ewige Verdammnis zu erwarten hatte. Diese Menschen mit ihrer Religion waren aber nun mal sein Ein und Alles, er hatte nichts anderes im Leben. Satan lauerte überall, und er, Jonathan, durfte sich auf keinen Fall von ihm verführen lassen. Und eigentlich war er vorsichtig und tat alles, um gewappnet zu sein. Jeden Tag in der Woche ging er in seine Kirche, entweder zur Vorbereitung auf die Lesung aus der Bibel, zur eigentlichen Lesung oder seit dem zehnten Lebensjahr zum sogenannten Predigtdienst. Dabei überbrachten sie anderen Menschen die frohe Botschaft des Glaubens, indem sie von Tür zu Tür gingen, Schriften verteilten und »predigten«. Ihm gefiel es sehr, seinen Glauben auf diese Weise auszuleben.

Ansonsten besuchte die ganze Familie jeden Freitagabend die Versammlung, und auch sonst traf sich die Gemeinde regelmäßig, um über den Glauben und verschiedene Projekte zu sprechen.

»Die Außenwelt, wie ich sie mal nennen möchte, war bedrohlich, kalt und fremd. Nicht einmal zum Geburtstag eines Klassenkameraden durfte ich gehen. Wenn Weihnachten war und die Weltmenschen ›Frohe Weihnachten‹ sagten, durfte ich nur ›Eine gute Zeit‹

wünschen. Und in der Schule mitbeten ging gar nicht. Das war des Satans. Eine Sünde am Heiligen Geist. Am schlimmsten war eigentlich, dass die anderen Kinder mich deswegen immer gehänselt und manchmal auch geschlagen haben. Ich war anders angezogen, immer nur für mich, gehörte nicht zu ihnen. Dafür gehörte ich zu meiner Gemeinschaft, und das war immer gut.«

Er trank einen Schluck Wasser aus dem Glas, das ich ihm hingestellt hatte. Dankbar schaute er mich an.

Nie hatte er sich jemand anderem gegenüber geöffnet, ja öffnen dürfen. Der Onkel hatte ihm massiv gedroht: Sollte er, Jonathan, irgendjemandem was sagen, wäre er voller Schuld und unrettbar verloren. Der Missbrauch durch den Onkel dauerte dann noch jahrelang an. Als der Onkel eines Tages bei einem Verkehrsunfall starb, empfand der damals elfjährige Jonathan das keineswegs als Erlösung. Vielmehr fühlte er sich schuldig, weil der Onkel kurz vorher noch bei ihm im Zimmer gewesen war.

Jonathan Fiedler schilderte dann, dass er schon bald nach dem Beginn des sexuellen Missbrauchs immer ängstlicher wurde und die Schule furchtbar fand. In der Pubertät bekam er dann Depressionen. Er wollte nicht mehr am Leben sein. All dies nahm in der Familie aber niemand wirklich ernst. Stattdessen hatte er immer nur das Gefühl von Abwertung und Erniedrigung. Seine ganze Familie lebte ja nach rigiden Glaubensgrundsätzen und warf ihm vor, sich zu sehr gehen zu lassen.

Am liebsten wäre ich tot

Nun war sein Selbstbild davon geprägt, dass er nichts wert war. Er ekelte sich vor sich selbst und wollte am liebsten tot sein. Dazu kamen als Flashbacks die Bilder von dem Onkel in seinem Zimmer. Er spürte und roch ihn dann noch immer und fing jedes Mal an zu dissoziieren. Jonathan Fiedler nannte es selbst »abtauchen, um nicht in den Strudel der Erinnerungen zu geraten«.

In den zurückliegenden Jahren hatte er natürlich versucht, alle

Erinnerungen an die damalige Situation, an Berührungen, Gewalt, enge Räume und Dunkelheit zu vermeiden. Er hatte seine Gefühle nicht richtig im Griff und zeigte oft impulsives Verhalten, was in seiner Gemeinschaft und der Familie gar nicht gut ankam. Umso mehr war er innerlich zerrissen und verzweifelt. Einerseits respektierte er die Regeln der Sekte, andererseits war ihm über Jahre etwas widerfahren, worüber er dort nicht sprechen konnte und weswegen er Schuld und große Scham empfand.

Dazu kam, dass er mit der Zeit seine Homosexualität entdeckte. Sie allein war schon ein Grund zur ewigen Verdammnis. Er führte gezwungenermaßen ein Doppelleben. Hätte er sich geoutet, hätte er alles, was ihm wichtig war, verloren. Er wäre aus der Gemeinschaft ausgeschlossen worden, und die anderen hätten keinen Kontakt mehr mit ihm halten dürfen.

Sich Hilfe in psychiatrischen Kliniken oder bei niedergelassenen Psychiatern und Psychotherapeuten zu suchen war im Grunde ebenfalls verboten. Er hätte sich ja mit weltlichem Gedankengut infizieren können.

Damit war Jonathan Fiedler einer von vielen Deutschen, die aus den verschiedensten Gründen keine leitliniengerechte Therapie erhalten. Nur gut 10 Prozent der Patientinnen und Patienten mit einer PTBS bekommen die Möglichkeit zu einer traumafokussierten Therapie,[1] obwohl eine solche nach den wissenschaftlichen Leitlinien[2] eigentlich absolut erforderlich wäre.

Nach dem Schulabschluss absolvierte Jonathan Fiedler in der Firma eines Glaubensbruders eine Tischlerlehre. Letztlich gab es keinen Bereich in seinem Leben, der nicht unmittelbar in Bezug zur Gemeinde stand. Damit war er aber ständig unter Beobachtung, und er erlebte es auch genau so.

Am Ende seines Berichts machte Jonathan Fiedler noch einmal sehr deutlich, wie sehr ihn der Missbrauch durch den Onkel belastete: »Auch heute noch schäme ich mich so sehr, dass ich damals zugelassen habe, was er mit mir gemacht hat. Am meisten werfe ich mir vor, dass ich dann auch noch Geschenke von ihm angenommen habe. Ich ekle mich vor mir selbst. Oft habe ich Bilder davon im Kopf, wie er auf mir liegt oder ich auf ihm liege. Auch körperlich spüre ich das ganz konkret, es fühlt sich so eklig an, wie er mich berührt. Ich hasse mich.«

Die eigene Schuld

Nach all den Schilderungen musste ich erst einmal tief durchatmen, denn in dieser Intensität und Wucht kommt Selbsthass selten zum Ausdruck.

Nach allem, was mir Jonathan Fiedler berichtet hatte, lag bei ihm ein Trauma mit nachfolgender komplexer PTBS nach längerem sexuellen Missbrauch in Kindheit und Jugend vor. Mit den Bedingungen und Regeln der Religionsgemeinschaft war er aufgewachsen, und er identifizierte sich mit ihnen. Insofern stellten sie für sich genommen kein Problem für ihn dar. Das, was ihn am Ende aus der Bahn geworfen hatte, waren der sexuelle Missbrauch, die K-PTBS sowie die von der Sekte nicht akzeptierte Homosexualität.

Jonathan Fiedlers Selbsterleben bestand im Wesentlichen aus Scham, Selbsthass, Ekel vor sich selbst und Schuldgefühlen. Letztere waren eng an die äußerst rigide Weltanschauung seiner Religionsgemeinschaft gekoppelt. Nach und nach hatte er sogenannte Bewältigungs- oder Copingstrategien entwickelt, die zwar oft für eine gewisse Zeit funktionieren, sich irgendwann aber als dysfunktional und unwirksam herausstellen. Zu seinen Strategien zählten unter anderem Dissoziationen, Selbstverletzungen und Suizidimpulse. Natürlich dient keine davon der Bewältigung von Problemen, sondern sie alle machen die Sache letztlich nur schlimmer.

Langsam tasteten wir uns mit Jonathan Fiedler an diese Thematik heran und boten ihm nach einer Woche im Krankenhaus eine ambulante Therapie an. Das, was wir darin mit Jonathan Fiedler erreichen und einüben wollten, war das genaue Gegenteil zu seinen dysfunktionalen Strategien: Achtsamkeit, Wohlwollen und Wertschätzung für sich selbst sowie die Entwicklung einer mitfühlenden Perspektive gegenüber sich und anderen Personen.

Jonathan Fiedler wollte zunächst kaum glauben, dass er das alles, mit gewisser Unterstützung durch unser Team, erreichen konnte. Doch er schenkte uns immer mehr Vertrauen und ließ sich auf die Therapie ein.[3]

Das Traumagedächtnis im Kleiderschrank

Zentral in allen evidenzbasierten Therapieansätzen bei der PTBS ist das sogenannte Traumagedächtnis, also die Verarbeitung des traumatischen Ereignisses, wie wir sie insbesondere schon bei Sandra Küpper kennengelernt haben. Daneben spielen auch das Selbstkonzept sowie die gestörte Emotionsregulation eine wichtige Rolle.

Intrusionen, also das unkontrollierbare Wiedererleben eines traumatischen Ereignisses oder womöglich mehrerer Ereignisse, haben viele Menschen mit PTBS und K-PTBS, nicht nur Jonathan Fiedler. Oder sie haben Flashbacks, das heißt, sie erleben eine oder mehrere Traumatisierungen unmittelbar nach. Beides sind Störungen des Gedächtnisses. Flashbacks werden meist als ausgeprägteste Form einer Intrusion verstanden. Wie bei Jonathan Fiedler treten beide Symptome häufig auch mehrfach in der Woche auf und bleiben in den Jahren und Jahrzehnten nach der Traumatisierung oft weitgehend unverändert.

Jonathan Fiedler wurde immer wieder von seinen Gefühlen und seinen Gedanken regelrecht überflutet. Für seine Flashbacks gab es manchmal einen Auslöser oder Anlass, auch »Trigger« genannt, manchmal aber auch nicht. Oft handelt es sich dabei um äußere Faktoren wie Berührungen, Geräusche, Gerüche, Enge oder Dunkelheit; es können aber auch bestimmte Körperempfindungen, Gefühle oder eigene Gedanken sein. Diese unspezifischen Dinge aktivieren die im Gehirn verbundenen Gedächtnisinhalte, das sogenannte Traumanetzwerk, das mit der individuellen Traumatisierung in Zusammenhang steht und im Wesentlichen durch Konditionierung, also Lernmechanismen, geprägt worden ist.

Die Wirkungsweise des Traumagedächtnisses und des therapeutischen Vorgehens lässt sich gut mit einer Metapher beschreiben, die ich auch gegenüber Jonathan Fiedler erläuterte:[4] »Stellen Sie sich Ihr Gedächtnis wie einen Kleiderschrank vor. Üblicherweise wird alles ordentlich und an die passende Stelle in den Schrank gelegt oder gehängt. Auch bei Gedächtnisinhalten ist dies so, das heißt, neue Eindrücke werden an der richtigen Stelle einsortiert und haben so eine Verbindung zum Kontext. Wenn wir ein Kleidungsstück brauchen, wissen wir in der Regel, wo es ist, und so ist es auch bei Gedächtnisinhalten. Nichts fällt einfach so aus dem Schrank heraus. Wenn Sie Ihre Kleider aber einfach in den Schrank schmeißen, ist nichts sortiert, und Sie finden nichts wieder. Die Schranktür geht irgendwann auch nicht mehr richtig zu, und die Kleider fallen einfach heraus. So sind auch Ihre Traumaerfahrungen ins Gedächtnis gestopft worden und können deshalb jederzeit an die Oberfläche kommen.«

Und da ich schon bei Metaphern war, erklärte ich Jonathan Fiedler, dass die Erinnerungen und traumaassoziierten Kognitionen und Emotionen einer Person häufig auch mit einem Wasserball verglichen werden. Man kann noch so sehr versuchen, ihn unter Wasser zu drücken, er wird – wie die Flashbacks – unweigerlich immer wieder unvermittelt und mit viel Wucht an die Oberfläche schießen.[5]

Die Exposition öffnet das Ventil

Das Prinzip der Exposition, auf das wir in diesem Buch öfter treffen und welches ich Jonathan Fiedler erklärte, beinhaltet, dass der Wasserball langsam und dosiert nach oben kommen darf. Um im Bild zu bleiben: Bei der Exposition wird das Ventil des Wasserballs ein wenig geöffnet, und etwas alte Luft, also traumatisierte, sozusagen mit der jetzigen Realität nicht mehr in Beziehung stehende Gedanken und Gefühle, wird abgelassen. Man muss dann also nicht mehr ständig mit Druck versuchen, den Ball unten zu halten.

Wir unterhielten uns noch länger über die beiden Metaphern.

Mir war wichtig, Jonathan Fiedler zu erklären, dass das traumatisierende Ereignis als Quelle der Erinnerung nicht einfach verschwindet, sondern natürlich Bestand hat. Das wichtigste Ziel der Psychotherapie war es in seinem Fall, Voraussetzungen dafür zu schaffen, dass die traumaassoziierten Kognitionen und Emotionen nicht mehr auftraten und ihn folglich nicht mehr belasteten und einschränkten.

Die Erinnerungen und Gefühle, die Jonathan Fiedler so fürchtete, würden nach einer Therapie in sein Gedächtnis eingeordnet und mit dem Zeitstempel »früher passiert« versehen sein. Damit würden sie während eines Flashbacks nicht mehr als Teil der jetzigen Realität erlebt. Auf diese Weise wäre die Erinnerung zwar weiterhin vorhanden, das Ereignis beziehungsweise das Trauma selbst gehörte jetzt jedoch richtigerweise der Vergangenheit an.

Jonathan Fiedler lächelte mich noch ein wenig verhalten an. Es schien, als würde er zum ersten Mal einen Ausweg aus seiner Verzweiflung sehen. Das war ein guter Moment, auch für mich.

Aus naheliegenden und sehr verständlichen Gründen meiden Patientinnen und Patienten mit Flashbacks nach Möglichkeit alles, was als Auslöser infrage kommen könnte. Oder sie versuchen zumindest, die mit dem Aufkommen verbundene unbändige Angst und Verzweiflung irgendwie abzuschwächen. Diese kurzfristig wirksamen Strategien sorgen zwar dafür, dass unangenehmes Erleben und Fühlen weniger wird. Gleichzeitig stabilisiert und verfestigt dieses Verhalten aber erst recht die neuronalen Traumanetzwerke im Gehirn, also die biologischen Grundlagen der PTBS. Weil die Patientinnen und Patienten immer aufmerksamer gegenüber den Triggern werden und immer schneller auf sie reagieren, wird wie in einem Teufelskreis das dysfunktionale, negative Traumanetzwerk verstetigt. Irgendwann nehmen sie überall nur noch Gefahr wahr, denn das ist es, was Gehirn und Körper gelernt haben. Man ist ständig auf der Flucht. Genau eine solche fatale Entwicklung war auch bei Jonathan Fiedler eingetreten.

Neben dem Traumanetzwerk steht die massiv gestörte Selbsteinschätzung im Zentrum der K-PTBS. Die Erschütterung geht also durch und durch. So empfinden die meisten Patientinnen und Patienten, die sexuellen Missbrauch erlebt haben, sich selbst als eklig und waschen sich häufiger. Außerdem gehen sie wie Jonathan Fiedler fest davon aus, dass andere Menschen sie ebenfalls als eklig ansehen und deshalb verachten.

Wie bei Chantal Kraft, die sich, wie wir in einem späteren Kapitel sehen werden, selbst eine Mitschuld an dem Missbrauch durch die eigenen Brüder gab, führte auch bei Jonathan Fiedler die Tatsache, dass er obendrein vom Täter Geschenke angenommen hatte, zu einem Gefühl der Verstrickung, der Scham und der Schuld. Ein Erwachsener, der ihn eigentlich beschützen sollte, hatte ihn als Kind ab dem siebten Lebensjahr immer wieder missbraucht. Um nicht das Gefüge von familiärem Zusammenhalt und der positiven Rolle von Bezugspersonen infrage stellen zu müssen, ist es für ein Kind wie den jungen Jonathan Fiedler oft einfacher, sich selbst die Schuld für den Missbrauch zuzuschreiben. Und diese Schuld tragen sie dann jahre- oder jahrzehntelang mit sich herum.

Jonathan Fiedler berichtete mir noch über seine häufigen emotionalen Hochs und die noch viel häufigeren Tiefs. Letztere hatte er mit und ohne Anlass, in der Regel aber, wenn mal wieder die Trigger zugeschlagen hatten. Das ging schon seit mindestens fünf Jahren so, ohne dass er irgendwas dagegen tun konnte. Es hatte ohne konkreten Anlass angefangen und sich über die Jahre immer mehr gesteigert. Er erlebte dann intensivste Emotionen, niedrige Reizschwellen mit extremen Höhen und Tiefen, also starken Auslenkungen besonders hin zu Angst und Erschütterung, die sich jeweils nur langsam wieder zurückbildeten. Dies ist ganz charakteristisch für die K-PTBS. In der Fachwelt nennt man das Ganze »emotionale Dysregulation«. Meist dissoziierte Jonathan Fiedler dann, schaltete also gewissermaßen ab, sodass sein emotionaler Zustand anschließend wieder normaler wurde. Auch das ist eine Form der Vermeidung, ein überaus effektiver Schutzmechanismus von Psyche und Körper, um ausweglose Situationen zu überstehen.

Über die Jahre bekam Jonathan Fiedler damit jedoch weder seine emotionale Reizbarkeit noch das Dissoziieren unter Kontrolle. Auch in seinem Fall zeigte sich das bei einer K-PTBS bekannte Muster: Je öfter er diesen Bewältigungsmechanismus nutzte und feststellte, dass dadurch unangenehmes Erleben weniger wurde, desto größer wurde die Wahrscheinlichkeit, dass verstärkt Dissoziationen auftraten.

Am schlimmsten war für ihn der Kontakt mit anderen Menschen. Innerhalb der Religionsgemeinschaft hatte er große Hemmungen, sich so einzubringen, wie er es gerne gemacht hätte und wie es auch von ihm erwartet wurde. Rückblickend meinte er, dass seine sexuelle Entwicklung sehr einseitig verlaufen war. Sex war bei ihnen in der Gemeinde nur in der Ehe mit einer anderen Angehörigen der Gemeinschaft erlaubt. Selbstbefriedigung war zwar verpönt, er onanierte aber trotzdem immer wieder heimlich. Eine festere Beziehung innerhalb der Sekte hatte er nicht. Selbst ein Treffen, so sagte er mir, wäre immer nur in Begleitung einer dritten Person möglich gewesen.

Als er zwanzig wurde, suchte er manchmal kurze Beziehungen mit Männern, immer natürlich außerhalb der Gemeinde. Irgendwie hatte er dabei aber ausschließlich »Pech«, wie er es ausdrückte: Stets fand er nur solche Männer, die selbst viele Probleme hatten und eher aggressiv waren – ein typischer Teufelskreis von erneuter Kränkung, Entwürdigung und gelegentlich auch Gewalt.[6] So griff er zu weiteren Bewältigungsmechanismen, darunter Alkohol, um sich weiter zu betäuben und den unerträglichen Zustand irgendwie doch auszuhalten. Wieder ein Teufelskreis. Diese Bewältigungsmechanismen bieten zwar oft kurzfristige Erleichterung von Symptomen, langfristig verschlimmern sie jedoch die Symptome und schädigen die Gesundheit.

Die ersten Tage auf der Station waren unkritisch. Jonathan Fiedler schlief viel, war vorsichtig und zurückgezogen. Zu den Mitgliedern des therapeutischen Teams und mir schien er jedoch langsam mehr Vertrauen zu fassen.

Er bekam fast täglich Besuch von zwei älteren Männern. Zu dritt zogen sie sich dann jedes Mal für längere Zeit zurück, und hinterher wirkte Jonathan Fiedler jeweils völlig durcheinander, ohne dass er uns jedoch etwas über die Gespräche mitgeteilt hätte. Am vierten Tag ließ er sich dann überraschend aus der stationären Behandlung entlassen. Als wir ihn um eine Erklärung baten, platzte es aus ihm heraus: »Ich werde so unter Druck gesetzt. Mit meiner Homosexualität bewirke ich den Weltuntergang. Das halte ich nicht mehr aus. Ich kann hier nicht bleiben. Es ist falsch. Ich gehe zurück. Ich muss.«

Wenn jemand sich nicht im Krankenhaus behandeln lassen will, wird er entlassen, denn die Autonomie der Patientinnen und Patienten gilt es zu beachten. Immerhin erklärte sich Jonathan Fiedler nach einiger Überzeugungsarbeit damit einverstanden, von da an in unsere Ambulanz zu kommen. Dort sollte er von einem Sozialpädagogen betreut werden, der ihn bei der praktischen Lebensführung unterstützen, ihn also motivieren und beraten sollte. Und da er sein bisheriges Leben in einer »Blase« verbracht hatte, wie er selbst es anschaulich nannte, hatte er hier viel Nachholbedarf. Eine Psychotherapeutin würde außerdem einmal wöchentlich Gespräche mit ihm führen, um ihn psychisch zu stabilisieren und die notwendige längere Traumabehandlung mit Expositionen vorzubereiten. Der Sozialpädagoge und die Psychotherapeutin hatten beide sehr viel Erfahrung mit schwierigen Konstellationen. Und im Fall von Jonathan Fiedler war die Konstellation außerordentlich schwierig. Ihre jeweilige Arbeit mit ihm sprachen sie immer wieder mit mir ab.

Tatsächlich hakte es dann – nicht ganz unerwartet – schon in den ersten ambulanten Gesprächsstunden. Immer wieder thematisierte Jonathan Fiedler seine negative Sicht: »Ich bin schuld an meinen Problemen und bewirke auch für die Menschen nichts Gutes.«

Inzwischen wohnte er in einer billigen Pension, nicht mehr bei den Eltern. Der Sozialpädagoge hatte ihm geholfen, eine Wohnung zu finden und zu beziehen. Eine gewisse Abgrenzung war ihm also gelungen, insbesondere zu der Gemeinde.

Wir legten in den nächsten Sitzungen deswegen zunächst den Schwerpunkt auf die Bearbeitung von Schulderleben und Selbstmitgefühl (man spricht heute auch von »Compassionate Self« oder »mitfühlendem Selbst«).[7]

Die wohlwollende Begleiterin an meiner Seite

Zur Symptomatik bei K-PTBS gehören in der Regel die fixe Grundüberzeugung, an allem Schuld zu haben, Scham, dass die Dinge so geschehen sind, wie sie geschehen sind, der damit einhergehende Ekel sich selbst und dem eigenen Körper gegenüber sowie der Hass auf sich selbst. Insgesamt ergibt das ein sehr negatives, von Selbstverachtung geprägtes Selbstkonzept. Indem die Gemeinschaft immer nur Sünde, Schuld und den baldigen Weltuntergang beschwor, bewirkte und verstärkte sie bei Jonathan Fiedler dieses negative Selbstbild auf extreme Weise. In einem der ambulanten Termine erklärte er dennoch sehr entschieden: »Ich werde mit der Gemeinde brechen, und dann gehe ich meinen eigenen Weg.«

Ein typisches Hilfsmittel in solch einer Psychotherapie ist der »wohlwollende Begleiter«.[8] So bat die Therapeutin Jonathan Fiedler, er solle sich einen Begleiter vorstellen – eine Person, ein Tier, ein Wesen, was immer für ihn passe. Dieser Begleiter solle einfühlsam und verständnisvoll sein und ihm immer unterstützend zur Seite stehen.

»Das habe ich noch nie gehabt, niemand kann so zu mir sein«, war Jonathan Fiedlers spontane Reaktion.

»Kein Problem«, entgegnete die Psychotherapeutin. »Erfinden Sie sich einfach eine imaginative Gestalt, also eine, die nicht real ist.«

»Na gut, ich stelle mir eine schöne ältere Frau vor, die mich beschützt. Ich glaube, das passt.«

»Sehr gut«, sagte die Therapeutin. »Können Sie sie mir genauer beschreiben? Wie sieht sie aus, was kann sie, was macht sie?«

Jonathan Fiedler fiel die Beschreibung erstaunlich leicht, und je mehr er ins Erzählen kam, desto plastischer erschien diese Figur vor seinem inneren Auge.

»Sie machen das wirklich gut«, ermunterte ihn die Therapeutin. »Und nun schließen Sie für einen Moment die Augen. Stellen Sie sich vor, Sie sind zu Hause in Ihrer neuen Wohnung. Es ist ein Tag wie jeder andere. Es geht Ihnen wie so oft nicht gut. Können Sie sich das vorstellen?«

Jonathan Fiedler nickte.

»Sehr gut. Stellen Sie sich nun vor, dass Sie nicht alleine sind, Ihre Begleiterin ist bei Ihnen. Ganz ruhig und gelassen befindet sie sich mit Ihnen im selben Raum. Sie müssen nicht mehr alleine durch den Tag. Wie fühlt sich das für Sie an?«

»Wir sitzen gemeinsam am Tisch«, sagte Jonathan Fiedler. »Vorher war alles so dunkel und schwer. Jetzt werde ich gesehen. Ich bin nicht mehr allein.«

»Genau, Sie sind nicht allein. Und wie fühlt sich das für Sie an?«, hakte die Therapeutin nach.

»Es ist leichter. Es fühlt sich warm an. Ich glaube, da ist so etwas wie Hoffnung. Vielleicht auch Verbundenheit.«

Jonathan Fiedler konnte diese Übung von da an rasch für sich anwenden. Es wurden tägliche Übungszeiten vereinbart, in denen er seine wohlwollende Begleiterin imaginieren sollte. Es ist wichtig, im Alltag zu üben, damit ein wohlwollender Zugang zu sich selbst auch in schwierigen Situationen klappt.

Ein Stuhl nach dem anderen

Auch die aus der Gestalttherapie bekannte Stuhltechnik, die inzwischen in einigen Therapieschulen integriert ist, setzten wir bei Jonathan Fiedler ein.[9] Das Ganze hört sich vielleicht etwas merkwürdig an, aber es funktioniert in der Regel erstaunlich gut: Konkret stellten wir zwei zusätzliche Stühle im Therapiezimmer auf, einen für Jonathan Fiedlers wohlwollende Begleiterin, also das »Selbstmitgefühl«, den anderen für sein »schuldiges Selbst«, den Kritiker in sich.

Wir begannen damit, dass sich Jonathan Fiedler auf den Stuhl des schuldigen Selbst setzte. Die Psychotherapeutin und er sprachen nun über diese Seite in ihm: Seit wann war dieses schuldige Selbst da, warum war es überhaupt da und wie dachte es über ihn. Was anschließend von dieser Seite kam, war vernichtende Kritik. Es war unverkennbar, wie dominant und mächtig das schuldige Selbst war. Es machte einen durchaus betroffen, zu hören, wie Jonathan Fiedler über sich dachte.

Anschließend setzte er sich auf den Stuhl der wohlwollenden Begleiterin, doch es dauerte eine Weile, ehe er dort Worte fand.

»Wie geht es Ihnen, wenn Sie das hören, was der Kritiker sagt?«, fragte ihn die Therapeutin.

»Es tut mir weh und es tut mir leid«, antwortete Jonathan Fiedler. »Selbst wenn die Kritik vielleicht einen wahren Kern hat, ist es nicht fair, jemanden so fertigzumachen.«

»Wie denken Sie über Jonathan?«, fragte die Therapeutin weiter.

»Er ist eigentlich kein schlechter Kerl. Er will alles richtig machen und macht es sich dabei so schwer. Er tut mir leid, und ich wünschte, er könnte öfter sehen, dass es im Leben um so viel mehr geht. Vielleicht müsste er mehr an sich glauben.«

»Vielleicht?«

»Na ja, ziemlich sicher. Wenn er sich täglich selbst so fertigmacht, ist es ja eigentlich kein Wunder, dass keine Energie für Veränderung übrig bleibt«, sagte Jonathan Fiedler über sich selbst.

Es war beeindruckend zu sehen, wie sich Jonathan Fiedler dank dieser Methode mit sich selbst auseinandersetzte. All diese Seiten gehörten zu ihm. Zugleich wurde deutlich, wie leise und zögerlich die Stimme des Selbstmitgefühls und des Wohlwollens mit sich selbst noch immer war.

Nach gut zehn Minuten wechselte Jonathan Fiedler schließlich wieder zurück auf seinen ursprünglichen Stuhl gegenüber der Therapeutin, die nun mit ihm darüber sprach, wie die beiden imaginierten Personen sich zueinander verhalten hatten.

»Es ist erstaunlich«, meinte Jonathan Fiedler schließlich. »Ich habe kapiert, in was für einem Konflikt ich lebe. Je mehr ich mich selbst fertigmache, desto weniger erreiche ich. Eigentlich will ich etwas verändern. Aber das werde ich wohl kaum schaffen, wenn ich auf den Kritiker höre.«

In weiteren Therapiesitzungen in der Ambulanz, in denen Jonathan Fiedler diese und andere Aufgaben wiederholte, lernte er immer besser, sein Selbstmitgefühl zu entwickeln.

Die Therapeutin und er wandten sich nun seinen Werten und Zielen zu. Er war natürlich stark von der religiösen Gemeinschaft, ihren Regeln und Überzeugungen geprägt, und so fiel es ihm enorm schwer, sich darüber klar zu werden und zu benennen, was und wohin er selbst eigentlich wollte. Doch mit der Zeit nahmen diese Vorstellungen konkretere Gestalt an. Beide sprachen darüber, was er brauchte, um ein seinen Werten und Zielen entsprechendes Leben zu führen, und darüber, was ihn im Moment noch daran hinderte, dieses Leben anzugehen.

So entwickelte Jonathan Fiedler innerhalb weniger Wochen die Bereitschaft, sich auf einen neuen Weg zu begeben – einen Weg, der sich trotz aller Unsicherheit, die das Neue nun einmal bereithält, für ihn stimmig anfühlte.

Es gab gleichwohl immer wieder dunkle Tage, an denen es ihm schwerfiel, morgens überhaupt das Bett zu verlassen, und an denen die Gedanken tiefer hingen als die schwersten Regenwolken. Wir ermutigten Jonathan Fiedler dann jedes Mal, nicht aufzugeben. Es war ganz normal, dass es auch Durchhänger gab, die Motivation schwächelte und die nötige Energie fehlte. Aber dann waren ja immer noch wir da, seine Psychotherapeutin, der Sozialpädagoge, die anderen Mitglieder unseres Teams und ich. Alle standen hinter ihm und begleiteten ihn ein Stück dieses Weges. Noch brauchte er uns, doch eines Tages würde er es auch alleine schaffen.

Als ich mich mit Jonathan Fiedler und seiner Psychotherapeutin ein paar Wochen später in der Ambulanz traf, lachte er mich das erste Mal an und erklärte: »Das ist alles auf einem guten Weg.« Ich freute mich sehr mit ihm und fragte ihn, was für ihn das Wichtigste an unserer Behandlung war.

»Ich hatte ein Gefühl von Geborgenheit. Konnte mich hier auf alle verlassen. Ich wusste von Anfang an, dass alle mich auf meinem Weg unterstützen, wie auch immer er geht. Am wichtigsten waren der Sozialpädagoge und die Psychotherapeutin. Er hat mir erst mal erklärt, wie das Leben so abläuft, und mit mir die ersten Schritte gemacht. Und in den regelmäßigen Gesprächen mit der Therapeutin ging es darum, wo ich stehe und wo ich hinwill. Jetzt weiß ich es, wenigstens meistens.

Die Ängste und die Depressionen sind weg, ich muss nicht mehr Tag und Nacht an die Vergewaltigungen denken oder daran, dass mich die Regeln in meiner Gemeinschaft einschränken. Das ist zum Glück jetzt alles vorbei. Was die Gemeinschaft angeht, habe ich endgültig einen Schlussstrich gezogen. Das fiel mir sehr schwer. Aber es war überfällig und so notwendig.«

Gleichzeitig merkte er, dass er sich auf dem nun eingeschlagenen Weg noch unsicher fühlte. »Gerade gestern habe ich wieder einen Brief von einem der Ältesten bekommen. Darin schreibt er, dass ich bereuen soll und wieder in die Familie und die Gemeinde zurückkehren muss. Die ganze Nacht habe ich geweint und konnte nicht schlafen.« Jonathan Fiedler meinte noch, ihm sei klar, dass er weiter an sich arbeiten müsse. Er wolle heraus aus dem bisherigen Leben, und zwar ganz heraus.

In den nächsten Stunden traf Jonathan Fiedler die Psychotherapeutin wieder alleine. Sie erstellten gemeinsam Pro-und-Kontra-Listen. Für einen neuen Weg, ein neues Leben, sprachen beispielsweise über die Unabhängigkeit und das Leben nach eigenen Wertvorstellungen, auch über das Leben mit der Homosexualität. Dagegen standen die Familie und die Gemeinschaft.

Außerdem justierten sie die Therapieziele neu. Dazu skizzierte die Therapeutin ihm erneut die weiteren Schritte einer Traumabehandlung. Es würde sich eine Expositionsphase anschließen, analog zu dem Vorgehen, welches ich im Kapitel über Silke Kromer beschreiben werde. Dabei handelt es sich um einen wichtigen Bestandteil der Traumatherapie, der aber ohne die vorherige Bereitschaft des Patienten oder der Patientin zur Veränderung, die Übernahme von Verantwortung für das eigene Leben und das erforderliche Selbstmitgefühl nicht funktionieren würde.

Jonathan Fiedler war sich jetzt vollkommen darüber im Klaren, dass die einzige Lösung für ihn der Abbruch aller Kontakte zu seiner Gemeinschaft und damit auch zu seiner eigenen Familie war. Er war nicht mehr ambivalent. Und er war fest entschlossen, seinen Weg zu gehen.

Ein Jahr später war die Traumabehandlung abgeschlossen. Der ganze Ablösungsprozess war zwar alles andere als einfach gewesen, aber bei dem Abschlussgespräch wirkte Jonathan Fiedler spürbar selbstbewusster und mit sich im Reinen.

»Ich habe in der Sporttherapie angefangen, richtig Sport zu machen«, erklärte mir der junge Mann. »Am liebsten jogge ich, und zwar jeden Tag. Mein Beruf als Tischler ist toll. Ich habe die Stelle gewechselt und plane gerade, mich selbstständig zu machen. Der Sozialpädagoge in der Ambulanz hat mich bei diesen Plänen unterstützt. Zu meinen Eltern und meinem Bruder habe ich keinen Kontakt mehr. Für mich ist es sehr schwer, aber das war mir bewusst, als ich diesen Weg gegangen bin. Wenn wir uns mal zufällig begegnen, dürfen sie mich noch nicht einmal mehr grüßen. Ich wünschte mir so sehr, sie könnten mich und meine Entscheidung akzeptieren. Was sie fühlen, weiß ich leider nicht.«

Kapitel 12

Der alte und der neue Weg. Commitment

Britta Rose

Mit dem englischen Begriff Commitment bezeichnet man in unserem Zusammenhang die Bereitschaft eines Patienten oder einer Patientin, sich voll und ganz auf eine Therapie einzulassen und in ihrem Verlauf aktiv mitzuwirken.[1] Es ist eine Selbstverpflichtung, verbunden mit der Garantie, dass die Therapeutinnen und Therapeuten alles daransetzen werden, die Therapie erfolgreich zu machen.

Manchmal würde ich Patientinnen und Patienten am liebsten zur Therapie tragen, ihnen Dinge abnehmen, zu denen sie selbst nicht in der Lage sind, oder Dinge verhindern, die offenkundig schädlich für sie sind. All das verbietet sich aber von selbst, denn es wäre übergriffig und würde, wenn überhaupt, nur sehr kurzfristig helfen.

Stattdessen gilt es, mit den Patientinnen und Patienten die Überzeugung aufzubauen, dass sich Psychotherapie lohnt, um wieder gesund zu werden, und dass es sich für sie auszahlt, eine eigene Motivation für die anstehenden, notwendigen Veränderungen zu entwickeln. Nur ihre eigene Entscheidung, etwas zu verändern, kann langfristig eine Besserung der Beschwerden bewirken.

Manchmal sind die Hemmungen und die Widerstände gegenüber jeder Veränderung jedoch so groß, dass es zu keiner Besserung kommt. Anders gesagt, die Krankheit ist noch zu stark, und vielleicht gibt es noch andere gewichtige Faktoren, die gegen eine Veränderung sprechen. Daher muss man sich als Therapeutin und Therapeut oft sehr langsam herantasten, die eigenen Erwartungen herunterschrauben und Rückschläge als gegeben akzeptieren. Den Patientinnen und Patienten muss man vor allem Zeit geben – und sich diese auch selbst nehmen.

Ein gutes Beispiel dafür, wie diese Geduldsprobe aussehen kann, ist Britta Rose, an der ich manchmal fast verzweifelt bin. Sie hätte sich nur auf den Weg machen müssen, was sie aber noch nicht tun konnte. Immer kam etwas dazwischen. Ich fand zunächst einmal keinen Schlüssel, ihr zu helfen.

Der erste Kontakt nach dem Suizidversuch

Britta Rose war 30 Jahre alt, als sie zu uns in die Klinik kam. Um genau zu sein: Sie wurde vom Rettungsdienst gebracht. Sie hatte kurz zuvor – und nicht zum ersten Mal – einen Suizidversuch mit Tabletten unternommen, war noch immer wie benebelt und schläfrig und kam zunächst auf unsere psychiatrische Intensivstation. Dort sah ich sie am folgenden Morgen bei der Visite.

Sie war in den zehn Jahren zuvor des Öfteren in anderen psychiatrisch-psychotherapeutischen Krankenhäusern gewesen, aber noch nie bei uns. Als ich das Zimmer betrat, lag Britta Rose mit dem Rücken zur Tür in ihrem Bett und blickte zur Wand. Obschon sie sich nicht umdrehte, stellte ich mich kurz vor und erklärte ihr, dass wir ihr hier im Krankenhaus helfen wollten und dass ich mich gerne mit ihr darüber unterhalten würde. Ganz langsam wandte sie sich mir zu. Sie war sehr schmächtig und dünn. Ihr Gesicht wirkte auffallend hager, die dunklen Haare hatte sie eher flüchtig zusammengebunden. Auf mich machte sie einen ängstlichen und verschreckten Eindruck. Sie war nicht in der Lage, Blickkontakt zu mir herzustellen. Ihre Stimmung war sehr gedrückt. Fast flüsternd, sodass ich sie kaum verstehen konnte, fragte sie mich, welchen Wochentag wir hatten.

»Montag«, antwortete ich. »Es ist kurz nach elf.«

»Dann habe ich gestern die Tabletten genommen«, sagte sie tonlos und verfiel wieder in Schweigen. Für einen Moment konnte man in ihren Augen die Enttäuschung sehen.

Ich fragte sie direkt, wie es dazu kam, dass sie nicht mehr leben wollte.

»Mit meinem Freund bin ich schon einige Jahre zusammen«, antwortete sie sehr langsam und zögerlich. »Es ist eher eine Bekanntschaft, nicht mehr. Er stellt sich aber immer vor, dass wir irgendwann heiraten. Jetzt am Wochenende haben wir heftig miteinander gestritten. Eigentlich war es völlig belanglos, es ging darum, ob wir am Wochenende etwas zusammen unternehmen. Unser Problem ist aber eher die Art der Beziehung. Er träumt von einer Familie und Kindern. Eigentlich will ich das auch, aber ich traue es mir überhaupt nicht zu.«

Britta Rose fiel es noch sichtlich schwer zu sprechen. Trotzdem fuhr sie gleich fort: »Nach dem Streit ist er gegangen. Er hat noch gesagt, dass er nie wiederkommt. Dann habe ich alle Tabletten geschluckt, die ich zu Hause finden konnte, und muss wohl eingeschlafen sein. Wie ich zu Ihnen gekommen bin, weiß ich nicht.«

Die Stimme von Britta Rose war nach wie vor sehr leise. Sie selbst wirkte insgesamt ein bisschen verhangen und verlangsamt. Das waren sicher noch die Folgen der Tablettenintoxikation. Bevor ich wieder ging, fragte ich sie noch, ob wir oder ich etwas für sie tun könnten, was sie jedoch verneinte. Den ganzen Tag über schaute regelmäßig jemand von unserem Team bei ihr vorbei. Wir konnten sie zunächst überhaupt nicht einschätzen.

Als ich am Abend noch einmal auf die Station kam, erfuhr ich, dass Britta Rose inzwischen wacher, nicht mehr so erschöpft und außerdem etwas zugänglicher sei. Ich stattete ihr einen zweiten Besuch ab.

»Darf ich mich auf einen Stuhl neben Ihr Bett setzen?«, fragte ich sie, nachdem ich erst angeklopft und dann das Zimmer betreten hatte.

Sie nickte schüchtern.

»Waren Sie schon einmal in einer psychiatrischen Klinik?«

»Ziemlich oft. Mal wegen Depressionen, dann hieß es, ich hätte eine Borderline-Störung oder eine Traumastörung. Und natürlich wegen der Magersucht. Aber eigentlich ging es die letzten zwei bis drei Jahre ganz gut. Ich hatte einen Therapeuten in der Stadt, zu dem bin ich regelmäßig gegangen. Er wollte nichts von mir, fragte nie nach, machte nichts zum Problem. Ich habe immer nur berichtet, was in der Woche passiert war, manchmal habe ich auch Dinge weggelassen. Ich wollte unser Verhältnis nicht damit belasten und hatte ihn klar unter meiner Kontrolle. Wenn ich so darüber nachdenke, war es eigentlich keine richtige Therapie. Aber seine Anwesenheit hat mir gutgetan, jemand hat mir zugehört. Besser geworden ist dadurch allerdings nichts.«

Plötzlich begann sie abzudriften und zu dissoziieren. Erst sprach ich sie ganz behutsam und leise an, dann etwas resoluter, und so konnte ich sie wieder zurückholen.

»Das passiert mir eigentlich jeden Tag«, erklärte sie ihr Wegtreten. Sie berichtete, wie sehr sie unter diesen Dissoziationen litt, über die sie keinerlei Kontrolle hatte.

»Gibt es Situationen, in denen Sie sich wohlfühlen?«, fragte ich daraufhin.

Zum ersten Mal lächelte sie. »Ja, wenn ich bei den Pferden bin. Die gehören meinem Freund und seiner Familie. Aber jetzt ist er ja gegangen.« Sie fing an, heftig zu weinen.

Wie sie mir dann erzählte, war sie seit eineinhalb Jahren fast täglich bei den Pferden gewesen.[2] Es handelte sich um Islandpferde, die die meiste Zeit im Offenstall oder draußen auf der Weide standen. Britta Rose liebte an ihnen, dass sie noch ganz natürlich waren und nicht so hochgezüchtet. Sie seien immer ehrlich zu ihr, erklärte sie. Wenn sie vor Ort war, mistete sie, kontrollierte Zäune oder umsorgte die Tiere, wenn die Tierärztin oder der Hufschmied angekündigt war. Und natürlich ritt sie regelmäßig aus, allerdings immer nur alleine. Ich nahm an, dass sie nicht von anderen abhängig sein wollte, davor hatte sie wahrscheinlich viel zu viel Angst.

Ihr Lieblingspferd war eine knapp 20-jährige Schimmelstute, Ljósbrá. Ich fragte gleich, was das auf Deutsch hieß.

»Es bedeutet Lichtstrahl, der Name symbolisiert Hoffnung. Das finde ich gut, und es passt zu ihr. Und zu mir.« Sie sah meinen fragenden Blick. »Ich weiß, was Sie denken. Ob ich vielleicht nur wegen Ljósbrá bei meinem Freund geblieben bin? Mein Freund weiß natürlich von meiner Liebe zu den Pferden. Wenn er sich jetzt wirklich von mir trennt, wäre es für mich auch mit dem Reiterhof vorbei. Und dann hätte ich gar nichts mehr in meinem Leben.«

Ich überlegte, ob mir Alternativen einfielen, eine Reitbeteiligung oder etwas in der Art. Aber noch war es viel zu früh, um solche Konsequenzen zu besprechen.

Der Querflötenunterricht

Als Direktor der Klinik schaue ich oft auch persönlich nach Patienten mit herausforderndem Behandlungsverlauf, zumal dann, wenn Assistenzärzte und Oberärztinnen, die die primäre Versorgung übernehmen, nicht recht weiterkommen. Und so kam ich zwei Tage später wieder auf Visite zu Britta Rose. Sie war inzwischen auf die Spezialstation für depressiv erkrankte Menschen verlegt worden. Seit unserem letzten Gespräch hatte mich die Frage umgetrieben, was wohl die Ursache für ihre vielfältigen Probleme und Störungen sein mochte.

Äußerlich war sie wenig verändert, aber sie wirkte nicht mehr so müde und benommen. Sie hatte einen klaren, aber immer noch eher schüchternen Blick. Auch diesmal brauchte sie eine Weile, um sich zu öffnen. Zunächst sprachen wir über Islandpferde, dann über ihre Situation auf der Station. Ich erläuterte ihr noch einmal ausführlich, was das Ziel der Behandlung war: ihr beizustehen, wenn sie das möchte.

Sie sah mich lange an und erklärte dann mit leiser Stimme: »Wissen Sie, ich war zwölf Jahre alt, als ich bei einem Musiklehrer Querflötenunterricht hatte. Der fand immer bei ihm zu Hause statt, jeden Freitagnachmittag. Nach zwei oder drei Wochen hat der Lehrer während einer Unterrichtsstunde seinen Arm auf meine Schulter gelegt. Ich bin zusammengezuckt und wusste nicht, was das sollte. Er hat meine Haltung leicht korrigiert und gesagt, dass ich sehr schön spielen würde. Und dann wurde er zudringlich. Ich war wie gelähmt und konnte nicht einmal schreien. Es war so eklig. Ich habe mich wie tot gefühlt und alles mitgemacht, was er mir befohlen hat.

Als ich irgendwann gegangen bin, hat er mir zum Abschied gesagt, dass er sich schon auf die nächste Stunde freut, ich bestimmt auch. Das habe mir doch schließlich auch Spaß gemacht. Und er hat mir eingeschärft, ich dürfte auf keinen Fall jemandem davon erzählen. Auch nicht meinen Eltern.

So ging das vielleicht vier Monate, jede Woche. Ich konnte mit keinem Menschen darüber sprechen. Ich habe mich vor allem selbst schuldig gefühlt und wahnsinnig geschämt. Aus heutiger Sicht kann ich überhaupt nicht verstehen, warum ich trotzdem weiter jeden Freitag zu ihm gegangen bin. Ich wusste ja, was mir bevorstand. Aber ich habe einfach keinen Ausweg gesehen.«

Britta Rose wurde immer leiser und war kaum noch zu verstehen. Ich fragte sie, ob sie eine Pause machen wolle.

»Nein, wenn ich Ihnen jetzt nicht die ganze Geschichte erzähle, schaffe ich es das nächste Mal nicht mehr.« Dann fuhr sie mit ihrem Bericht fort.

»Irgendwann hat meine Mutter mich zur Rede gestellt und gesagt, dass mit mir etwas nicht stimmt. Ich wundere mich heute noch, dass ich ihr sofort alles erzählt habe. Dabei habe ich mich so vor ihr geschämt. Und es hätte ja auch sein können, dass sie mir Vorwürfe macht, ich hätte den Musiklehrer verführt oder so. Was natürlich Quatsch ist. Nein, meine Mutter hat mich sehr ernst genommen und mich ausreden lassen.

Dann ist sie mit mir zur Polizei gefahren. Ich habe meine Aussage gemacht, drei oder vier Stunden lang. Immer wieder haben die Polizistinnen das Gleiche gefragt. Meine Mutter war bei der Befragung dabei. Das war gut. Sonst hätte ich mich nicht getraut. Und dann mussten wir in die Frauenklinik zur Spurensicherung. Die Leute dort waren nett, aber die Untersuchungen waren mir unheimlich, und deshalb habe ich mich gewehrt. Das Ganze war einfach nur furchtbar. Ich habe mich gewehrt und geweint.«

Britta Rose berichtete mir weiter, dass der Täter schließlich wegen Vergewaltigung von Minderjährigen zu einer zweieinhalbjährigen Haftstrafe verurteilt wurde. Vor dem Gericht mussten sie und auch andere Kinder gegen ihn aussagen. Der Täter hatte sie während ihrer Aussage im Gerichtssaal ausgelacht und gerufen, sie habe ihn verführt, nicht umgekehrt. Nie, so Britta Rose, werde sie das vergessen. Aber auch heute denke sie oft daran, dass sie ihn irgendwann einmal wieder treffen werde. Sie wisse nicht, wie sie sich dann verhalten sollte. Sie habe einfach nur Angst davor.

Über das, was geschehen war, hatte sie anfangs noch manchmal mit ihrer Mutter gesprochen, aber immer nur ganz abstrakt. Über ihre Gefühle dem Täter und sich selbst gegenüber konnte sie nicht einmal mehr mit ihrer wichtigsten Bezugsperson reden, und auch für ihre Mutter war es schwierig, damit umzugehen und einen Zugang zu ihrer Tochter zu finden. Inzwischen, Jahre später, hatten Mutter und Tochter sich völlig entfremdet. Es war, als hätte der Missbrauch einen Keil zwischen sie getrieben.

Seit damals litt Britta Rose unter ständigen Albträumen über die Vergewaltigung und ihre eigene Wehr- oder Hilflosigkeit. Es war immer der gleiche Traum. Das Wiedererleben ging jedes Mal mit Angst und Entsetzen, Schweißausbrüchen, Herzrasen und Zittern einher. Auch tagsüber hatte sie immer wieder Flashbacks. Sie ging deshalb so weit wie möglich allen Situationen aus dem Weg, die sie an den Musiklehrer erinnerten und sie ekelten. Sie vermied es konsequent, mit jemandem alleine in einem Raum zu sein, hatte kaum engere und schon gar keine sexuellen Beziehungen, besuchte keine Konzerte und ging nie in Diskotheken oder auf Festivals. »Nach dieser Vergewaltigung habe ich mich auch nie geschminkt, ich wollte kein Opfer mehr werden«, erklärte sie. Und sie fühlte sich mehr oder weniger durchgängig bedroht, was sich durch erhöhte Wachsamkeit – also Hypervigilanz – und eine verstärkte Schreckreaktion auf Reize wie plötzliche Geräusche ausdrückte.

Immer wieder stieß sie andere vor den Kopf, weil sie oft so emotional reagierte, was regelmäßig zu Konflikten führte. Am schlimmsten war es in der Schule. Ihre Jugendzeit war von vielen Auseinandersetzungen geprägt. Manchmal dachte sie, wenn sie nicht so wertlos wäre, hätte sie ein viel schöneres Leben.

Mit 17 Jahren war sie impulsiv und auch sonst in ihrem Verhalten auffällig, sie schämte sich und meinte, Schuld auf sich geladen zu haben, und sie konnte eigentlich keine Beziehungen eingehen oder sich anderen Menschen nahe fühlen. Damals ging sie das erste Mal zu einem Psychiater und Psychotherapeuten. Ihre Mutter hatte ihr das schon oft vorgeschlagen und sie irgendwann vor die Wahl gestellt, sich entweder in Behandlung zu begeben oder von zu Hause auszuziehen. Von da an war Britta Rose immer mal wieder in Kliniken, in der Regel allerdings nicht sehr lange, weil sie sich meist bald selbst entließ.

Die Vorbereitung des neuen Weges

Für mich bestand kein Zweifel: Bei Britta Rose bestand eine K-PTBS. Nach wenigen Tagen Krisenintervention im Krankenhaus entließen wir sie, betreuten sie allerdings ambulant weiter, um gemeinsam mit ihr zu überlegen, wie eine Weiterbehandlung aussehen könnte.

Für Britta Rose war das Leben bis dahin ein Kreislauf aus Unsicherheit, Angst, Scham, Schuldgefühlen, Rückzug und ganz vielen Kompromissen gewesen. Diese Kompromisse waren immer eine Gratwanderung zwischen ihren Interessen und den Notwendigkeiten des Lebens einerseits und der Vermeidung traumatisierender Situationen andererseits. Schulbesuch, Freizeitgestaltung, Momente der Unbeschwertheit, das alles war nur mit ganz großen Einschränkungen möglich.

Diesen Kreislauf zu durchbrechen und einen neuen Weg einzuschlagen, der ein befreiteres Leben zum Ziel hatte, war eine große Herausforderung – und sehr anstrengend. Sie hatte schließlich über lange Zeit gelernt, unangenehmes Erleben durch Symptome wie Dissoziationen und Vermeidungen zu bewältigen. So hatte sie es auch zu lange vermieden, selbst die Verantwortung für ihr Leben zu übernehmen. Diese Aspekte waren in ihren diversen Behandlungen bis dahin offenbar nicht deutlich genug thematisiert und angegangen worden. Oder die Zeit war dafür noch nicht reif gewesen.

Einen neuen Weg einzuschlagen bedeutet fast immer auch – und vor allem – die Konfrontation mit Dingen, die man seit Jahren von sich weggeschoben hat. Bei Britta Rose hatten die bisherigen Mechanismen zur Traumabewältigung nicht dazu geführt, dass sie sich irgendwie besser fühlte, ganz im Gegenteil. Oftmals waren sie eher schädlich und sorgten dafür, dass die Störung anhielt oder sich gar verstärkte. Aus diesem Grund mussten sie nun gezielt durch konstruktive Methoden ersetzt werden. Britta Rose hatte nach wie vor jedoch große Bedenken, ja Angst, sich darauf einzulassen. Von unserer Seite waren also erst mal weiter Geduld und Beharrlichkeit gefragt.

Verabredung zur Traumatherapie

Am Anfang ging es in vielen Gesprächen mit ihr darum, sie dazu anzuregen, ihre eigenen Wünsche, Werte und Ziele im Leben zu beschreiben. So sollte sie sich unter anderem folgende Fragen stellen: Was will ich eigentlich in meinem Leben? Was hindert mich jetzt daran, diese Ziele umzusetzen? Was hindert mich daran, diese Ziele mit ambulanter Hilfe zu erreichen? Was für Ziele möchte ich während meiner Behandlung erreichen?

Es fiel Britta Rose sehr schwer, sich auf diese Weise mit der Zukunft zu beschäftigen. Sie blieb gefangen in ihrer traumatischen Vergangenheit, die auch ihre Gedanken über ihre Zukunft bestimmte. Wir mussten uns Zeit nehmen, damit sie konkret Ziele entwickeln konnte, die für sie sinnvoll waren. Dabei kam sie immer wieder an ihre Grenzen und wusste nicht weiter. Um sie nicht zu drängeln, brachen wir die Sitzung in solchen Situationen ab. Dadurch verstand sie allmählich, dass nicht ich oder das Behandlungsteam diesen Schritt für sie gehen konnten. Vielleicht auch deshalb entschied sie sich jedes Mal für eine erneute ambulante Sitzung, und so machte sie sehr, sehr langsam Fortschritte.

Ich hielt allerdings eine längere stationäre Behandlung für geboten und stellte ihr das in meinen Augen geeignete Therapiekonzept ausführlich vor. Wie ich ihr erklärte, basiert die gesamte Behandlung auf unserer Spezialstation für traumatisierte Menschen auf Grundsätzen, die wir gemeinsam mit den Patientinnen und Patienten vereinbaren: keine Suizidversuche oder selbstschädigendes Verhalten, Teilnahme am gesamten Therapieprogramm, Verhalten vom alten Weg reduzieren und für den neuen Weg aufbauen, die Emotionen regulieren lernen und insgesamt die Lebensqualität verbessern.

Außerdem sprach ich mit ihr offen darüber, welche Hürden auf dem neuen Weg auftauchen konnten und welche Ressourcen sie zu deren Überwindung benötigte. Es dauerte dann abermals eine Weile, bis Britta Rose sich zur stationären Therapie entschließen konnte.

Das zentrale Ziel einer jeden stationären Behandlung ist es, gemeinsam mit den jeweiligen Patientinnen und Patienten zu verstehen, warum es zu dysfunktionalen, also nicht adäquaten und oft sogar sich selbst schädigenden Verhaltensweisen wie Ritzen und Schneiden oder Vermeidung kommt, und anschließend Möglichkeiten für ein alternatives Verhalten zu schaffen.

Dabei handelt es sich um verbindliche Angebote, auf die sich eine Betroffene oder ein Betroffener einlassen muss, wenn sie oder er die Behandlung durchführen möchte. Die strenge Regelung hat ihren Grund: Oft wollen Betroffene, denen es akut schlecht geht, nicht zur Behandlung kommen, weil sie alles in dem Moment zu anstrengend finden und ihre Vermeidung die Oberhand gewonnen hat. Dabei wäre es gerade in dieser Situation so wichtig, nicht in alte Muster zu verfallen und sich zurückzuziehen, sondern mithilfe des Behandlungsteams und der Angebote eine Alternative, einen neuen Weg zu entwickeln. Abgesehen davon sind die Vereinbarungen auch die Grundlage dafür, dass das ganze Team gut, transparent und sicher arbeiten kann.

Zu den Regulierungen gehört es ganz konkret, die Anzahl der einzelnen Therapiesitzungen, die Formen der Gruppentherapie und deren Regeln festzulegen. Weitere Beispiele für Regulierungen sind das Verbot von Alkohol- und Drogenkonsum, gewisse Anwesenheitspflichten, Belastungserprobungen an den Wochenenden zu

Hause, die Einhaltung der Schweigepflicht auch bezüglich Informationen, die man über andere Patientinnen und Patienten erfährt, die wertschätzende Zusammenarbeit unter allen Beteiligten und der respektvolle und offene Umgangston. Manches davon erscheint selbstverständlich, und doch ist es sehr wichtig, dass wir mit den Patientinnen und Patienten vorab über alle Eventualitäten sprechen.

Nachdem Britta Rose weiter Vertrauen zu uns gefasst hatte, entschloss sie sich, die Therapie mit uns auf der Spezialstation für traumatisierte Menschen durchzuführen. Nun konnten wir mit ihr und dem gesamten Team einen Behandlungsplan festlegen. Wie üblich gaben wir ihr nach dem Entschluss noch eine Woche Bedenkzeit, damit sich dieser auch festigte. Dann verabredeten wir mit ihr ein Aufnahmedatum und einen dreimonatigen Aufenthalt. Ich freute mich sehr, dass sie sich darauf einließ, und war zuversichtlich, dass dieser Ansatz genau der richtige für sie war.

Mangelnde Mitarbeit

Schon in den ersten Tagen auf Station hatte Britta Rose heftige Krisen. Sie hielt sich nicht an Verabredungen und Zeiten, behandelte unsere Teammitglieder mit Misstrauen, zankte mit Mitpatientinnen. Damit war angesichts ihrer multiplen Traumata durchaus zu rechnen gewesen. Nur war sie noch immer kaum bereit, sich diesen zu stellen.

In den ersten Behandlungstagen wurde schnell deutlich, dass Britta Rose nicht in der Lage war, einen verlässlichen Kontakt mit uns herzustellen. Sie war gegenüber uns allen sehr distanziert und sagte zwar zu allem Ja, blieb aber reserviert und unverbindlich oder fuhr schnell aus der Haut. Immer wieder zeigte sie alte Verhaltensmuster wie Vermeidung, Rückzug und Erregung bei Stress. Sobald wir Problembereiche ansprachen, fing sie an zu dissoziieren. Mit anderen Worten, sie blockierte und schien trotz der getroffenen Zielvereinbarung an ihrem alten Weg festzuhalten.

Dennoch wurde sie von unserem Team zunächst viel unterstützt, das mit ihr vor allem Skills einsetzte und sie dabei anleitete. So haben wir mit ihr immer wieder eingeübt, sich im Zaum und an die vereinbarten Regeln zu halten. Britta Rose hatte sich zu einem neuen Weg entschieden und mit uns einen Vertrag geschlossen. Aber sie hielt sich nicht daran, etwas hinderte sie. Unsere Unterstützung war am Anfang sicher sinnvoll, um ihre Fähigkeiten aufzufrischen, drohte aber kontraproduktiv zu werden. Nach einer Woche auf der Station sollte eine Patientin nämlich wissen, wie es hier ablief, und endgültig verstanden haben, dass ohne ihr eigenes Commitment jede Therapie zum Scheitern verurteilt war.

Britta Rose zeigte sich gleichwohl nach wie vor immer wieder stark hilfebedürftig. Statt aber um Hilfe zu bitten oder ihre Bedürfnisse offen zu äußern, nahm sie nur über Problemverhalten, also Erregung oder Rückzug, Kontakt zu uns auf, so wie sie es gelernt hatte. Etwa zwei Wochen nach ihrer Aufnahme verletzte sie sich selbst, indem sie sich mit der Nagelschere den linken Unterarm aufritzte, nicht tief, aber so, dass es ziemlich blutete. Doch statt selbst Hilfe zu holen, wartete sie ab, bis jemand vom Pflegeteam sie so in ihrem Zimmer vorfand. Die Wunde wurde von Stationsseite sehr distanziert und fast wortlos versorgt. Eine intensivere Kontaktaufnahme durch das Personal und die damit verbundene Befriedigung des Patientenbedürfnisses nach Zuwendung wären in solchen konkreten Situationen oft genau kontraproduktiv und würden nur das Problemverhalten verstärken.

Ganz bewusst sprachen wir deshalb auch erst in der nächsten Therapiesitzung mit Britta Rose über den Vorfall. Mit einer sogenannten Verhaltensanalyse konnten wir den Auslöser für die Selbstverletzung identifizieren: eine Auseinandersetzung mit einer anderen Patientin. Dann entwickelten wir gemeinsam mit Britta Rose Ansatzpunkte für alternative Verhaltensweisen. Beispielsweise hätte sie versuchen können, sich mit der anderen Patientin auszusprechen und den Streit beizulegen, statt sofort laut schreiend aus dem Zimmer zu stürmen und die Tür zuzuknallen.

Trotz aller Gespräche war jedoch nicht zu erkennen, dass Britta

Rose sich, ihre Reaktionen und ihr Verhalten, gerade in Konfliktsituationen, mit der Zeit irgendwie besser verstanden hätte. Wir konnten das alles zwar theoretisch besprechen, sie selbst war aber offensichtlich nicht in der Lage, die gewonnenen Erkenntnisse anschließend auch umzusetzen. Sie verletzte sich also weiterhin immer dann, wenn sie ein Bedürfnis nach Kontakten mit anderen Menschen hatte und/oder ihre Emotionen nicht mehr zügeln konnte. Immerhin konnte sie ihre Gefühle nach und nach etwas besser regulieren, insbesondere negative. Das Ganze war allerdings ein extrem zäher Prozess, der auch das Team und mich häufig an unsere Grenzen brachte.

Ebenfalls größere Probleme hatte Britta Rose damit, dass die Patientinnen und Patienten sich gemäß unserem Behandlungskonzept im Rahmen eines Tagebuches und eines Wochenrückblicks regelmäßig selbst einschätzen und akute Symptome sowie das, was man dagegen unternommen hatte, dokumentieren sollen. Durch diese Form der Reflexion lernen Betroffene sich selbst zu beobachten und Verhaltensmuster zu erkennen. Und auch uns Behandlern hilft die gemeinsame Lektüre dieser Texte mit den Patientinnen und Patienten, zu erkennen, ob die Therapie von Nutzen ist oder ob es irgendwo hakt. Britta Rose erklärte ständig, sie habe diese Aufgaben vergessen, und nahm sie offenkundig nicht ernst.

So kann es nicht weitergehen

Zwei Behandlungswochen waren schließlich bereits vorbei. Nach intensiver Diskussion im Team gaben wir Britta Rose sehr offen und deutlich zu verstehen, dass die Therapie so nicht weitergehen konnte. Unter den aktuellen Gegebenheiten schien diese ihre Symptome nämlich eher noch zu verstärken. Ohne Britta Roses ernsthafte Bereitschaft, eine Veränderung herbeizuführen und gemeinsam mit uns einen neuen Weg zu beschreiten, war es aussichtslos, ihr Verhalten zum Positiven zu verändern. Es war allein ihre Entscheidung, aber manchmal sind Krankheiten stärker.

Ich war irgendwie traurig und etwas ratlos, warum wir keinen Behandlungserfolg hatten. Nach dem bisherigen Therapieverlauf war ich mir alles andere als sicher, ob das so gelingen würde, aber wir vereinbarten mit der Patientin schließlich einen Zeitraum von zwei weiteren Wochen auf der Station und stiegen verstärkt in die Commitmentarbeit ein. So sollte Britta Rose unter anderem durch eigene Initiative zeigen, dass sie verschiedene Skills anwandte, die sie zumindest in der Theorie und unter Anleitung bereits gut kannte.[3] Sie vermied mehr, als dass sie konstruktiv an Bewältigungsmöglichkeiten arbeitete. Auch hatte sie es bisher kaum geschafft, diese Skills zum richtigen Zeitpunkt einzusetzen, also nur dann, wenn Anlass dafür bestand.

Eines der größten Hindernisse bei Britta Rose waren ihre gelegentlichen Dissoziationen während der Therapie, denn sie standen der eigentlich vereinbarten aktiven Auseinandersetzung mit dem eigenen Verhalten im Weg.

Der alte und der neue Weg

Von zentraler Bedeutung ist es immer wieder, die Ursachen des Vermeidungsverhaltens zu erkennen und alternative Wege zu finden. Im Rahmen der Commitmentarbeit legten wir den Fokus bei Britta Rose auf den Skill »Alter und neuer Weg«.

Britta Rose musste grundsätzlich klar werden, was sie selbst wollte und wo sie im Leben stand. Dazu gingen wir alle relevanten Dinge durch. Das waren zum einen die »Werte«, also die Dinge, die einem im Leben wirklich wichtig sind. Bei Britta Rose waren das zum Beispiel Pferde, Freunde, Familie und die eigene Kreativität. Wichtig waren zum anderen die »Ziele«, also konkrete Dinge, die man erreichen will. Britta Rose wollte wieder genug Energie haben, um am Leben teilzunehmen, Spaß am Leben haben und den Mut, sich dem Trauma zu stellen. Außerdem wollte sie am liebsten alleine für Ljósbrá, ja überhaupt das erste Mal in ihrem Leben für jemand anderen verantwortlich sein. Und dann fielen ihr immer mehr Lebensziele ein – unter anderem wollte sie einen Berufsabschluss schaffen, was ihr bisher nicht möglich gewesen war. Es gelang uns, die Ziele umsetzbar und spezifisch, also konkreter und zeitlich terminiert zu fassen.

Doch es gab eben immer wieder auch »Hindernisse«, die der Umsetzung der Ziele im Weg standen. Was Britta Roses Ziel eines Berufsabschlusses anging, waren dies die abgebrochene Ausbildung als Schneiderin und die fraglichen Fördermöglichkeiten für einen Abschluss. Andere Hindernisse waren die negativen Gedanken, Gefühle und Einstellungen sich selbst sowie der Welt gegenüber. In der Psychologie spricht man von »automatischen Gedanken«. Britta Rose erklärte zum Beispiel mehrfach »Ich bin es nicht wert« oder »Ich kann nicht alleine bleiben«. Diese und andere Hindernisse sind häufig Folgen von Traumatisierungen, die wie im Fall von Britta Rose auch schon im Kindes- und Jugendalter aufgetreten sein können.

Ganz wichtig waren schließlich noch die »Ressourcen«, also alle Umstände, Situationen und Orte, die für die Betroffenen in ihrer aktuellen Lage hilfreich sind. Bei Britta Rose waren das etwa zwei Freundinnen, die seit zwei Jahren bestehende Erwerbsunfähigkeitsrente, die bald wieder verlängert werden konnte, ihr Therapeut in der Stadt, Kliniken wie die unsere und vieles andere. Alles Nischen, um sich gerade so über Wasser zu halten. Gleichzeitig verhindern oft aber gerade sie, wie alte Gewohnheiten, dass man den erforderlichen neuen Weg beschreiten und die eigenen Werte und Ziele realisieren kann.

Generelles Ziel jeder Psychotherapie ist es, dysfunktionales, schädigendes Verhalten durch funktionales, passendes Verhalten zu ersetzen. Zu diesem Zweck führten wir gemeinsam mit Britta Rose Verhaltensanalysen durch und erstellten Pro-und-Kontra-Listen. Wegen Britta Roses Beziehungsgeschichte gingen wir irgendwann auch das Thema Partnerschaft an.

Auf die Frage, was positiv daran sei, einen Partner zu haben, antwortete sie: »Entspannung, Ablenkung und sich gemeinsam mit Freunden treffen.« Ich ergänzte: »Jemandem vertrauen?« Sie nickte. Und auf die Frage, was dafür spreche, ohne Partner zu sein, nannte Britta Rose Dinge wie »Ruhe vor anderen Menschen haben« und »Nicht enttäuscht werden können«.

So machten wir es mit einem Thema nach dem anderen, Argumente dafür und dagegen wurden aufgeschrieben und ergaben ein genaues Bild von dem, was Britta Rose wichtig war, was sie im Leben gut fand und welches ihre langfristigen Ziele waren. Und dann diskutierten wir jeweils die Wege zu diesen Zielen: Sie mussten sehr konkret und vor allem auch zu bewältigen sein.

Britta Rose begann an dieser systematischen Arbeit sogar ein wenig Spaß zu finden. So war sie noch nie an ihre eigenen Belange herangegangen. Nach und nach entwickelte sie mehr Bereitschaft für die Therapie, sie sah selbst, was sie an Vermeidungsverhalten zeigte, und sie verstand besser, warum ihr manches so schwerfiel.

Veränderung braucht Zeit

Wir waren inzwischen einigermaßen weit gekommen, allerdings war die ursprünglich vereinbarte Zeit der stationären Therapie fast vorbei. Britta Rose war so weit, von sich aus eine Verlängerung zu thematisieren.

Bei einer Visite fragte ich sie, wie weit sie ihrem eigenen Eindruck nach gekommen war.

»Ich habe den alten Weg verlassen, wenigstens zur Hälfte. Den neuen Weg habe ich auch begonnen zu gehen, aber nur die Hälfte bislang geschafft. Irgendwie sitze ich noch zwischen allen Stühlen.«

Ich fragte weiter: »Was wird passieren, wenn wir die Behandlung im Krankenhaus jetzt beenden?«

»Ganz einfach, dann falle ich schnell in meine alten Muster zurück und halte mich von allem Stress fern.«

Wir vom Team hielten eine Verlängerung des Krankenhausaufenthaltes in ihrem Fall trotzdem für ungeeignet. Sie konnte ja nicht ewig im Krankenhaus bleiben und musste irgendwann den Absprung schaffen. Aus unserer Sicht wäre eine Verlängerung eher eine Verstärkung ihres Vermeidungsverhaltens gewesen. Es ging nun darum, Veränderung in ihrem tatsächlichen Lebensumfeld zu schaffen. Ich erklärte Britta Rose anschließend ausführlich unsere Entscheidung.

Zu meiner Überraschung leuchteten ihr unsere Argumente gleich ein, und sie entschied sich sofort, nach ihrer Entlassung mit unserer engen ambulanten Begleitung weiter an sich zu arbeiten. So nutzten wir die verbleibenden Therapiestunden, um die Behandlung zu einem vorläufigen Abschluss zu bringen und die ambulante Behandlung vorzubereiten. Dazu erstellten wir eigens einen Krisenplan, in dem wir alle Eventualitäten festhielten.

Nach der Entlassung hörten wir zehn Monate nichts mehr von ihr, und sie kam auch nicht zu den vereinbarten Terminen in der Ambulanz. Wir waren darüber verwundert und durchaus etwas enttäuscht. Sollte alle Mühe am Ende doch umsonst gewesen sein?

Eines Tages stellte Britta Rose sich mir dann überraschend zum Vorgespräch für eine erneute Behandlung vor. Sie wirkte ganz verändert im Vergleich zu ihrem ersten Aufenthalt und präsentierte uns ihre Ziele: Sie wollte sich mit ihren traumatischen Erlebnissen auseinandersetzen.

»Nach der Entlassung bin ich erst einmal in ein Loch gefallen«, erklärte sie. »Ich habe Ihnen die Entlassung, ehrlich gesagt, doch ganz schön übel genommen. Das fand ich damals ziemlich mies. Aber dann ist in mir immer mehr der Gedanke gereift, dass ich selbst den neuen Weg gehen muss. Und irgendwann ist endgültig der Groschen gefallen. Ich habe mir alle Bogen der Station wieder herausgesucht und angefangen, einen Punkt nach dem anderen zu bearbeiten. Das war am Anfang echt schwer, aber ich hatte ja jetzt ein klares Ziel vor Augen: Ich will meinen neuen Weg gehen.«

So, wie sie es mir schilderte, hatte sie die zurückliegenden Monate dazu genutzt, auf eigene Faust die mit uns zusammen erarbeiteten Werte, Ziele und Hindernisse sowie ihre Ressourcen zu reflektieren und zu justieren. Auch ihre emotionalen Schwankungen waren auf diese Weise »erträglich« geworden. Sie schrieb jetzt immer auf, was diesen vorausging und was auf sie folgte.

Die Veränderung war beeindruckend, und ich bewunderte Britta Roses Kraft. Sie strahlte eine ganz andere Energie und einen neuen Optimismus aus. Endlich schien sie ihr Leben wieder in die Hand genommen zu haben. Ihr Wille zur Veränderung und ihre Bereitschaft, sich mit ihren Traumafolgen auseinanderzusetzen, waren deutlich zu spüren und wirkten sehr glaubhaft. Darum sagte ich ihr unmittelbar eine Behandlung für eine spezifische Traumatherapie zu.

Die dreimonatige stationäre Traumatherapie durchlief sie dann mit viel eigenem Engagement. Sie war jetzt in der Lage, ihre traumatischen Erlebnisse in der Vergangenheit zu verorten. Darüber hinaus schloss sie Freundschaften und traf sich mit Menschen, bei denen sie Entspannung fand und sich zugleich jederzeit problemlos zurückziehen konnte, ohne in die alten Verdrängungsmuster zurückzufallen. Von ihrer Energie und Erfahrung profitierten auch die anderen Patientinnen und Patienten, die noch ganz am Anfang ihrer Behandlung standen. Britta Roses Geschichte und Persönlichkeit inspirierten sie und gaben ihnen Hoffnung.

Im Unterschied zu ihrem ersten Aufenthalt auf unserer Station zeigte sich Britta Rose oft im Gruppenraum, sie interagierte viel mit Mitpatienten und -patientinnen, und man sah sie oft ins Gespräch vertieft. Es war, als käme ihr wahres Ich, das so lange erschüttert und verborgen gewesen war, endlich zum Vorschein.

Im Anschluss an diesen zweiten stationären Aufenthalt absolvierte sie eine Ausbildung zur Tierpflegerin. Nachdem sie zuvor nie einen Abschluss geschafft hatte, war sie nun umso stolzer. Ihr Freund und sie kamen wieder zusammen, auch ohne zu heiraten. Zugleich baute sie weiter soziale Kontakte auf und verfolgte konsequent ihren eigenen Weg hin zu einem »lebenswerten Leben«, wie sie es ausdrückte. Sie ging nicht mehr schüchtern, verunsichert und angstvoll durchs Leben, sondern mit aufrechter Haltung, die Stimmung meist ausgeglichen und froh. Und sie genoss es, sich weiterhin um ihre geliebte Ljósbrá zu kümmern und auf ihr zu reiten.

Kapitel 13

Einordnen in die Vergangenheit. Expositionen

Silke Kromer

Die 37-jährige Silke Kromer arbeitete als Oberärztin in einer psychiatrischen Klinik in der Nähe. Wir hatten immer mal wieder Kontakt, sei es bei der gegenseitigen Übernahme von Patienten oder wenn wir als Uniklinik für einzelne Forschungsprojekte auf der Suche nach Patienten mit ganz bestimmten Symptomen und Krankheiten waren. Außerdem trafen wir uns gelegentlich auf Tagungen. Ich nahm sie als sehr einfühlsame, patente und sehr wissbegierige Psychiaterin und Psychotherapeutin wahr, die offensichtlich bei Patientinnen und Patienten, Angehörigen und Mitarbeitenden beliebt war.

Eines Tages bat sie über mein Sekretariat um einen persönlichen Termin – bescheiden und zurückhaltend, wie sie war, »irgendwann«. Manchmal fragen mich externe Kolleginnen und Kollegen wegen ihrer beruflichen Entwicklung und ihrer Karriere um Rat, oft auch wegen Patientinnen oder Patienten, wenn sie eine andere Sichtweise einholen wollen. Die Sekretärin aber erkannte sofort, dass es hier um etwas anderes ging – und dass es dringlich war.

Ich komme heute als Patientin

Und so trafen Silke Kromer und ich uns noch am selben Abend. Es wurde ein langes und intensives Gespräch. Sie war sehr angespannt und unruhig, ihre Stimme bebte. So hatte ich sie bis dahin noch nie erlebt.

Nachdem sie als Erstes klargestellt hatte, dass sie als Patientin gekommen sei, erklärte sie: »Ich kann in diesem Fach nicht mehr arbeiten. Am Montag habe ich meine Kündigung abgegeben.« Sie schluckte kurz und fuhr dann fort: »Ich bin vor sechs Jahren vergewaltigt worden. Auf dem Nachhauseweg von einem Unbekannten. Die Polizei hat gesagt, ich war ein Zufallsopfer.«

Sie werde, meinte Silke Kromer, beruflich immer wieder mit dem Thema Gewalt konfrontiert, nicht zuletzt bei forensischen Gutachten. Ein solches Gutachten habe sie nun aber völlig aus der Bahn geworfen. Es ging dabei um die Frage der Schuldfähigkeit eines gewissen Fabio K., der eines Nachts eine Frau – ein Zufallsopfer – vergewaltigt und, als diese sich wehrte, erwürgt haben sollte.

Dieses Schicksal von Silke Kromer kannte ich nicht, konnte ich auch nicht wissen. Silke Kromer ist auf einmal Patientin, nicht mehr nur Kollegin. Sie tut mir sehr leid. Es ist in unserem Fach eine spezielle, aber nicht selten vorkommende Konstellation: Jeder trägt seinen Rucksack, und manchmal wird offensichtlich, dass die Behandelnden auch einmal selbst Opfer oder Patienten sind oder waren. Eine existenzielle Krise kann im günstigen Fall Gutes bewirken, wenn die Therapeuten aus der eigenen Erfahrung positiv herausgekommen sind und ihre eigene Betroffenheit professionell an ihre Patienten weitergeben können.

So saß Silke Kromer nun neben mir am Tisch und weinte. Ich reichte ihr ein Taschentuch, welches sie dankbar annahm. In solchen Konstellationen ist es wichtig, dass der Therapeut sich zunächst einmal ein umfassendes Bild macht: Was ist die Vorgeschichte? Was ist unmittelbar und was erst später geschehen? Welche Konsequenzen wurden gezogen? Und wie ist die Situation jetzt? Wir nennen dies Anamnese und Problem- und Verhaltensanalyse. Gibt es eine psychische oder körperliche Erkrankung, die zu diagnostizieren, zu behandeln ist? Und wenn ja, wie?

Wie gesagt, ich fand es eine besondere Stärke von Silke Kromer, dass sie sich in dieser Ausnahmesituation selbst Hilfe holte. Sie begann nun ausführlicher zu erzählen, nur hin und wieder durch meine Nachfragen unterbrochen.

Nachfragen dienen nicht bloß dem besseren Verständnis und dazu, das Gespräch zu lenken, sondern sollen dem Gegenüber auch das Gefühl vermitteln, verstanden und geschätzt und nicht abgewertet und zurückgewiesen zu werden.

Silke Kromer machte sich wegen der Vergewaltigung Vorwürfe um Vorwürfe. Sie schämte sich zutiefst und schien gar nicht zu realisieren, dass sie das Opfer war. Das ist ein in solchen Fällen durchaus typisches Phänomen. Die Opfer sehen nur ein eigenes Fehlverhalten und schämen sich im Grunde meist gerade deshalb, weil sie nicht den Täter verantwortlich machen. Vielleicht wird der Ende 2024 abgeschlossene Prozess in Avignon um Gisèle Pelicot dazu beitragen, dieses fatale Muster in Zukunft häufiger zu durchbrechen. Gisèle Pelicot war jahrelang ohne ihr Wissen von ihrem Ehemann sediert und Fremden zur Vergewaltigung angeboten worden. Nun, im Strafprozess gegen die Täter, war sie so mutig, alles öffentlich verhandeln zu lassen. Damit drehte sie die Frage nach der Scham um und konnte sich als starke Frau der traumatischen Erfahrung stellen: Die Täter mussten sich schämen, nicht sie, das Opfer.

Psychiatrie: Heilen mit Worten und Handeln

Aber der Reihe nach: Silke Kromer stammte aus einer recht wohlhabenden Familie, die Eltern führten ein Maschinenbauunternehmen in dritter Generation. Sie war die Jüngste von vier Geschwistern. Die Familie wohnte in einer Villa am Stadtrand von Berlin. Silke Kromer war eine sehr gute Schülerin, vor allem in den Naturwissenschaften. Sie liebte es, Experimente durchzuführen, und nahm einmal sogar am Wettbewerb »Jugend forscht« teil. Seit sie denken konnte, wollte sie Ärztin werden, und wegen ihres sehr guten Abiturs konnte sie dann auch gleich ihr Medizinstudium beginnen.

Sie studierte in Berlin. Es war eine sehr gute Zeit, wie sie mir sagte. Sie lernte wie kaum jemand sonst, sog alle Vorlesungen, Praktika und Lehrbücher wie ein Schwamm auf. Für anderes blieb da wenig Zeit. Immerhin unternahm sie mit einigen guten Freundinnen und Freunden ab und zu Ausflüge oder ging am Wochenende mit ihnen tanzen. Eine Famulatur, also ein vierwöchiges Praktikum im Medizinstudium, machte sie in einer psychiatrischen Klinik. Eine erfahrene Psychiaterin, die sie als Mentorin betreute, führte sie behutsam an die Patienten und das Fach heran. Mit dieser Kollegin stand sie nach wie vor in engem, inzwischen freundschaftlichem Kontakt.

Silke Kromer entwickelte eine Vorliebe für die Erforschung psychischer Störungen: Sie wollte wissen, wie man diese am besten therapeutisch anging. Besonders faszinierte sie, wie Psychopharmaka wirken und eingesetzt werden, um Menschen wieder in ein gesundes Gleichgewicht zu bringen. Alles in Kombination mit viel Vertrauen und Gesprächen – sowie, natürlich, Psychotherapie. Menschen mit Worten und Handeln heilen zu können faszinierte und reizte sie sehr.

Nach dem letzten Staatsexamen, den Doktortitel in der Tasche, zog Silke Kromer der Liebe wegen ins Rheinland. Hier fand sie dank ihres exzellenten Examens und ihrer offenen Persönlichkeit schnell eine Weiterbildungsstelle an einer Klinik. Allerdings zerbrach ihre Beziehung, schon kurz nachdem sie mit ihrem Partner zusammengezogen war.

Wieso ist mir das passiert?

Und dann geschah etwas, das ihr bisheriges, in ihren Worten »recht unbeschwertes« Leben schlagartig verändern und alles ins Wanken bringen sollte.

Silke Kromer besuchte eines Abends einen guten Freund. Als sie sich auf den Heimweg machte, war es schon spät geworden. Zu ihr nach Hause war es nicht weit, denn beide wohnten im gleichen Viertel. An einem kleinen dunklen Parkplatz lauerte ihr der Täter auf. Er überwältigte sie, zerrte sie neben ein Gebüsch und vergewaltigte sie dort auf brutale Weise. Dann ließ er sie einfach liegen und verschwand.

Erschüttert und verzweifelt, wie sie war, gelang es Silke Kromer irgendwie, zur nächsten Polizeidienststelle zu gehen und Anzeige zu erstatten. Im Unterschied zu heute war es damals noch nicht üblich, dass bei solchen Sexualvergehen nur Polizistinnen die Angaben aufnehmen. Ausgerechnet einem Mann von dem Geschehenen zu berichten war für Silke Kromer in diesem Moment jedenfalls eine besonders schwere und belastende Herausforderung. Sie fühlte sich starr, emotionslos und doch panisch. Trotzdem wusste sie, dass die Anzeige außerordentlich wichtig war.

Sie hielt in ihrem Bericht mir gegenüber kurz inne und blickte betreten zu Boden. Ich ahnte, wie sie sich gefühlt haben musste.

Wie sie mir dann weiter erzählte, erhielt sie nach einigen Monaten einen Brief der Staatsanwaltschaft. Darin stand, dass der Täter nicht zu ermitteln sei und das Verfahren eingestellt werde, aber jederzeit bei neuen Erkenntnissen wieder aufgenommen werden könne. Das zu lesen war für sie kaum auszuhalten.

Am Anfang dachte sie noch, dass sie keine Beratung und Fürsorge nötig hätte, denn schließlich war sie ja selbst vom Fach. Sie wollte sich aber auch nicht weiter mit dem, was ihr widerfahren war, auseinandersetzen aus Angst, die Erinnerung könnte ihre Verzweiflung und ihr Bedrohungserleben erst recht verstärken.

Seither waren sechs Jahre vergangen, eine Zeit, die für Silke Kromer nach ihren eigenen Worten schwer gewesen war. Sie konnte zwar arbeiten und sich durch die Behandlung ihrer Patientinnen und Patienten ablenken. Trotzdem kamen immer wieder Erinnerungen an die Vergewaltigung hoch, die sie korrekt als »Flashbacks« bezeichnete. Bis auf die Polizisten bei der Anzeigenaufnahme und der Rechtsmedizinerin bei der Spurensicherung hatte sie jedoch nie mit jemandem über die Vergewaltigung gesprochen – weder mit der Familie noch mit den Freundinnen und Freunden oder im Rahmen der psychotherapeutischen Weiterbildung mit den Ausbilderinnen.

»Soll ich Ihnen sagen, was ich habe?« Silke Kromer verblüffte mich, aber ich hätte es mir denken können, denn natürlich hatte sie sich intensiv mit Traumafolgestörungen auseinandergesetzt. »Ich kann Ihnen ganz genau sagen, wie man meine Beschwerden einordnet.« Und dann zählte sie mir die Symptome einer posttraumatischen Belastungsstörung wie bei einer Facharztprüfung herunter.

»So, dann ist ja alles klar«, sagte ich zu ihr, um wieder in die Situation, in der wir uns beide befanden, zurückzukehren. »Was trifft denn von den Kriterien auf Sie zu?«

»Alle«, antwortete sie, um sie dann der Reihe nach durchzugehen. Am Anfang, also vor sechs Jahren, in den ersten Tagen nach der Vergewaltigung, hatte sie das Geschehen zwar sehr beschäftigt, aber es hatte eigentlich nichts mit ihr persönlich zu tun. Sie ärgerte sich, dass sie überhaupt in diese Situation geraten war. Mit der Zeit veränderten sich ihre Gedanken: Sie ärgerte sich nur noch über sich selbst und machte sich schwere Vorwürfe. Sie fühlte sich schuldig, was natürlich paradox war, denn in Wirklichkeit war ja sie das Opfer.

Zwei oder drei Wochen nach der Vergewaltigung kamen dann auf einmal die Erinnerungen daran hoch. Egal, wo sie war, egal, was sie machte, die Erinnerung konnte wie ein Blitz einschlagen. Dabei fühlte sie so etwas wie einen »Vernichtungsschmerz«, wie sie es mir gegenüber ausdrückte – abgrundtiefe Angst, Erstarren, Schwitzen, Herzrasen, Luftnot. Weitere Symptome, die bei ihr neben diesen Flashbacks auftraten, waren geistiges und emotionales Erstarren und Wegtreten, also Dissoziieren.

Diese Symptome traten jeden Tag nicht nur einmal, sondern mehrfach auf. Silke Kromer spürte, wie sie völlig die Kontrolle über sich selbst verlor. Ausgerechnet sie, die sich doch sonst immer so rational verhielt und immer einen Plan hatte! Indem sie sich nun erst recht in die Arbeit stürzte, versuchte sie, wieder ein wenig Kontrolle zurückzugewinnen. Sie vermied es zunehmend, allein zu Hause zu sein. Lieber noch etwas in der Klinik erledigen, nicht den Gedanken nachhängen, nicht schlafen.

Wie sie zu mir meinte, war es rückblickend natürlich ein Fehler, dass sie nicht schon vor sechs Jahren professionelle Hilfe gesucht hatte. Sie wollte dem Thema Vergewaltigung damals einfach keinen Raum in ihrem Leben geben, wollte das Thema nur von sich fernhalten. Nach vier oder fünf Wochen ging es ihr langsam besser, sie hatte diese »Anfälle«, wie sie es nannte, nur noch ein- oder zweimal am Tag, dann immer seltener. Sie fühlte sich wahnsinnig erleichtert, weil sie nicht mehr ständig Angst vor dem nächsten Anfall haben musste. So ging es noch etwa ein halbes Jahr, bis die Anfälle schließlich gar nicht mehr auftraten. Mehr und mehr vergaß sie die Umstände der Vergewaltigung und die PTBS, die sie damals zweifellos hatte.

Aus heutiger Sicht hatte Silke Kromer sich in den letzten Jahren eine Nische geschaffen: Sie spezialisierte sich beruflich auf die psychiatrisch-psychotherapeutische Notfallversorgung, denn es war ihr ein ganz wichtiges Anliegen, Menschen in allerschwersten psychischen Krisen zu helfen, ihnen professionell und effizient beizustehen. Auf mich wirkte es so, als würde sie ihren Patienten das geben, was sie selbst gebraucht hätte. Als ich sie damit konfrontierte, meinte sie, dass da wohl was dran sei.

Sie selbst hatte es in all den Jahren aber durchaus anders erlebt. Sie hatte sich gesund gefühlt, auch wenn ihr heute klar war, dass sie die ganze Zeit über weiterhin einzelne Symptome einer PTBS gezeigt hatte. So war sie immer auf der Hut, dass etwas passieren könnte, hatte gewisse Vermeidungs- und Rückzugstendenzen, und außer ihrer Arbeit gab es in ihrem Leben nicht mehr viel anderes. Wenn sie mal eine engere Beziehung einging, hielt diese nie sonderlich lange. Das belastete sie sehr, weil sie sich eigentlich immer eine Familie und Kinder gewünscht hatte.

Fünf Wochen vor unserem Gespräch fing es dann wieder an. Auslöser war die Begutachtung von Fabio K. Eigentlich hatte Silke Kromer bis zu diesem Zeitpunkt immer sehr gerne psychiatrische Gutachten erstellt, meistens aber in Betreuungssachen, Rentenangelegenheiten oder zur Berufsunfähigkeit. Nun kam also ihr erster Fall im Strafrecht. Und der überwältigte sie völlig.

Schon beim Lesen der Strafakte von Fabio K. erstarrte sie buchstäblich. Minutenlang war sie wie eingefroren. Und das nicht nur einmal, sondern immer wieder. In den folgenden Nächten hatte sie schwere Albträume, in denen sie körperliche und sexuelle Gewalt erfuhr und ihre damalige Vergewaltigung bruchstückhaft nacherlebte.

Und dann waren auch die früheren Symptome wieder da: gedankliches Wiedererleben der Vergewaltigung, Vermeidung und erhöhte Wachsamkeit. Die Vermeidung äußerte sich unter anderem darin, dass Silke Kromer die Strafakte von Fabio K. nicht weiterbearbeiten konnte und in ihren Schreibtisch in der Klinik wegsperrte.

Als ihre Chefin sie dann vor dem Wochenende nach dem Bearbeitungsstand fragte, brach Silke Kromer endgültig zusammen. Sie begann zu dissoziieren. Ihre Chefin merkte, dass etwas nicht stimmte, und wollte ihr helfen, aber jede Nähe machte in dem Moment für sie alles nur noch schlimmer. Als Silke Kromer wieder zu sich kam, schickte die Chefin sie in Begleitung einer Kollegin und Freundin mit dem Taxi nach Hause. Dort legte sie sich ins Bett, zog die Bettdecke über den Kopf und wartete darauf, dass die Welt unterging.

Erst am Abend hatte sie sich wieder etwas gefasst, und ihr war klar, dass sie spätestens jetzt professionelle Unterstützung brauchte. Bis dahin hatte sie diesen Gedanken immer weit von sich geschoben.

Wir trafen uns dann nach diesem ersten Gespräch über einen Zeitraum von etwa sechs Monaten in der Regel einmal die Woche. Silke Kromer war eine sehr dankbare Patientin, die sehr viel durchgemacht hatte und nun alles daransetzte, an sich zu arbeiten. Gleichzeitig verfiel sie immer wieder in ihre professionelle Rolle, glaubte, alle möglichen Diagnosen und Symptome auf sich beziehen zu müssen, und fand deshalb schwieriger als andere Zugang zu sich und ihren Emotionen. Damit bestätigte sie so unfreiwillig wie eindrücklich eine der Grundregeln unserer Zunft: Ärztinnen und Psychotherapeuten können sich bei psychischen Erkrankungen nicht selbst behandeln.

Ein wichtiger Therapieabschnitt bei der PTBS ist die Psychoedukation über Traumatisierungen. Auch hierzu hatte Silke Kromer durch ihre psychiatrische Weiterbildung zwar schon einiges an Wissen, aber es bedurfte trotzdem meiner Unterstützung, damit sie es auf ihren konkreten Fall anwenden konnte. Auch die Konzepte des Traumagedächtnisses, der Traumatherapie und insbesondere der Exposition[1] waren ihr mehr als vertraut, ohne dass sie jedoch in der Lage gewesen wäre, diese eigenständig auf sich zu beziehen. Das gingen wir dann nach und nach gemeinsam an.

Wir sprachen lange über Flashbacks, also jenes Erleben, das ungefragt und unvermittelt auftaucht und das Trauma aus dem Gedächtnis holt. Meist werden sie durch Triggerreize ausgelöst, also Erinnerungen an die konkrete traumatische Situation (etwa Gerüche, eine bestimmte Umgebung oder eigene Gedanken). Silke Kromer hatte in solchen Momenten wie alle Betroffene den Eindruck, das Trauma sei real und gegenwärtig. Flashbacks sind sehr verstörend und reißen einen aus dem Hier und Jetzt. Und auch wenn sie grundsätzlich wusste, was Flashbacks sind, war doch auch hier meine therapeutische Einordnung ein wichtiges Korrektiv für sie.

Konkret bat ich Silke Kromer, ein Tagebuch zu ihren Flashbacks zu führen. Darin sollte sie ihre Gedanken und Gefühle während der Flashbacks sowie ihr Verhalten vor, während und nach den Erlebnissen dokumentieren. Solche Tagebücher sind in der Behandlung von Traumastörungen wichtig und weit verbreitet.

Das Trauma durch Exposition wieder in der Vergangenheit verorten

Bewältigen heißt, traumatische Erinnerungen aus der Gegenwart zu verschieben und in das Gedächtnis zeitlich korrekt einzuordnen, ohne dass es noch zu Flashbacks oder Dissoziationen kommt. Ziel der Psychotherapie ist es also, den Gegenwartsbezug wiederherzustellen, indem man das Trauma von der gegenwärtigen Situation abkoppelt und in die Vergangenheit zurückverlagert. Da gehört es nämlich hin.

Zu diesem Zweck werden die traumatischen Ereignisse in eine Rangfolge gebracht. Für die erste Exposition ist es wichtig, nach Möglichkeit das stärkste und am meisten gefürchtete Ereignis zu nutzen, wir Therapeutinnen und Therapeuten nennen es das »Indextrauma«. Meist handelt es sich dabei um Aspekte, deren Erleben die Patientin oder der Patient vorher massiv vermieden hat oder einfach nicht aussprechen konnte. Anschließend führt man nacheinander auch für etwaige weitere Traumata Expositionen durch.

Daneben arbeitete ich gemeinsam mit Silke Kromer an stabilisierenden Faktoren, also an ihrer Tagesstruktur oder an Frühwarnzeichen für Flashbacks und für Anspannungszustände. Frühwarnzeichen sind beispielsweise innere Unruhe und Übererregung, Anspannung oder übermäßige Wachsamkeit. Wir besprachen und übten außerdem verschiedene Skills, die ihr beim Umgang mit den Flashbacks und bei Krisen helfen sollten.[2] Auf dieses Thema bin ich im vorigen Kapitel über Britta Rose schon näher eingegangen. Im Fall von Silke Kromer boten sich vor allem Skills wie etwa das Balancieren auf einem Bein, Augenbewegungen oder auch das Achten auf Gerüche an. Sie erforderten zwar etwas Übung, waren aber schnell anwendbar, wenn sie merkte, dass sie abzudriften begann.

Silke Kromer übte diese Dinge in ihrem Alltag und führte in dem Tagebuch akribisch darüber Protokoll. Auf diese Weise konnten wir beide jeweils sehen, welche Fortschritte sie machte.

Eine Exposition beginnt, wenn die Patientin ein ausreichendes Verständnis für die Erkrankung, die Symptome und die Therapie erlangt sowie einen adäquaten Umgang mit Anspannungszuständen und Dissoziationen gelernt hat. Sie muss also die für sie gut wirkenden Skills beherrschen und wissen, wann sie diese einsetzt. Anders als heute hielt man früher vor einer Exposition eine komplette Stabilisierung für notwendig. Da Studien aber gezeigt haben, dass diese komplette Stabilisierung nicht zur Gänze für eine Exposition erforderlich ist und oft auch nicht erreicht werden kann, kann man auch in gewissem Rahmen parallel arbeiten.

Die Exposition selbst lief bei Silke Kromer so ab, dass wir zusammen das vorab definierte traumatisierende Ereignis aufriefen. Dazu nahmen wir das oben schon erwähnte Indextrauma, also jenes Ereignis, das für sie in dem Moment mit der größten Belastung und Beeinträchtigung verbunden war: die Vergewaltigung. Es äußerte sich in Flashbacks und Albträumen, und Silke Kromer war kaum in der Lage, darüber zu erzählen.

Bei einer Exposition lässt man sich das Trauma von Beginn bis zum Ende erzählen. Dabei fragt man in konkreten Situationen immer wieder den Dreiklang von Emotionen, Gedanken und Körperreaktionen sowie das daraus resultierende Verhalten ab, um so gezielt ein Wiedererleben des Traumas zu erzeugen. Durch den Bezug zur Gegenwart und die Rückkehr zu einem sicheren Ort und Abschluss lässt sich das traumatische Erlebnis aber sicher einordnen. Man beginnt also gemeinsam mit dem Aufruf der Situation und fragt die Patientin dann nach einem kurzen Moment: »Wie fühlen Sie sich jetzt?« Nach einer Antwort kommt die nächste Frage: »Was denken Sie gerade?« Und zum Schluss dieses Dreiklangs frage ich: »Wie fühlt sich Ihr Körper an?« Parallel beobachte ich das Verhalten der Patientin. Hier lassen sich oft körperliche Anzeichen der Anspannung beobachten, die Hinweise geben, ob die Aktivierung zu stark oder auch zu gering für die Exposition ist.

Wir begannen mit dem Einstieg in die Situation der Vergewaltigung. Sofort zeigte Silke Kromer viel Vermeidung: »Ich kann nicht mehr, das ist mir zu viel.« Ich stellte meine Fragen zu Emotionen, Gedanken und Körperreaktion. Immer wieder hinterfragte ich ihre Befürchtungen, um sie zu relativieren. Schließlich bat ich Silke Kromer, das Ereignis aufzuschreiben. Sie entschied sich dafür, es nicht aus der Ich-Perspektive zu formulieren. Das war in Ordnung. Bereits beim Schreiben sah ich, wie bewegt sie war. Am Ende las sie mir ihren Text vor. Stockend und mit Pausen, aber sie las.

In der nächsten Stunde forderte ich sie auf, sich erneut in die Situation hineinzuversetzen. Nun wählten wir jedoch die Ich-Form, das heißt, sie berichtete von sich selbst, die Augen dabei geschlossen. Das Ziel war es, eine hohe emotionale Aktivierung zu erzeugen und die auftretenden Dissoziationen aktiv zu unterbrechen. Immer wieder schafften wir eine Verbindung zum Hier und Heute, denn in dem sicheren therapeutischen Rahmen ist das Trauma nicht mehr so mächtig. Am Ende der Sitzung war Silke Kromer deutlich erleichtert, denn ihr Indextrauma fühlte sich nicht mehr so gefährlich an.

Wir nahmen die gesamte Sitzung auf Tonband auf, sodass Silke Kromer sich die Aufnahme bis zur nächsten Sitzung zu Hause anhören konnte. Solche Wiederholungen sind ganz wichtig, um das Gelernte im Gedächtnis zu etablieren.

Bei der nächsten Therapiestunde riefen wir diese Situation wieder auf. Wir feilten nach und bearbeiteten Punkte, an denen Silke Kromer immer wieder hängen blieb. Nach und nach nahmen wir so gemeinsam weitere Ereignisse in den Blick und hierarchisierten sie. Jede Exposition macht man üblicherweise fünf bis sechs Mal in einzelnen Sitzungen. Maßgeblich ist der subjektive Belastungsgrad vor und nach der Exposition, der von mir immer wieder standardisiert abgefragt wird. Ziel ist es, dass dieser Belastungsgrad im Verlauf der Exposition abfällt. Und genau das war auch bei Silke Kromer der Fall.

Allerdings ist es ganz typisch, dass sich die Belastung zwischenzeitlich erhöht, denn durch die Exposition werden viele Symptome getriggert. Es ist folglich eine anstrengende und zehrende Behandlung. Das erklärt auch, warum mir Silke Kromer in diesem Stadium der Therapie eine lange Mail schickte, in der sie die Frage aufwarf, ob wir die Behandlung nicht abbrechen sollten. Es falle ihr außerdem leichter, das Ganze schriftlich zu machen, als es mit mir zu besprechen. Wie üblich bei solchen Einwänden schlug ich ihr vor, in der kommenden Sitzung gemeinsam ihre Bedenken zu thematisieren. Dann würden wir ja sehen.

Ich war froh, als sie tatsächlich zur nächsten Stunde erschien. Wir unterbrachen die Exposition und unterhielten uns ausschließlich über den Verlauf einer solchen Psychotherapie, um sie noch einmal neu zu justieren. So hatte Silke Kromer wieder ihre Ziele genau vor Augen, und vor allem wurde ihr klar, dass sie bereits in Reichweite waren. Darum war sie jetzt wieder bereit und in der Lage, weitere Expositionen durchzuführen.

Durch die Expositionsbehandlung kommt es zur Integration des Gelernten: Das Trauma ist nun nicht mehr mit den Triggern der traumatisierenden Situation assoziiert, sondern in den damaligen Kontext eingeordnet. Das Trauma wird immer in Erinnerung bleiben, aber die Flashbacks treten nicht mehr auf, weil das Trauma als zurückliegend und vergangen erlebt werden kann – als Teil der Vergangenheit.

Am Ende der Therapie sprachen Silke Kromer und ich über die notwendige Rückfallprophylaxe und erstellten einen ausführlichen Notfallplan, den sogenannten Notfallkoffer. Darin notierten wir alle möglichen Formen eines Rückfalls und welche Handlungsmöglichkeiten jeweils bestanden, einschließlich Bewältigungsstrategien und Kontaktlisten (Adressen von Freunden sowie von Hilfseinrichtungen).

Ich hatte vor der Durchführung der Exposition überlegt und auch mit Kollegen darüber gesprochen, ob es bei Silke Kromer besser wäre, therapeutisch nur kognitiv, also ohne jede Exposition vorzugehen. Dabei bearbeitet man gezielt Gedanken, die dem Trauma zugeordnet werden. Für die Behandlung von Traumafolgestörungen bei Patientinnen und Patienten mit PTBS und K-PTBS haben sich aufgrund der wissenschaftlichen Studienlage jedoch vor allem traumafokussierte und damit expositionsorientierte Verfahren bewährt.[3] Konkret sind dies die Traumafokussierte Kognitive Verhaltenstherapie (TF-KVT) sowie das sogenannte Eye Movement Desensitization and Reprocessing (EMDR)[4]. Im Fall von Silke Kromer entschied ich mich für die erste Methode, weil sie effektiver ist und der Schwerpunkt auf der Verarbeitung der Erinnerung an das traumatische Ereignis und/oder seiner Bedeutung liegt. Außerdem ist die TF-KVT wissenschaftlich sehr viel besser untersucht.

Silke Kromer wollte von mir zum Schluss noch wissen, wie man meiner Meinung nach beim einzelnen Patienten aus den verschiedenen Psychotherapieverfahren das jeweils passende auswählt. Ich erklärte ihr, dass man sehr gut herausgearbeitet hat, was das Gemeinsame an den verschiedenen Psychotherapieformen der PTBS-Behandlung ist.[5] Dabei wurden sieben Pioniere der verschiedenen Therapierichtungen gebeten, ihre jeweiligen Ansätze vorzustellen und zu vergleichen. Zu diesem Zweck identifizierten sie jeweils die drei Komponenten ihrer Therapierichtung, die bei der Behandlung von PTBS am wirkungsvollsten sind. Zusammengefasst sind dies das Lernen über die eigene Erkrankung, die Emotionen Angst, Schuld, Scham und Ärger und ihre Regulierung durch Skills, die Exposition, die kognitive Verarbeitung und die Reorganisation des Traumagedächtnisses.

Allerdings sollten Therapeutinnen und Therapeuten immer auf dem Stand der Wissenschaft arbeiten, also evidenzbasierte Medizin betreiben. Und hier sind die traumafokussierten Therapien trotz aller Gemeinsamkeiten mit anderen Verfahren klar im Vorteil.[6]

»Das hört sich ja richtig kompliziert an«, meinte Silke Kromer nach meinen Ausführungen. »Also das Wichtigste für mich ist die Exposition. Das, wovor ich mich die ganze Zeit gefürchtet habe. Aber ich muss sagen, es hat mir richtig gutgetan. Der Weg war echt schwierig, aber es hat sich gelohnt! Ich wünschte, ich hätte das damals gleich gemacht.« Dabei lachte sie mich an. Es war schön, sie so gelöst zu erleben.

Während der Therapie nahm Silke Kromer ihre Kündigung zurück, was mich sehr freute. Hinterher hielten wir weiterhin Kontakt, und sie kam immer mal wieder in meine Sprechstunde. Dies gab ihr notwendige Sicherheit. Zwei Jahre nach dem ersten Kontakt als Patientin erzählte sie mir von einer Beziehung zu einem gleichaltrigen Mann. Sie wurde einige Zeit später schwanger und bekam eine Tochter. Endlich hatte sie eine Familie gegründet, so wie sie es sich immer gewünscht hatte.

Und dann hörte ich wieder einige Jahre darauf ganz zufällig auf einer Tagung einen Vortrag über Traumafolgestörungen von ihr. Sie erzählte dem Publikum ganz offen von ihrer Erkrankung, von der Vergewaltigung bis zum Strafrechtsgutachten und besonders von ihrer eigenen Psychotherapie. Schwerpunkt des Vortrags war: Wie kann man Patientinnen helfen, die sich noch nicht helfen lassen können. Nun war ich mir sicher, dass sie die Krankheit überwunden hatte und ihr Innerstes nicht mehr verstecken musste.

Kapitel 14

Auch lange Verläufe enden irgendwann. Andauernde Traumata und Krisenintervention

Chantal Kraft

Ich heiße Chantal Kraft, habe zwei Kinder und bin 42 Jahre alt«, stellte sich die Frau mir ohne große Umschweife vor. »Jeden Mist ziehe ich an. Es gehört wohl zu mir, ich nehme alles Negative mit, immer!« Und noch ehe ich darauf etwas sagen konnte, begann sie, mir ihre Geschichte zu erzählen – von ihrer Kindheit, der Pflegefamilie und dem betreuten Wohnen, von den abgebrochenen Ausbildungen und von ihren brutalen Freunden.

Die Kindheit auf dem Bauernhof

Chantal Kraft wuchs mit ihren beiden älteren Brüdern auf einem Bauernhof in Norddeutschland auf. Mit ihnen lebten dort nur ihre Mutter und ihre Großeltern väterlicherseits. Der Vater kam nur ab und zu vorbei, um ihre Mutter zu verdreschen und sich Geld abzuholen. Jedes Mal verbreitete er dann Angst und Schrecken. Sobald Chantal Kraft bemerkte, dass er wieder im Haus war, versteckte sie sich und tauchte in ihre Fantasiewelt ab.

Sie konnte nicht mehr genau sagen, wann es anfing. Eines Tages, es war zu Beginn des ersten Schuljahres, kam ihr Vater zu ihr, forderte sie auf, sich auszuziehen, und spielte an ihrer Scheide, später machte er mehr. Sie begriff damals nicht, was passierte oder dass es falsch war – auch wenn es sich irgendwie falsch anfühlte. Er drohte ihr, sie dürfe niemandem davon erzählen, auch der Mutter nicht. Einmal versuchte sie ihm zu entkommen. Ihr Herz raste, ihr ganzer Körper war angespannt, aber er erwischte sie dennoch.

Der Bruder des Vaters, ihr Onkel, kam ebenfalls manchmal zu Besuch. Er meinte, er müsse die Geschwister erziehen, wenn es schon sonst keiner mache. Er schlug sie alle brutal. Selbst bei der geringsten Kleinigkeit rastete er aus. Und Chantal Kraft wurde auch von ihm missbraucht.

Die Drangsalierungen durch Vater und Onkel steigerten sich nach und nach. Schließlich wurden auch Chantal Krafts Brüder vom Vater sexuell missbraucht, wie genau, wusste sie nicht. Als sie acht Jahre alt war, erstattete irgendjemand Anzeige. Daraufhin erhielten Vater und Onkel immerhin Hausverbot, mehr passierte aber nicht. Heute, so Chantal Kraft, wisse sie, dass die beiden auch ihre Mutter immer wieder vergewaltigt hatten.

Was aus den Männern geworden ist, wusste sie nicht. Ihre Mutter brach den Kontakt zum Vater völlig ab. Chantal Kraft wiederum stellte sich manchmal vor, dass irgendwo ihr echter Vater auf sie wartete – ein Vater, den sie nie hatte, jemand, der sich für sie interessierte und mit ihr Ausflüge machte. Sehnsüchtig malte sie sich stundenlang aus, wie schön dies sein könnte, so wie sie es bei ihren Klassenkameradinnen sah, wenn die Väter diese von der Schule abholten.

Ihre Mutter, so Chantal Kraft, hatte ein ziemlich schweres Schicksal. Sie arbeitete auf dem Bauernhof mit. Offenbar hatten die andauernden Vergewaltigungen durch ihren Mann und dessen Bruder sie sehr mitgenommen. Das hatte Chantal Kraft später von ihrer Oma erzählt bekommen.

Chantal Kraft tat die Mutter eigentlich sehr, sehr leid. Sie erinnerte sich durchaus an Momente, in denen die Mutter ganz lieb zu ihr gewesen war, zärtlich und zugewandt. »Sie las mir dann mal ein Buch vor oder machte mir einen Kakao. Diese Momente kamen meist vollkommen unerwartet und waren schnell vorbei.« Umso mehr habe sie diese Nähe genossen.

Als sie in der dritten Klasse der Grundschule war, der Vater und der Onkel waren schon angezeigt worden, begann erst ihr elf Jahre älterer Bruder und kurz darauf auch der andere, der acht Jahre älter war, die kleine Schwester sexuell zu missbrauchen. Mal kamen sie zusammen und mal nacheinander zu ihr. Sie fielen regelrecht über sie her und nahmen keinerlei Rücksicht auf sie. Verhütung gab es nicht. Es war ein Wunder, dass sie nicht schwanger wurde. So ging das jahrelang.

Nach vier Jahren zog der größere Bruder zwar aus, als er in einer anderen Stadt mit einer Arbeit angefangen hatte. Aber wenn er dann manchmal Urlaub zu Hause machte, ging die Sache wieder weiter. Kurze Zeit später verließ auch der andere Bruder den Hof. Er hatte mehrfach Leute bestohlen und musste fort. Aber auch er belästigte sie weiterhin bei jedem seiner Besuche.

Als Chantal Kraft etwa 12 oder 13 Jahre alt war, empfand sie sogar Spaß am Sex mit ihren Brüdern. Sie forderte die beiden öfter regelrecht dazu auf und schminkte sich extra für sie. In der Zeit sah sie nichts Falsches darin, es war einfach pure Lust. Und sie kannte es ja nichts anders. Allerdings hatte sie jedes Mal Angst, schwanger zu werden. Davon hatte sie in der Schule gehört. Das wollte sie nun wirklich nicht.

Die Geschichte ging mir nahe. Wie soll ein Kind sich unter solchen Umständen normal entwickeln? Was tun Täter ihren Opfern an? Chantal Kraft merkte, dass ich unruhig wurde, aber weil ich nichts sagte, fuhr sie fort zu erzählen.

Sie war jetzt 42 Jahre alt und wusste immer noch nicht genau, wie sie die ganze Sache von damals einschätzen sollte. Einerseits war es natürlich Missbrauch und Vergewaltigung gewesen, andererseits hatte sie es ja zumindest zeitweise selbst unterstützt. Ein Kind in der Pubertät. Mit 14 Jahren hatte sie dann keine Lust mehr auf die beiden, hatte andere Freunde. Manchmal schlief sie mit denen. Der jüngere Bruder akzeptierte ihre Abwehr, zumindest meistens. Der ältere hingegen kam weiter in ihr Bett, wenn es ihm passte. Das waren dann richtige Vergewaltigungen mit Festhalten und Schlagen. Sie fühlte sich jedes Mal wehrlos.

Chantal Kraft war 15 Jahre, als ihre Mutter ihren ältesten Bruder und sie im Bett erwischte. Sie erinnerte sich noch an den Blick ihrer Mutter und dass sie selbst vor Scham am liebsten im Boden versunken wäre. Die Mutter sagte kein Wort und verhielt sich auch später so, als wäre nie etwas passiert. Chantal Kraft aber konnte nicht mehr, und vor allem wollte sie nichts mehr mit dem Bruder zu tun haben. Da er jedoch viel kräftiger war als sie, vermochte sie sich nicht gegen seine anhaltenden Übergriffe zu wehren.

Irgendwann erzählte sie dann alles ihrer Oma. Diese war im Grunde die einzige Vertrauensperson in ihrer Kindheit und Jugend. Die Oma ging mit ihr sofort zur Polizei, und von da an änderte sich alles, auch in der Familie. Chantal Kraft kam in eine Pflegefamilie, und ihre Mutter und ihre Brüder brachen den Kontakt zu ihr völlig ab. Einerseits war sie darüber fast erleichtert, andererseits vermisste sie sie und wollte wieder zurück nach Hause. Nächtelang weinte sie sich in den Schlaf.

Aufgrund der Anzeigen ermittelte die Staatsanwaltschaft gegen die Brüder. Weil man Chantal Krafts Anschuldigungen aber offensichtlich keinen Glauben schenkte, wurden die Verfahren am Ende eingestellt.

Pflegeeltern und Wohngruppe

In der Pflegefamilie kam sie nach einer Weile einigermaßen zurecht. Allerdings vermisste sie ihre Oma sehr. Manchmal haute sie dann ab und fuhr mit dem Zug zu ihr. Ihre Oma sorgte dann jedes Mal dafür, dass die Mutter nichts mitbekam, und brachte sie am Abend wieder zurück zur Pflegefamilie.

In der Schule lief es okay, und ihre Pflegeeltern waren ganz in Ordnung. Der Pflegevater war freundlich, ganz anders, als sie es von Männern kannte. Er brachte ihr manchmal eine Kleinigkeit mit oder spielte auf der Gitarre, und sie sang dazu. Die Pflegemutter nahm sie oft in den Arm, konnte aber auch mal streng sein. Rückblickend fand Chantal Kraft das durchaus angebracht. Was für sie völlig ungewohnt war: Sie wurde nicht geschlagen, und auch sexuell wollte keiner etwas von ihr. Dabei hatte sie selbst in der Zeit sehr wohl Lust auf Sex und schlief mehrfach mit Männern aus der Nachbarschaft. Das lief keineswegs immer einvernehmlich ab, und nicht selten war Gewalt mit im Spiel. Andererseits kannte sie es nur so.

Dass die Pflegefamilie irgendwann nicht mehr mit ihr klarkam, könne sie inzwischen nachvollziehen, meinte Chantal Kraft zu mir. Sie hatte seither keinen Kontakt mehr zu der Familie, einfach auch, weil sie sich so schämte.

Mit knapp 17 Jahren kam sie wegen der Männergeschichten in eine vom Jugendamt betreute Wohngruppe. Nach Chantal Krafts eigenen Worten war das der reinste Knast. Sie waren nur Mädchen, und neben den Erzieherinnen gab es einen Erzieher. Den verführte sie dann bald, woraufhin sie die Gruppe wechseln musste und ihm gekündigt wurde.

Kurz darauf war sie dann das erste Mal schwanger. Sie wusste nicht, von wem. Die Erzieherinnen rieten ihr dringend zur Abtreibung, ihr selbst war alles eigentlich ziemlich egal. Rückblickend erklärte sie, dass es gut war, dass sie abgetrieben hatte.

In der letzten Wohngruppe begann sie schließlich eine Ausbildung als Mechanikerin. Nicht dass sie das irgendwie interessiert hätte, aber es hatte sich irgendwie ergeben, weil der Betrieb in ihrem Viertel lag. Sie kam und ging, wie es ihr passte. Auch dort kam es einmal zum Missbrauch. Ihr Fehler, so Chantal Kraft, sei es in der Regel, dass sie erst mitmache und sich dann, wenn es ernst wird, doch zurückziehen wolle. Die meisten Männer würden da aber schon gar keine Rücksicht mehr nehmen. Und dann artete es schnell in Gewalt aus. Da nützte es auch nichts, wenn sie sich wehrte und schrie. »Am besten stillhalten und danach kotzen.«

Wann Chantal Kraft sich das erste Mal geschnitten hatte, wusste sie selbst nicht mehr. Jedenfalls war es noch in der Lehrzeit. Meistens habe sie sich die Unterarme aufgeschnitten, manchmal die Oberschenkel, später am Bauch geritzt. Ihre Arme und ihre Beine waren völlig vernarbt. X-mal musste sie damals in die Notaufnahme eines Krankenhauses, um genäht zu werden. Sich auf diese Weise selbst zu verletzen half ihr, mit dem ganzen Stress fertigzuwerden. Jedes Mal ließ dann die Anspannung nach, es brachte die Gedanken zum Schweigen und die Flut von Gefühlen zum Verebben.

Die angefangene Lehre war nach drei Monaten schon wieder zu Ende. Chantal Kraft begann daraufhin eine Lehre als Verkäuferin im Kaufhaus, und die Kolleginnen und Kollegen dort schleiften sie da mehr oder weniger durch. Schließlich bestand sie irgendwie die Prüfung und wurde übernommen, dabei hatte sie eigentlich gar keine Lust zu arbeiten. Nur ein paar Monate später war das Kaufhaus jedoch pleite, und sie wurde arbeitslos.

Nach dem Abschluss der Lehre konnte sie nicht mehr in dem betreuten Wohnen bleiben. Die Sozialarbeiterinnen halfen ihr dabei, eine eigene Wohnung zu finden, besser gesagt ein Zimmer. Es war klein, spärlich möbliert, und die Wände waren feucht – aber es war ihr erstes eigenes Zuhause. Zum ersten Mal in ihrem Leben empfand sie so etwas wie Stolz auf sich. Die Betreuerinnen aus der Wohngruppe kamen noch ab und zu vorbei, um nach ihr zu schauen. Das war für sie okay, zumal die ihr bei den Geldsachen halfen. Das hatte sie nicht so drauf.

Was aus der Familie wurde

Mit ihrer Familie ging es gar nicht gut weiter. Ihre Oma war ein Jahr nach Chantal Krafts Umzug in die Pflegefamilie gestorben. Das traf sie schwer, denn ihre Oma war für sie alles gewesen. Keiner sonst hatte an sie geglaubt, schon gar nicht sie, Chantal Kraft, selbst. Die Traurigkeit, meinte sie, habe sie förmlich zerrissen, und ohne das Ritzen wäre sie wahrscheinlich gar nicht mehr am Leben.

Das erste Mal in dem Gespräch lächelte Chantal Kraft mich traurig an, und ich verstand, was sie meinte.

»Meine Mama hat irgendwann das gemacht, was sie in meiner Kindheit und meiner Jugend immer angedroht hat. Sie ist eines

Nachts von einer Autobahnbrücke gesprungen und war sofort mausetot. Mich hat das zu dem Zeitpunkt aber nicht mehr wirklich berührt.«

Ihr Vater war lange im Gefängnis gewesen, wegen Mordes. Und ihr ältester Bruder saß noch im Gefängnis, wegen Drogen, Zuhälterei, Gewalt und solcher Sachen. Mit beiden hatte sie keinerlei Kontakt mehr. Und sie wollte auch partout keinen mehr haben.

Nur der zweitälteste Bruder hatte irgendwie die Kurve gekriegt. Er war verheiratet, arbeitete bei der Sparkasse und hatte sich ein Haus gebaut. Er und seine Frau hatten auch Kinder. Mit ihm hatte Chantal Kraft aber ebenfalls keinen Kontakt.

Sie erklärte, dass sie es im Grunde immer noch nicht wirklich einordnen könne, was damals passiert war. Sie war ja seither oft genug in Therapien, Beratungsstellen, Frauenhäusern und dergleichen gewesen. Die hatten ihr alle gesagt, dass es Vergewaltigung und sexueller Missbrauch gewesen sei. Aber da sie zeitweise selbst Spaß dran gehabt und die Brüder manchmal sogar ihrerseits zum Sex aufgefordert hatte, war sie sich da heute nicht so sicher. Ein Psychotherapeut hatte ihr einmal erklärt, dass sich gerade jüngere Geiseln nach einer Weile mit ihren Entführern solidarisierten. So etwas nennt man auch »Stockholm-Syndrom«. »Vielleicht war das bei mir damals auch so, wie eine Gehirnwäsche.«

Und was wird aus mir?

Zwischen Anfang 20 und Ende 30 lebte Chantal Kraft meistens alleine und arbeitete regelmäßig als Verkäuferin. Oft ging es ihr nicht gut. Sie war in dieser Zeit häufig bei Ärzten in Behandlung, nicht nur bei Psychiatern und Psychotherapeuten. Hauptsächlich ging es dabei um Herzprobleme, Wasser in den Beinen und Schmerzen im Unterleib.

Vor allem in der Zeit bis zum 30. Lebensjahr war sie außerdem mehrfach stationär in psychiatrischen Kliniken, in der Regel, weil sie mal wieder versucht hatte, sich umzubringen. Dabei hatte sie jeweils Unmengen an Tabletten geschluckt. Mal war sie dann rechtzeitig von jemandem gefunden und ins Krankenhaus geschleppt worden, mal hatte sie bloß ewig lange geschlafen, und danach war ihr schlecht und schwindelig gewesen. Jedenfalls hatte es nie geklappt.

Ich sah Chantal Kraft prüfend an und fragte mich, ob ihr aus heutiger Sicht ein anderer Ausgang lieber gewesen wäre. Es erschien mir nicht ganz ausgeschlossen. Und doch machte sie trotz allem, was in ihrem Leben passiert war, auf mich den Eindruck, als ob sie in sich ruhte. Im Rahmen ihrer Aufenthalte in der Kinder- und Jugendpsychiatrie sowie der Erwachsenenpsychiatrie hatte sie bereits alle möglichen Diagnosen erhalten: von PTBS und dissozialer Persönlichkeit über ADHS und Borderline-Störung bis hin zu Depression. Ich selbst empfand sie aber überhaupt nicht als dissozial und hatte bei unserem Kontakt nicht den Eindruck einer aktuellen, gravierenden psychischen Störung.

Zweifellos hatte Chantal Kraft in ihrem bisherigen Leben vielfältigste Traumatisierungen erlebt. Trotzdem stellte sich bei meinen Gesprächen heraus, dass sie nicht oder nicht mehr die Kriterien für eine einfache oder eine komplexe PTBS erfüllte. Dafür hatte sie im Lauf der Jahre gelernt, ihre Skills einzusetzen, wenn es ihr nicht gut ging. Das waren vor allem Übungen für den Umgang mit Anspannung, Emotionen und zwischenmenschlichen Kontakten.

Auch Übungen zur Achtsamkeit hatte sie immer wieder gemacht. Sie hatte gelernt, sich selbst fürsorglich zu behandeln, also unter anderem regelmäßig und ausgewogen zu essen, sich ausreichend zu bewegen, auf ihren Tages- und Nachtrhythmus zu achten, Pausen zu machen und keine Drogen und möglichst auch keinen Alkohol zu konsumieren.

Wie sie mir schilderte, war für sie vor allem bewusstes Atmen wichtig. Wann immer ihr alles zu viel wurde, konnte Chantal Kraft darauf und auf andere Übungen, die der Körperwahrnehmung dienen, zurückgreifen und so wieder zu sich finden. Sie habe, erklärte sie, sehr lange üben müssen, aber nun funktioniere es fast immer zuverlässig.

Chantal Kraft berichtete mir, ihr »Notfallkoffer« habe sie überhaupt schon oft gerettet. Ein solcher »Koffer« enthält gewissermaßen all die Hilfsmittel und Techniken, die man in einer akuten Krisensituation anwenden kann, um einer weiteren Verschlimmerung der Symptome entgegenzuwirken. Im Rahmen einer Psychotherapie werden sie individuell mit den Patienten erarbeitet und stehen diesen anschließend als Dokumentation und Handlungsleitfaden für Notfallsituationen, etwa bei lebensmüden Gedanken, zur Verfügung.[1] Chantal Kraft betonte, auch wenn es ihr besser gehe, habe sie ihren Koffer immer dabei. Der passe auf eine DIN-A4-Seite, die klein gefaltet und inzwischen ziemlich zerfleddert in ihrem Portemonnaie stecke.

Ich muss mich neu wappnen

Offensichtlich hatte Chantal Kraft nach vielen Therapien die Kurve bekommen. Ich sah sie voller Bewunderung an und fragte sie, woher sie diese Kraft und Stärke genommen hatte, immer wieder aufzustehen und weiterzumachen, egal, welche Knüppel ihr das Leben zwischen die Beine warf. Sie meinte daraufhin, dass ihr therapeutische Begleitung geholfen habe, dass es aber auch sehr lange dauerte, bis sie wieder halbwegs Boden unter den Füßen hatte. Insbesondere hatte sie über viele Jahre mit einem Psychotherapeuten gearbeitet, der leider seit zwei Jahren in Rente sei. Seitdem habe sie keinen Therapeuten mehr. Doch jetzt sei da wieder die Sorge, nein, die Angst, sie könnte diese Stabilität wieder verlieren und erneut abstürzen. Deshalb sei sie ja überhaupt zu mir in die Sprechstunde gekommen.

Auch wenn ich nach meinen ersten Eindrücken die von ihr empfundene Gefahr nicht sah, fragte ich Chantal Kraft, woher ihrer Meinung nach diese Angst rührte. Sie erzählte mir dann aus ihrem jetzigen Leben. Sie hatte zwei Kinder, einen Jungen und ein Mädchen, sechs und elf Jahre alt. Sie waren ihr Ein und Alles. Als sie mit der Tochter schwanger war, ging es ihr zwar bereits besser, und die

Symptome waren nicht mehr so akut, aber sie sah eigentlich keinen Sinn mehr im Leben. Als sie die Tochter dann jedoch das erste Mal in den Armen hielt, wusste sie: Wenn schon nicht für mich selbst, so will ich doch unbedingt für das Kind kämpfen. Nach und nach hätten ihre Kinder ihr dann wieder gezeigt, was es heißt zu leben. »Sie erfüllen mich, geben mir einen Sinn im Leben, und manchmal lerne ich mehr von ihnen als andersherum.«

Sie fühlte sich die letzten Jahre über allerdings oft einsam, weil sie gar keinen Kontakt mehr zu ihrer früheren Familie hatte. Auch die Väter der Kinder hatten sich längst aus dem Staub gemacht. Als Alleinerziehende arbeitete sie halbtags als Verkäuferin und bekam außerdem etwas Geld vom Staat. Wegen der Kinder könne sie nicht Vollzeit arbeiten, meinte sie. Irgendwie kam sie trotzdem über die Runden.

Was Beziehungen anging, vertraute sie nach eigener Aussage eigentlich niemandem mehr. Und sie hatte gelernt, frühzeitig Nein zu sagen. »Klar macht mir Sex auch noch Spaß. Dann suche ich mir aber jemanden, von dem ich meine, dass das gut geht. Klappt halt bloß nicht immer. Wenn ich mal in eine Kneipe gehe und jemanden treffe, ist der oft schon besoffen.« Einen festen Partner oder Mann habe sie nicht, dafür aber einen wirklich guten Freund. So eine Abhängigkeit wie eine Ehe oder so würde sie gar nicht aushalten.

Beruhen Erinnerungen immer auf realen Ereignissen?

Einmal kam es im Rahmen einer solchen Kneipensituation zu einer Vergewaltigung. Ein Mann nahm sie nach einer gemeinsamen Zechtour mit in seine Wohnung und missbrauchte sie. Sie war hinterher stark genug, sofort zur Polizei zu gehen und ihn anzuzeigen. Außerdem ging sie in der Zeit danach wöchentlich zu einem Psychotherapeuten, was sie zur Stabilisierung brauchte.

Als es dann zur Gerichtsverhandlung kam, warf der Richter Chantal Kraft überraschend vor, ihr Gedächtnis sei inzwischen durch die Psychotherapie geprägt und nicht mehr durch wirkliche Erinnerungen. Ihre Zeugenaussage sei daher nicht mehr glaubhaft und zuverlässig. Sie hätte in der Zeit bis zur Verhandlung keine Psychotherapie machen dürfen, das sei ihr doch sicher von der Kripo gesagt worden. Er sprach den Mann frei, aus Mangel an Beweisen. Chantal Kraft war schockiert und sprachlos.

Die Skepsis des Richters bezog sich offensichtlich auf das Phänomen der »False Memories«, der falschen autobiografischen Erinnerungen. In der Psychotherapieforschung wird darüber diskutiert, ob womöglich erst durch die Fragen und den Austausch mit Psychotherapeuten Gedächtnisinhalte produziert werden, die es so gar nicht gegeben hat. Man muss allerdings dagegenhalten, dass im Falle von Traumafolgestörungen gerade Verleugnen, Vergessen und Dissoziationen Strategien sind, die den Traumatisierten irgendeine Form von Auseinandersetzung mit dem Trauma und dessen Einbettung überhaupt erst ermöglichen.[2]

Ein wirklich wichtiges Thema sind »False Memories« in der Psychotherapie aber nicht. Eine gültige und sichere Unterscheidung zwischen wahren und falschen Erinnerungen von Menschen durch Außenstehende und im Nachhinein scheint mir jedenfalls nicht möglich zu sein.[3]

Gleichwohl ist der Abruf von Erinnerungen an vergangene Ereignisse, Emotionen und Gedanken ziemlich umfassend, komplex und letztlich immer subjektiv.[4] Nehmen wir Chantal Kraft als Beispiel für sexualisierte Gewalt und für Gerichtsverfahren, die sich auf die Aussage des Opfers stützen, wo also die Zuverlässigkeit von Gedächtnisangaben von zentraler Wichtigkeit ist. Im Rahmen einer Psychotherapie kann man als Therapeut möglicherweise Gedächtnisinhalte verändern (wovon ich persönlich aber nicht ausgehe). Sind deshalb aber Patientinnen wie Chantal Kraft grundsätzlich unzuverlässige Zeuginnen? Mit Sicherheit nicht. Ganz im Gegenteil, die psychotherapeutische Behandlung kann gerade dazu beitragen, »starke« Zeuginnen vor Gericht zu haben, die berichten, was wirklich war.[5] Dies habe ich in unzähligen Gerichtsverfahren als psychiatrischer Sachverständiger beobachten können. Folglich sollten Betroffene nach einer Tat, unbedingt und so schnell es geht, eine Psychotherapie beginnen und ihre Zeugenaussage vor Gericht zu gegebener Zeit später machen. Auf keinen Fall sollte man eine Psychotherapie aufschieben.[6]

Nur ein Freund, mehr nicht

Chantal Kraft hatte seit einem Jahr den eben erwähnten »sehr guten« Freund, den sie selbst als »solide« beschrieb. Die beiden hatten noch keinen Sex miteinander gehabt. Sie war einfach noch nicht so weit und wollte damit auch nicht die Freundschaft riskieren. Er konnte das zum Glück verstehen, nachdem sie sich ihm geöffnet und ihm ihre Geschichte erzählt hatte. Dieser Schritt hatte sie sehr viel Überwindung gekostet, aber zugleich war sie stolz, dass sie den Mut dazu aufgebracht hatte.

Eigentlich war sie sehr glücklich darüber, dass er trotz allem an der Freundschaft festhielt. Normalerweise wandten sich alle Leute wieder von ihr ab, wenn sie von ihrer Geschichte erfuhren. Immer dann, wenn es zwischen ihrem Freund und ihr etwas lauter und ungemütlicher wurde, kam jedoch die Angst in ihr hoch, dass der ganze Stress von früher wieder losgehen könnte. Wie sie mir dann sagte, war ihr gerade am Abend zuvor – das erste Mal nach über zehn Jahren – wieder der Gedanke durch den Kopf geschossen, ob es nicht besser wäre, Schlaftabletten zu schlucken. Dann wäre alles vorbei. Vorangegangen war ein Streit zwischen ihrem Freund und ihr. Sie war daraufhin nach Hause gegangen und mit den Kindern in ihrer Wohnung geblieben. Da hatte sie dann dieses immer quälendere Gefühl, dass alles wieder von vorne beginnen könnte.

Nun wollte sie einfach von mir wissen, ob ich eine Idee hätte, was sie da umtrieb, und ob ich ihr irgendeinen Rat geben könnte. Konkretere Vorstellungen oder Wünsche hatte sie keine. Sie wusste aber, was sie auf keinen Fall wollte: wieder so krank sein, dass sie wie zuletzt vor über 15 Jahren stationär in eine Klinik gehen musste. Wer würde sich dann um ihre Kinder kümmern?

Was ich auffällig fand, waren ihre unkontrollierbar kreisenden Gedanken, also das Grübeln, sowie die große Angst davor, ihre Traumafolgestörungen könnten wieder auftreten. Ihr Thema waren nicht die Vergewaltigungen, sondern die Folgen. Diese Gedanken kosteten sie nach wie vor viel Kraft und Zeit. Sie war allerdings weder depressiv noch kognitiv in irgendeiner Form beeinträchtigt.

Ich erklärte ihr, dass ich darüber nachdenken müsse und für den Moment nichts Genaueres sagen könne. Immerhin war keine Gefahr im Verzug, und so vereinbarten wir einen weiteren Termin.

Wir trafen uns in der darauffolgenden Woche wieder. In der Zwischenzeit hatte ich die Geschichte von Chantal Kraft in unserem Team vorgestellt. Das ist bei uns so üblich, und so hatte ich es auch mit ihr besprochen. Im Team hatten wir uns überlegt, ihr zunächst einmal wegen der Rückfallgefahr der K-PTBS und der Selbstmordgedanken anzubieten, für zwei Wochen in unsere psychotherapeutisch orientierte Tagesklinik zu kommen. Über das Jugendamt würde sich eine Haushaltshilfe und Erzieherin organisieren lassen, die die Kinder nach der Schule in einer Art Tagespflege betreute. Außerdem wäre über die Krankenkasse die Lohnfortzahlung geregelt.

Als ich Chantal Kraft von unserem Vorschlag erzählte, fand sie die Idee nicht schlecht, war aber noch nicht ganz überzeugt. Sie habe einfach schon viel zu viel schlechte Erfahrungen gemacht, meinte sie. Dann wollte sie aber doch von mir wissen, was in der Tagesklinik genau gemacht wurde, denn das kannte sie noch nicht.

»Zunächst geht es da um eine Stabilisierung und darum, einem Rückfall vorzubeugen«, sagte ich ihr. »Sie sind auf einem ganz tollen Weg, und ich finde es großartig, was Sie alles schon erreicht haben. Wir können Ihnen aber bestimmt helfen, dass Sie Krisen wie die von letzter Woche in Zukunft besser bewältigen.«

Die Frage sei, wie sie noch nachhaltiger stabilisiert werden könne. Manchmal gelte es, Erlerntes neu zu aktivieren, manchmal seien vielleicht auch ein paar neue Ergänzungen für die aktuelle Lebenssituation nötig. Schließlich erklärte ich ihr noch, dass eine psychotherapeutisch orientierte Tagesklinik für Menschen gedacht sei, bei denen es sinnvoll sei, dass ihr Lebensmittelpunkt weiter zu Hause und nicht in der Klinik war. Je nach Erkrankung gebe es dort dann ganz spezifische Programme. Das leuchtete ihr alles ein, und sie fand es gut.

»Sie haben früher eine komplexe posttraumatische Störung gehabt«, meinte ich dann zu ihr, »auch wenn Sie mittlerweile die entsprechenden Kriterien nicht mehr erfüllen. Natürlich kann eine solche Störung leicht reaktiviert werden, und genau das wollen wir gemeinsam verhindern. Da Sie relativ stabil sind, wäre es gut, wenn Sie einzelne Skills auffrischen oder neu lernen, um mit Stressreaktionen besser umzugehen.«

Mehr empfahl ich ihr nicht an therapeutischen Interventionen. Eine Expositionstherapie, sonst Standard in der PTBS-Behandlung, war in der derzeitigen Situation und bei der Art der vorliegenden Symptome nicht indiziert. Grundsätzlich lassen sich die erwähnten Skills den Patientinnen und Patienten genauso gut im Rahmen ambulanter Kontakte vermitteln. Da Chantal Kraft aber einen deutlichen Leidensdruck hatte und eine Gefahr für sich selbst sah, schien mir die Tagesklinik geeigneter zu sein.

Nachdem ich ihr das alles erklärt hatte, stimmte sie dem Vorschlag zu. Mir fiel ein Stein vom Herzen. Ich habe bei Betroffenen nach solchen Missbrauchserfahrungen im Kindes- oder Jugendalter schon ganz andere Verläufe gesehen. Chantal Kraft hatte mit enormer eigener Kraft ihre kleine Familie zusammengehalten. Nun war sie gerade müde und brauchte eine Pause, um anschließend ihren eigenen Weg weiterzugehen.

Stabilisierung durch die tagesklinische Behandlung

Wir vereinbarten einen kurzfristigen Aufnahmetermin zur Krisenintervention. In der Tagesklinik führten wir dann erst noch einmal eine umfangreiche Diagnostik durch, also zum einen körperliche Untersuchungen, zum anderen aufgrund der früher bestehenden

K-PTBS verschiedene testpsychologische Untersuchungen. Bei der körperlichen Untersuchung fiel ein Knoten in der linken Brust auf, nachdem Chantal Kraft selbst darauf hingewiesen hatte; die untersuchende Ärztin überwies sie sofort an unsere Frauenklinik zur genaueren Diagnostik.

Chantal Kraft musste sich mit dieser Situation jedoch erst zurechtfinden und brauchte deshalb ein paar Tage, bis sie einer Vorstellung in der Frauenklinik zustimmte. Monate vorher hatte sie schon Angst wegen dieses Knotens gehabt und sich ausgemalt, was das wohl bedeuten mochte. Ich selbst riet ihr dringend, die Sache rasch abklären zu lassen.

Bei der testpsychologischen Untersuchung ergab sich das Bild einer intelligenten, empathischen Frau mit mäßig ausgeprägten Störungen der Emotionsregulation. Ihre kognitiven Funktionen, also Aufmerksamkeit, Konzentration und Gedächtnis, waren völlig ungestört. Bei der Auswertung der traumaspezifischen Fragebogen fielen leichtes Wiedererleben und Vermeidungsverhalten auf, beides war aber derzeit unter Kontrolle und stellte keine Belastung für sie dar. Hinweise auf körperliche Anspannung und Übererregung fanden sich keine. All das gab mir ein gutes Gefühl, was die weitere Behandlung anging.

Bei der Krisenbehandlung von Traumafolgestörungen geht es im Wesentlichen um Stabilisierung, Reaktivierung von Skills, den Umgang mit der aktuellen Krise und um kognitive Arbeit, wobei Letztere auch emotionsfokussiert sein kann. Mit Blick auf die Zukunft ist die Aktualisierung des Notfallkoffers, also des Krisenplans, das Ziel.

Im Mittelpunkt der Behandlung standen dann Chantal Krafts unrealistische Befürchtungen, was das Zulassen von Erinnerungen anging. Gemeinsam mit uns vergegenwärtigte sie sich das, was in ihrem Leben an Vergewaltigungen und Missbrauch passiert war. Dabei konnten wir alles aus dem sicheren Hier und Jetzt heraus betrachten und wieder einordnen. Wir stellten also sozusagen den zeitlichen Bezug wieder her, der durch die Traumatisierung entkoppelt worden war. Das Trauma hatte ja bewirkt, dass die Zeitstempel bei den Traumatisierungen falsch gesetzt wurden, weshalb Chantal Kraft die Traumata lange Zeit durch Flashbacks und Dissoziationen so erlebt hatte, als wären sie gegenwärtig.

Bevor wir alle hilfreichen Skills mit ihr durchgegangen waren und noch vor der Vorstellung in der Frauenklinik brach Chantal Kraft am vierten Abend den stationären Aufenthalt für uns unerwartet ab und erklärte, dass sie am nächsten Tag nicht mehr kommen könne. Ihre Kinder bräuchten sie. Grundsätzlich zählt in solchen Fällen natürlich die Entscheidung der Patientin, und so entließen wir sie.

Bei unserem Abschlussgespräch an diesem Nachmittag hatte ich trotzdem ein sehr gutes Gefühl. Sie begründete den Abbruch für mich nachvollziehbar, wirkte stabil und war – wie wir immer sagen – absprachefähig. Wir konnten uns gegenseitig aufeinander verlassen. Ich bot ihr selbstverständlich an, sie könne sich jederzeit wieder melden, auch mitten in der Nacht. Dafür haben wir rund um die Uhr diensthabende Ärztinnen oder Ärzte in der Klinik. Die Sache mit dem Knoten in der Brust bereitete mir allerdings weiter Sorgen.

Eine Woche später rief sie an und fragte, ob sie noch einmal kommen könne. Sie müsse immer an den Knoten denken. Sie wollte allerdings nur ambulant kommen und sich möglichst am gleichen Tag in unserer Frauenklinik vorstellen. Dies konnten wir schnell in die Wege leiten.

Viele Patientinnen und Patienten finden Krankenhausaufenthalte beängstigend und können sich aus den verschiedensten Gründen nicht auf eine Therapie einlassen. Chantal Kraft war trotz der Überweisung noch nicht fähig gewesen, in die Frauenklinik zu gehen und die Sache mit dem Knoten in der Brust abklären zu lassen. Inzwischen aber hatte sie lange mit ihrem Freund gesprochen, der ihr sehr zugeraten hatte, diesen Schritt zu gehen. Dabei hatte sie gemerkt, dass sie ihm ganz viel bedeutete und – was für sie noch viel wichtiger war – dass auch er ihr viel bedeutete. Im Grunde war es das erste Mal in ihrem Leben, dass sie dieses Gefühl einem Mann gegenüber empfand.

In der Frauenklinik wurden ein MRT und eine Biopsie durchgeführt. Die Ergebnisse waren niederschmetternd: Es handelte sich tatsächlich um Brustkrebs. Allem Anschein nach hatte der Krebs aber noch keine Metastasen gebildet.

Die Ärztin aus der Frauenklinik sprach mit Chantal Kraft über das weitere Vorgehen. Zunächst musste der Tumor operativ entfernt werden, und das möglichst bald, um die Heilungschancen zu wahren. Im Anschluss würde man eine Bestrahlung und eine Chemotherapie durchführen.

»Wie viel Zeit habe ich bis zur OP?«, fragte Chantal Kraft.

»Maximal sechs Wochen.«

Chantal Kraft wollte sich dann am liebsten gleich in den folgenden Tagen operieren lassen. Sie wollte unbedingt wieder gesund werden und den Krebs überwinden, so, wie sie auch die Traumastörung weitgehend überwunden hatte.

Bis zur OP dauerte es dann aber doch noch etwas länger, weil zuvor noch einige Untersuchungen erforderlich waren. Der Eingriff selbst verlief schließlich erfolgreich. Und der Krebs hatte tatsächlich noch nicht gestreut. Die Psychotherapeutin aus der Tagesklinik, die Chantal Kraft für ein paar Sitzungen kennengelernt hatte, begleitete sie in der Zeit rund um die Operation und dann während der Monate der Strahlentherapie und der Chemotherapie. Immer wieder führten die beiden Gespräche, manchmal auch unter Einbeziehung der Frauenärztinnen, der Kinder, der Haushaltshilfe und des Freundes.

Chantal Kraft bewies in dieser schwierigen Zeit bewundernswerte Stärke. Gemeinsam mit der Psychotherapeutin setzte sie Skills ein, die ihr halfen, mit den Zumutungen der Krankheit umzugehen – mit dem Wissen, an einer potenziell zum Tode führenden Erkrankung zu leiden, mit den anstrengenden Therapien und ihren Nebenwirkungen und mit der Ungewissheit, ob und wie lange sie ihre beiden Kinder weiter würde begleiten und vor der Welt und ihren Gefahren, die sie selbst erlebt hatte, beschützen können.

Die Frauenärztinnen waren sehr beeindruckt zu sehen, wie Chantal Kraft mithilfe ihrer Skills oder – wie diese Ärztinnen sagten – »psychologischen Tricks« die Behandlung und damit den Krankheitsverlauf erkennbar positiv beeinflussen konnte. Noch während des ersten halben Jahres dieser Behandlungen empfahlen sie deshalb gelegentlich anderen Patientinnen, sich mit Chantal Kraft zu treffen, damit diese sie beriet und ihnen Mut machte. Dazu war Chantal Kraft selbst gern bereit, zumal sie feststellte, dass es auch ihr selbst guttat, andere zu unterstützen. Sie bekam schließlich viel positive Energie zurück.

Später, als sie wieder geheilt war, erklärte sie sich nicht zuletzt aufgrund dieser Erfahrung bereit, in der Frauenklinik eine wöchentliche Selbsthilfegruppe für Patientinnen mit onkologischen Erkrankungen zu leiten. Mit ihren eigenen Erfahrungen im Leben und mit dem, was sie durch die verschiedenen Therapien gelernt hatte, vermochte sie sich besonders gut in Patientinnen in existenziellen Krisen einzufühlen.

So fürchterlich die Erfahrungen von früher waren – Chantal Kraft hatte, zuletzt mit etwas therapeutischer Begleitung, einen Weg gefunden, ihnen nachträglich einen gewissen Sinn zu geben. Sie war sehr stark geworden.

Kapitel 15

Von Steinen und Blumen. Narrative Expositionstherapie

Christine Aya

Der Südsudan ist eines der ärmsten Länder der Welt. In dem erst seit 2011 unabhängigen Staat mit seiner großen Zahl ethnisch und kulturell verschiedener Gruppen brach bereits 2013 ein Bürgerkrieg aus, der mit kurzen Unterbrechungen im Grunde bis heute andauert. Anschläge, Entführungen, Morde und Vergewaltigungen sind seither an der Tagesordnung. Viele Millionen Menschen sind innerhalb des Landes vertrieben worden, weitere Millionen sind in Nachbarländer wie Tschad, Uganda und Ägypten geflohen – oder haben sich auf den gefährlichen Weg Richtung Europa begeben.

Die Welt bricht zusammen

Christine Aya gehörte wie ihre Familie zur Gruppe der Nuer, ihre Eltern waren zum Christentum konvertiert. Sie lebte mit ihrem Mann und den beiden Kindern, fünf und sechs Jahre alt, in einem Ort nahe der Hauptstadt Dschuba. Während sie ein kleines Restaurant besaß, das sie alleine betrieb, arbeitete ihr Mann als Handwerker. Für südsudanesische Verhältnisse, unter den Bedingungen des Bürgerkriegs, führten sie zunächst ein gutes Leben, hatten ein eigenes Haus mit Garten, den sie bewirtschafteten.

Spätestens seit Beginn des Bürgerkriegs wurden sie jedoch wie viele andere immer wieder von Kämpfern der verfeindeten Gruppen zu Hause, auf der Straße oder bei der Arbeit drangsaliert und überfallen – je nachdem, wer gerade die Oberhand hatte. Die Lage war völlig unübersichtlich und änderte sich ständig. Das Gefühl von

Sicherheit kannte Christine Aya schon lange nicht mehr. Oft war es zu gefährlich auf den Straßen, um die Kinder zur Schule zu schicken oder sich um das Restaurant zu kümmern. Das Geld wurde knapp.

Nach einigen Jahren Bürgerkrieg ging zu Beginn der Regenzeit im April in der christlichen Minderheit am Ort wieder einmal die Angst um, denn schon seit Tagen deuteten sich erneute Unruhen an. Die Rebellen kamen dann eines frühen Morgens und überfielen auch das Haus der Familie Aya. Vor Christine Ayas Augen erschossen sie ihren Mann und die beiden Kinder. Sie selbst wurde von mehreren Soldaten vergewaltigt und dann einfach zurückgelassen.

Christine Ayas Welt brach an diesem Morgen endgültig zusammen. Sie hatte bis dahin schon einige Überfälle von der einen wie von der anderen Seite erlebt. Auch hatte sie im Laufe des Bürgerkrieges schon mehr als einmal mit ansehen müssen, wie Menschen ermordet wurden, ja sie war sogar selbst gezwungen worden, andere Menschen zu töten, und sie war schon etliche Male vergewaltigt worden. Aber nichts davon war so entsetzlich und niederschmetternd gewesen wie der Tod ihrer Kinder und ihres Mannes. Sie war nur noch verzweifelt und verkroch sich tagelang in ihrem verwüsteten Haus.

Nachbarn halfen ihr schließlich dabei, ihren Mann und die Kinder auf dem Grundstück zu beerdigen. Es war, als würde ein Schlussstrich unter ihr, Christine Ayas, Leben gezogen. Sie wusste nicht, warum sie noch leben sollte. Albträume und Flashbacks verfolgten sie Tag und Nacht. Immer wieder musste sie an die Morde und die Täter denken. Eigentlich wollte sie nur noch tot oder weg sein, aber wohin hätte sie denn gehen können?

In den Monaten nach dem schrecklichen Überfall ging es ihr weiterhin schlecht. Immer wieder träumte sie von den Morden und den Soldaten, die sie vergewaltigt hatten. Sie fühlte sich ständig bedroht, war erschöpft, hatte regelmäßig Angstattacken und Schwindelanfälle und rang buchstäblich nach Luft. Ihr Brustkorb war wie eingeschnürt. Trotz ihrer ganzen Verzweiflung gelang es ihr irgendwie, das Restaurant weiterzuführen, denn sie musste ja von irgendetwas leben. Da sie einigermaßen gut Englisch sprechen konnte, war das Restaurant bei den wenigen internationalen Mitarbeiterinnen und Mitarbeitern der im Südsudan verbliebenen Hilfsorganisationen recht beliebt. Die Gäste merkten aber, dass mit ihr etwas nicht stimmte, und blieben nach und nach aus, sodass Christine Aya auch für das Restaurant keine Zukunft mehr sah.

Die Flucht übers Mittelmeer

Ein Cousin von ihr war Informatiker und lebte schon seit einigen Jahren in Berlin. Per WhatsApp schlug er ihr vor, zu ihm nach Deutschland zu kommen. Das war erst mal eine völlig unrealistische Idee. Es mit einem Touristenvisum zu versuchen schied aus. Die bürokratischen Hürden waren zu hoch. Abgesehen davon hätte ein solches Visum auch nur den Aufenthalt für drei Monate ermöglicht.

Die Vorstellung, ihre Heimat und ihre Wurzeln zurückzulassen, wühlte Christine Aya auf. Was sollte sie in Europa? Gleichzeitig dachte sie an ihren Mann und ihre Kinder, die tot waren. Und ihre Eltern waren schon vor dem Bürgerkrieg verstorben. Nur noch sie war aus der ganzen Familie übrig. Von sich aus wäre sie nie auf die Idee gekommen zu fliehen, schon allein, weil sie gar nicht die finanziellen Mittel dafür hatte. Außerdem war allgemein bekannt, wie gefährlich die Fluchtrouten nach Europa waren. Aber was sollte sie noch hier, mitten im Krieg? Die Wahrscheinlichkeit war hoch, dass auch sie bei einem der nächsten Überfälle getötet würde, wie schon so viele aus ihrer christlichen Gemeinde.

Irgendwann fasste sie den Entschluss, die Flucht zu wagen, und gab ihrem Cousin Bescheid. Der bezahlte daraufhin eine Schleppergruppe, die sie über Libyen und das Mittelmeer weiter bis nach Deutschland bringen sollte.

Die Flucht selbst war dann auf ihre Weise traumatisch. Zunächst schlugen sie sich nach Libyen durch. Immer wieder wurden sie von

Kriminellen und Sicherheitskräften bedroht, sodass sie sich häufig verstecken mussten.

Und dann kam die Fahrt über das Mittelmeer. Sie saßen zusammengepfercht in einem kleinen Boot, Kinder, Frauen und Männer. Als ein Sturm aufkam und das Boot immer wieder von heftigen Wellen getroffen wurde, fielen einige Menschen ins Wasser und ertranken. Von den ursprünglich etwa dreißig Flüchtlingen schafften es zwanzig bis zur italienischen Insel Lampedusa. Die Schreie der ins Wasser gestürzten Menschen, darunter auch Kinder, sollten Christine Aya nicht mehr aus dem Kopf gehen. Sie selbst hatte keine Möglichkeit gehabt, ihnen zu helfen.

Überhaupt war die gesamte Flucht davon geprägt, dass Christine Aya den Schleppern vollkommen ausgeliefert war. Sie wurde nicht nur ihrer wenigen Wertsachen beraubt, sondern wie alle anderen Frauen aus der Gruppe vergewaltigt. Von Lampedusa aus brachten die Schleuser sie über Österreich schließlich nach Deutschland. Dort landete Christine Aya in einer Erstaufnahmeeinrichtung, wo sie umgehend Asyl beantragte. So hatte sie es mit ihrem Cousin abgesprochen. Nach einigen Tagen wurde sie in eine der zentralen Unterbringungseinrichtungen gebracht. Von dort aus sollte sie einer Stadt oder Gemeinde zugewiesen werden. Dies dauerte bei ihr einige Wochen, und dann lebte sie am neuen Ort zusammen mit mehreren anderen Geflüchteten in einer von den Behörden angemieteten Wohnung.

Mit dem Rettungswagen in die Klinik

Christine Aya kam als Notfall zu uns in die Klinik. Sie hatte den Termin für ihre Anhörung durch das Bundesamt für Migration und Flüchtlinge erfahren, und womöglich war dies der Grund, warum sie seit einigen Tagen nicht mehr aus dem Bett aufgestanden war. Sie war eine groß gewachsene, sehr schlanke junge Frau mit hochgesteckten Haaren. Sie sprach Nuer, eine der Hauptsprachen im Südsudan, konnte sich aber auch gut auf Englisch verständigen, sodass wir niemanden zum Dolmetschen und Vermitteln brauchten. Auffällig war, dass ihr rechter Zeigefinger fehlte.

Wie sich herausstellte, hatte sie, seit sie in der zentralen Unterkunftsstelle angekommen war, oft nur gezittert. Sie war außerdem vegetativ sehr erregt gewesen, hatte dissoziiert und schreckhaft gewirkt und war unkonzentriert, reizbar, kaum ansprechbar gewesen. Die ehrenamtlichen Helferinnen und offiziellen Betreuer, die sich um sie kümmerten, wussten schließlich keinen Rat mehr und riefen einen Rettungswagen.

Wir nahmen die 26-Jährige auf einer unserer psychiatrischen Intensivstationen auf. Nur auf einer solchen Station wird der stationäre Aufenthalt in einer Klinik von der Stadt für Asylbewerberinnen wie Christine Aya ohne Rückfragen bezahlt. Aber sie war tatsächlich auch ein Notfall.

Sie hatte in den zurückliegenden Tagen und Wochen allem Anschein nach kaum etwas getrunken oder gegessen. Weil sie beides auch auf der Station ablehnte, bekam sie zunächst Infusionen zur Flüssigkeitszufuhr. Immerhin das ließ sie zu. In der ersten Nacht schlief sie sehr unruhig, sie schreckte immer wieder hoch und schrie. Regelmäßig sah jemand von uns nach ihr, um sie zu beruhigen. Sie war völlig in Dissoziationen und Flashbacks gefangen, wie in einer anderen Realität.

Die meisten Flüchtlinge sind traumatisiert

Im Sudan herrschte zwischen 1983 und 2005 durchgehend Bürgerkrieg. Eine wissenschaftliche Untersuchung aus dem Jahr 2004 ergab, dass 48 Prozent der dortigen Bevölkerung eine 1-Monats-Prävalenz für eine PTBS aufwiesen (was diese Häufigkeiten bedeuten, habe ich bereits im Kapitel über Rainer Petersen näher erläutert).[1] Anders gesagt: Fast die Hälfte aller Einwohner litt an einer Traumafolgestörung.

Wer in Deutschland um Asyl ersucht, hat keinen Anspruch auf eine Psychotherapie im hiesigen Gesundheitssystem und somit auch keinen Zugang zu entsprechenden ambulanten Angeboten in Krankenhäusern oder Reha-Einrichtungen. Für ihn oder sie ist lediglich eine Grundversorgung medizinischer Leistungen vorgesehen. Dazu gehören Impfungen, die akute Behandlung von Krankheiten sowie die Unterstützung von Schwangeren. In manchen Regionen werden gleichwohl auch spezielle Sprechstunden für Flüchtlinge in psychiatrisch-psychotherapeutischen Kliniken angeboten, und darüber hinaus existieren eine Reihe von länderfinanzierten oder durch Spenden geförderte psychosoziale Zentren für Geflüchtete.[2] Die Bedeutung solcher Einrichtungen für die Betroffenen ist nicht zu unterschätzen. Noch besser wäre es, wenn die normale Regelversorgung von Erkrankungen auch bei Flüchtlingen greifen würde.

Unter geflüchteten Menschen finden sich natürlich die auch sonst verbreiteten psychischen Erkrankungen. Viele Menschen im Südsudan, aber auch in anderen von Krieg oder Bürgerkrieg gepeinigten Ländern, sind nicht nur traumatisiert, sondern leiden auch unter Depressionen, Alkohol- und Drogenabhängigkeiten sowie Angst- oder Somatisierungsstörungen. Letztere sind körperliche Beschwerden, die nicht unmittelbar auf eine körperliche Ursache zurückgeführt werden können. Darüber hinaus treten bei ihnen mit relativ hoher Wahrscheinlichkeit traumaassoziierte Störungen nach Vertreibung und Flucht, Gewalt, Folter, Gefängnisaufenthalten oder Vergewaltigungen auf.[3] Das Wissenschaftliche Institut der AOK hat in einer repräsentativen Studie festgestellt, dass rund drei Viertel aller Geflüchteten unterschiedliche Formen von Gewalt erfahren haben und oft mehrfach traumatisiert sind.[4]

Hinzu kommen Stressfaktoren wie der fehlende soziale Austausch und die mangelnde Unterstützung, die das Risiko ansteigen lassen, psychisch zu erkranken. Zu ihnen gehören auch die weitgehend fehlende Privatsphäre in Sammelunterkünften, der fehlende Zugang zu Arbeit und Ausbildung und die völlige finanzielle Abhängigkeit vom Aufnahmeland. Der oft über Jahre bestehende unsichere Aufenthaltsstatus ist als besonderer Stressfaktor zu werten.

Die psychiatrische und psychotherapeutische Versorgung von

nach Deutschland geflüchteten Menschen ist somit vollkommen unzureichend, zumal auch so schon die bei uns vorhandenen Versorgungskapazitäten nicht annähernd den Bedarf decken. Außerdem fehlt es insbesondere an Sprachmittlern sowie vielfach an spezifisch kulturellem Wissen bei den Behandelnden. Zugleich gibt es aber durchaus auch Lösungsansätze, vor allem von Nichtregierungsorganisationen aus nicht europäischen Ländern, die man an unsere Verhältnisse anpassen könnte.[5]

Angeregt durch solche Lösungsansätze, habe ich im Jahr 2017 gemeinsam mit Kolleginnen und Kollegen ein Modell zur adäquaten psychischen Versorgung von Flüchtlingen vorgelegt.[6] Es sieht vor, dass Geflüchtete hinsichtlich ihrer psychischen Krankheitszeichen eingeschätzt und je nach Symptomatik vier Stufen zugeordnet werden. Wenn nur geringe Beschwerden bestehen, ist zunächst eine aktiv-abwartende Begleitung ausreichend. Dazu gehört unter anderem, die Betroffenen über mögliche Erkrankungen zu informieren, ihnen aber auch Ansprechpartner zu nennen für den Fall, dass die Symptome schlimmer werden. Auf einer zweiten Stufe folgen niedrigschwellige Angebote wie die Beratung durch trainierte Laienhelfer, also eine sogenannte Peer-to-Peer-Beratung, sowie internetbasierte Beratungen. Bei ausgeprägter Symptomatik können von Experten geleitete Gruppeninterventionen als dritte Stufe und, wenn dies nicht ausreichend ist, Einzeltherapien durch Psychotherapeutinnen und Psychotherapeuten als vierte Stufe durchgeführt werden. Dieses sogenannte Stepped-Care-Modell haben wir in einer groß angelegten Studie an mehreren Kliniken, auch an der von mir geleiteten, eingeführt und erfolgreich evaluiert.[7]

NET: Der Schlüssel zum Weiterleben

Einige Tage nach ihrer Aufnahme unterhielt ich mich erstmals ganz ausführlich mit Christine Aya, um sie näher kennenzulernen und mir ein genaueres Bild zu machen. Sie war inzwischen emotional deutlich stabiler geworden, wirkte wach und reagierte auch gut auf die Menschen auf der Station. Sie aß und trank wieder. Mein Eindruck von ihr war der einer sehr sympathischen, intelligenten jungen Frau, die viel Schreckliches mitgemacht hatte und nun Schutz suchte.

Uns war schnell klar gewesen, dass Christine Aya an einer komplexen PTBS litt. Nach ihrer Aufnahme hatten wir eine ausführliche Diagnostik organisiert und auch geprüft, ob andere Krankheiten vorlagen. Eine ärztliche Kollegin hatte die Patientin körperlich untersucht. Christine Aya wies zahlreiche Narben auf, von denen sich viele offenbar infiziert hatten und daher schlecht verheilt waren. Ein Bild nach sehr vielen Misshandlungen.

Ich besprach nun die Diagnose mit Christine Aya und bot ihr an, zur Behandlung die Narrative Expositionstherapie (NET)[8] einzusetzen. Diese ist ursprünglich für die psychotherapeutische Versorgung von schwersten Traumatisierungen bei Menschen in Kriegen und in Krisengebieten in ressourcenarmen Regionen entwickelt worden. In der Regel genügen acht bis zwölf Therapiestunden, um eine erhebliche Erleichterung von den Traumatisierungen durch organisierte Gewalt, Folter, Krieg, Kindesmissbrauch und Vergewaltigung zu erreichen.

In Anbetracht der völlig unklaren Situation ihres Asylverfahrens hielt ich bei Christine Aya genau diese Psychotherapieform für angebracht. Es musste ja relativ schnell gehen. Während der ersten Sitzung konnte sie dafür noch im Krankenhaus bleiben, die restlichen Termine würden wir nach ihrer Entlassung ambulant durchführen. Sie würde wieder in die ihr zugewiesene Wohnung zurückkehren, und die Psychosoziale Beratungsstelle würde sich um sie kümmern.

Nach ein paar Rückfragen willigte Christine Aya in die von mir vorgeschlagene Behandlung ein. Daraufhin stellte ich ihr die Narrative Expositionstherapie noch einmal ausführlicher vor.

Die NET ist eine Form der Psychotherapie, bei der eine Erzählerin, die Patientin, ihre Geschichte schildert, die wiederum der Zuhörer, also der Therapeut, aufschreibt. Ziel ist es, das Trauma in der Vergangenheit zu verorten. Es ist also ein gezieltes Erinnern, verbunden mit dem Bemühen, nicht in Flashbacks oder Dissoziationen zu fallen – eine wirkliche Gratwanderung. Die Patientinnen und Patienten sollen in der NET erfahren, dass sie Kontrolle über das Trauma erlangen. Gerade die Tatsache, dass ihnen diese Kontrolle im Anschluss an das Traumageschehen nicht gelungen war, hatte ihre Beschwerden ausgelöst.

Heiß und kalt: das Gedächtnis

In der Psychologie unterscheidet man allgemein zwischen assoziativem Gedächtnis und Kontextgedächtnis. In der NET spricht man gegenüber den Patienten diesbezüglich vom »heißen« und vom »kalten« Gedächtnis. Das assoziative oder »heiße« Gedächtnis, das auch als Furcht- oder Bedrohungsnetzwerk bezeichnet wird, ist das primäre Gedächtnis für hoch emotionale Erlebnisse. Die Speicherung erfolgt über Assoziationen: Wenn man ein Element des Bedrohungsnetzwerkes aktiviert, zum Beispiel durch einen bestimmten Geruch, der Teil des Netzwerkes ist, wird automatisch das gesamte Traumanetzwerk mit den zugehörigen Kognitionen und Emotionen sowie den physiologischen Reaktionen aktiviert.

Das »kalt« genannte Gedächtnis ist das verbal zugängliche Gedächtnis mit der Autobiografie, dem Kontextspeicher. Es beinhaltet neben assoziativen Reiz-Reaktions-Verbindungen die vorangegangenen Lernerfahrungen. Zentrales Element der PTBS-Therapie ist das sogenannte Kontextlernen: Man lernt für jeden relevanten Reiz, dass er in einer bestimmten Situation eine Bedrohung bedeuten kann, in einer anderen hingegen möglicherweise nicht oder nicht so wichtig ist.

Unter gesunden Umständen arbeiten beide Gedächtnissysteme miteinander. Aber nach Traumatisierungen werden die Erinnerungen besonders emotional (»heiß«) abgespeichert, und der Kontext (»kalt«) verliert an Bedeutung. Dadurch werden die während des Traumas erlebten negativen Emotionen in neue, insbesondere gegenwärtige Kontexte überführt. Angst, Reizbarkeit, Flashbacks und Dissoziationen sind die Folge.

Mithilfe der NET lassen sich die Traumaerfahrungen wieder dem früheren Kontext, also dem Ort und der Zeit der Traumatisierung, zuordnen. In den vorangegangenen Kapiteln über Jonathan Fiedler und Chantal Kraft habe ich von Zeitstempeln gesprochen, die korrigiert werden. Der Kontext ist dann korrekt in der Lebensgeschichte verortet, und indem die »heißen« Gedächtnisinhalte in dieser eingeordnet werden, verlieren sie ihre Bedrohlichkeit. Flashbacks und Dissoziationen und die anderen PTBS-Symptome werden dann nicht mehr als Bewältigungsstrategien des Körpers gebraucht.

Die NET wurde von deutschen Psychologinnen und Psychologen entwickelt und kommt inzwischen weltweit besonders in der Behandlung von Überlebenden von Kriegen, Folter oder Kindesmisshandlung mit komplexer und lang anhaltender traumatischer Erfahrung zum Einsatz.[9]

Die traumatisierten Menschen schreiben gemeinsam mit Therapeutinnen und Therapeuten, die in Krisengebieten häufig ausgebildete Laien sind, eine Autobiografie auf, die aus einer Lebenslinie mit allen emotionalen Erinnerungen besteht. Der Fokus liegt dabei nicht nur auf einem einzelnen Indextrauma (»das schwerste Trauma von allen«), sondern sowohl alle relevanten Traumata als auch positive Lebensereignisse in der gesamten Lebensspanne finden Berücksichtigung.

Zwei zentrale Begriffe, um Traumata zu bewältigen, sind die Narration und die Exposition. Narration ist die Erzählung oder genauer: die Nacherzählung von eigenen traumatischen Ereignissen in einem stabilen, sicheren Kontext, während die Exposition die Konfrontation mit der traumatischen Erinnerung darstellt. Indem man so Erinnerung und Kontext miteinander verbindet, will man die mit dem Trauma verbundenen Belastungen und Einschränkungen überwinden.[10]

Bei der NET, die ich mit Christine Aya durchführte, legten wir als Erstes ein etwa vier Meter langes Seil auf den Boden, das ihre Lebenslinie darstellte. An ihm entlang sollte Christine Aya dann mit Steinen und Stoffblumen chronologisch ihre negativen bzw. positiven Lebensereignisse markieren. Sie begann bei der Geburt mit einer großen Blume, Sinnbild für große Freude. Das andere Ende des Seils lag noch zusammengerollt da und stand für ihre noch offene Zukunft. Dann erzählte sie von ihrer Familie, von ihren Eltern und davon, wie sie wohlbehütet mit ihren Geschwistern aufgewachsen war.

Den Tod ihres Vaters, als sie drei Jahre alt war, codierte sie mit einem kleinen Stein, denn auch wenn sie ihn nie kennengelernt hatte, fehlte er ihr. Neben einer Bezeichnung für das Ereignis hielten wir ihr damaliges Alter, den Ort des Geschehens und die Umstände fest. Nach und nach befragte ich sie so zu den wichtigsten Erlebnissen in ihrem bisherigen Leben, und wir hielten positive wie negative Momente in Form von Blumen und Steinen fest. Dieses Vorgehen erleichterte es Christine Aya sehr, sich zu öffnen. Später sagte sie einmal zu mir, die meisten Dinge habe sie noch nie zuvor einem Menschen erzählt.

Am Ende dieser ersten eineinhalb Stunden intensiver Arbeit, die für Christine Aya immer wieder mit extremen Stimmungen verbunden war, stand eine chronologische Lebenslinie, deren Ereignisse im weiteren Verlauf der Therapie eines nach dem anderen aufgegriffen werden sollten. Bislang war das Ganze also nur eine Art Skizze mit lauter Überschriften.

Am Ende unseres ersten Treffens, was ja noch im stationären Rahmen stattfand, schauten wir uns die wichtigsten mit Steinen und Blumen markierten Lebensereignisse auf dem Seil noch einmal zusammen an:

Große Blume		*Meine Geburt*
Kleiner Stein	*3 Jahre*	*Mein Vater stirbt an einem Unfall.*
Große Blume	*6 Jahre*	*Ich gehe zur Schule, das ist wunderbar.*
Großer Stein	*6 Jahre*	*Mein großer Bruder schlägt mich mit einer Holzlatte, will nicht, dass ich zur Schule gehe, ich soll arbeiten.*
Mittlere Blume	*7 Jahre*	*Ich gehe wieder zur Schule.*
Kleine Blume	*8 Jahre*	*Meine Lehrerin lobt mich, ich bin sehr stolz. Am liebsten lerne ich Englisch.*
Mittlerer Stein	*11 Jahre*	*Meine Mutter kann kein Schulgeld mehr zahlen, ich muss wieder auf dem Feld arbeiten.*
Mittlerer Stein	*12 Jahre*	*Ich werde das erste Mal verheiratet.*
Kleiner Stein	*14 Jahre*	*Streitigkeiten mit meinem Mann*
Mittlerer Stein	*14 Jahre*	*Ich werde entführt.*
Großer Stein	*16 Jahre*	*Die erste Vergewaltigung*
Großer Stein	*17 Jahre*	*Mein Mann foltert mich und schlägt mich bewusstlos.*
Kleine Blume	*17 Jahre*	*Ich werde wieder bei meiner Mutter im Haus aufgenommen.*
Großer Stein	*20 Jahre*	*Ich muss bei den Rebellen eine Woche leben und werde gefoltert und vergewaltigt.*

Großer Stein	*21 Jahre*	*Überfall mit Vergewaltigung und Stichverletzungen*
Kleine Blume	*21 Jahre*	*Ich heirate wieder.*
Große Blume	*22 Jahre*	*Geburt meines Sohnes*
Große Blume	*23 Jahre*	*Geburt meiner Tochter*
Großer Stein	*23 Jahre*	*Abhacken eines Fingers und Vergewaltigung durch Soldaten bei Folter*
Großer Stein	*23 Jahre*	*Meine Freundin wird von einer Landmine zerfetzt.*
Ganz großer Stein	*23 Jahre*	*Mein Mann und meine Kinder werden erschossen, ich vergewaltigt.*
Kleine Blume	*23 Jahre*	*Ich komme ins Krankenhaus.*
Große Blume	*23 Jahre*	*Mein Cousin aus Deutschland fragt mich, ob ich nicht auch dorthin will.*
Kleine Blume	*24 Jahre*	*Ich bereite alles für die Fahrt mit den Schleppern vor.*
Ganz großer Stein	*24 Jahre*	*Fahrt über das Mittelmeer*
Mittlere Blume	*25 Jahre*	*Ich stelle einen Asylantrag.*
Kleine Blume	*26 Jahre*	*In der Klinik*

Mir war wichtig, mit einer Blume aufzuhören. Keine Sitzung sollte mit einer Dissoziation, mit Unruhe, Verzweiflung oder Angst beendet werden. Schließlich fragte ich Christine Aya, ob noch etwas fehlte, was ich in meinem Protokoll ergänzen sollte. Wir machten ein Foto von der Lebenslinie, das ich später beschriftete und der Patientin gab.

Die Erzählerin wird zur Zuhörerin ihrer eigenen Geschichte

Bei unserem zweiten Treffen, nun in der Ambulanz, besprach ich mit Christine Aya zunächst, wie wir weiter vorgehen konnten. Ich schlug ihr vor, dass wir uns einmal die Woche treffen sollten. Sie war darüber sehr froh und dankbar. Im weiteren Gespräch ergänzte sie ein, zwei konkrete Ereignisse auf der Lebenslinie, die sie in der ersten Sitzung gelegt hatte. Dabei war sie nicht mehr so erregt wie beim ersten Zusammenstellen der einzelnen Ereignisse.

In den folgenden Stunden besprachen wir jedes Ereignis im Detail. Christina Aya schilderte mir so genau wie möglich die jeweilige Situation, und ich fragte sie vor allem danach, wie sie diese emotional erlebt hatte und was ihr durch den Kopf gegangen war, wie ihr Körper reagiert und wie sie sich verhalten hatte.

Wenn es ihr zu viel wurde, hielten wir kurz inne. Immer wieder musste ich ihr deutlich machen, dass sie im Hier und Jetzt in Sicherheit war und dass sie genau deshalb nun darüber sprechen konnte, was sie damals Schlimmes erlebt hatte. So arbeiteten wir uns langsam voran. Pro Sitzung nahmen wir uns höchstens ein bis zwei Ereignisse vor, um nicht in ein zu hektisches, oberflächliches Erzählen zu verfallen. Nach jeder Sitzung erhielt Christine Aya den jeweiligen Bericht, den ich in Ich-Form für sie niedergeschrieben hatte. Ihre Aufgabe war es, sich diese Aufzeichnungen bis zum nächsten Treffen täglich durchzulesen.

Auch wenn die Arbeit für uns beide anstrengend war, konnte man doch sehen, dass Christine Aya ungemein davon profitierte. Hatte sie anfänglich noch etwas zögernd mitgemacht, wurde sie mit der Zeit immer aktiver und war sichtlich bestrebt, ihren Teil zu leisten. Ich fand dies ganz toll.

Als wir darüber sprachen, wie sie als Sechsjährige vom älteren Bruder mit einer Holzlatte verprügelt wurde, überkam sie erkennbar Angst. Wir machten deshalb sofort langsamer und gingen gewissermaßen in Zeitlupe voran. So hielten wir es im Übrigen jedes Mal, wenn es um besonders kritische, traumatisierende Situationen ging.

Christine Aya zitterte und schwitzte, als sie mir das Geschehene schilderte. Es war ein Tag in der Trockenzeit gewesen, heiß und stickig. Sie wollte für die Schule lernen, als der Bruder plötzlich auf sie losging und schrie, sie solle gefälligst arbeiten. Er verfolgte sie durch das ganze Dorf. Dann packte er sie schließlich, schlug und trat auf sie ein. Er verletzte sie so schwer, dass ihr das Blut die Beine hinunterrann, alles tat ihr weh.

Ihr Bruder war neidisch auf sie und wollte, dass sie ihm Arbeit auf dem Feld abnahm, statt dass die Eltern von seinem sauer verdienten Geld ihr Schulgeld bezahlten. Nach dem Vorfall war sie traurig und gleichzeitig schrecklich wütend auf ihn gewesen. »Jetzt, wo ich darüber spreche, geht es mir besser«, meinte sie zu mir. »Ich bin nicht mehr traurig, nur noch ärgerlich. Das ist ja auch schon lange her.«

Ebenfalls bemerkenswert war dann eines der nächsten Ereignisse, nämlich die Heirat mit zwölf Jahren, zu der sie gezwungen worden war. »Ich war noch ein Kind. Spielen und lernen, öfter den Eltern bei der Arbeit helfen – das war mein Leben. Mein älterer Bruder wollte mich aber nicht mehr in der Familie haben. Ich war so verzweifelt. Meine Eltern konnten das Geld der Eltern des Bräutigams gut gebrauchen. Also musste ich heiraten. Ich war damals ganz traurig und zornig darüber. Immer wieder musste ich mich erbrechen, nahm auch in den Wochen rund um die Hochzeit ziemlich ab.«

Bei unserem nächsten Treffen ergänzte sie wenige Punkte aus der letzten Sitzung, ehe wir entlang ihrer Lebenslinie weitergingen.

»Meine Eltern waren ja zum christlichen Glauben gewechselt,

das ist eine ganz kleine Minderheit im Südsudan. Wir waren nur wenige Christen in unserem Dorf und wurden bei vielem aus der Gemeinschaft ausgeschlossen, auch wir Kinder. Und um uns herum tobte der Krieg der verschiedenen militärischen Gruppen. Mit 14 Jahren wurde ich das erste Mal von Rebellen entführt. Ich kannte schon einige Frauen, denen das auch so passiert war. Manchmal kamen sie zurück, manchmal waren sie anschließend tot.

Die Rebellen wollten einmal, dass ich ihnen zeigte, wo sich die Militärs versteckt hielten. Dorthin musste ich sie bringen. Ich hatte die ganze Zeit solche Angst, der Marsch dauerte zwei Tage. Ich zitterte am ganzen Körper, schwitzte, und mein Herz raste. Immer wieder schlugen sie mich mit ihren Gewehren, und dauernd sprachen sie davon, sie würden mich erschießen. Nachts wurde ich streng bewacht, damit ich nicht fortlief. Ich war so verzweifelt, sah keinen Ausweg mehr. Ständig musste ich an die Frauen denken, die nicht wiedergekommen waren.«

Nach und nach verbanden wir die Einzelteile des Erlebten und koppelten das »heiße« an das »kalte« Gedächtnis, damit Christine Aya das Geschehene so genau wie möglich in Worte fassen konnte. Immer wieder musste ich bei der Exposition darauf achten, dass Christine Aya es nicht vermied, besonders Traumatisches, zum Beispiel ihre Todesangst, zu besprechen. Gerade das Zusammenspiel von Emotionen, Kognitionen, Körperreaktionen und Verhalten vermag die Reaktion eines Menschen in einer bestimmten Situation sehr genau zu beschreiben und muss daher thematisiert werden.

Auch auf mich musste ich dabei achten, denn auch uns Therapeuten und Therapeutinnen kostet die Auseinandersetzung mit solchen schlimmen Erlebnissen einiges an Überwindung, und der Wunsch, dem auszuweichen, ist menschlich. Würden wir ihm nachgeben, könnten wir den Patientinnen und Patienten allerdings nicht mehr in dem Maße helfen, wie es erforderlich ist.

Als ich Christine Aye fragte, ob sie bereit sei, mit mir über den nächsten großen Stein, die Vergewaltigungen, zu sprechen, begann sie zu dissoziieren, abzuschweifen, und sie wurde wortkarg. Doch es gelang mir, sie zurückzuholen.

»Ja, das habe ich mir vorgenommen«, erklärte sie schließlich. »Aber es fällt mir schwer, ich schäme mich so. Die erste Vergewaltigung passierte, nachdem Soldaten unser Haus umstellten und alle jungen Frauen in den Wald führten. Mich hielt ein alter, kräftiger Mann am Arm fest, und als wir im Wald waren, sagte er, wenn ich jetzt nicht mit ihm schlafen würde, würde er mich umbringen. Ich wollte nicht und wehrte mich. Ich hatte solche Angst und zitterte. Er stach mehrfach mit einem langen Messer in meinen linken Arm, das Blut spritzte heraus. Dann schlug er mich. Mit Gewalt zerriss er mein Kleid und drang in mich ein.

Alles tat weh, ich blutete am Arm und zwischen den Beinen. Den Geruch von Blut habe ich seitdem in der Nase, immer wieder. Ich hatte nur noch Angst, dass ich gleich sterbe. Mein Körper reagierte wie eine Maschine, ich hatte keine Kontrolle mehr. Aber ich war so wütend und aufgebracht.«

Wir machten eine Pause, schauten uns lange an. Sie war jetzt so sicher und stark, dass sie dann von sich aus den nächsten Stein auf dem Seil ansprach.

»Mein erster Mann hat sich häufig mit mir gestritten und mich oft dabei geschlagen. Er warf mir vor, dass ich ihm keine Kinder schenken würde. Er wollte mich meinen Eltern zurückgeben und das Geld für die Heirat zurückhaben. Dann kam das Schlimmste. Es war an einem Abend, wir kamen jeweils von unserer Arbeit nach Hause. Als er mich sah, schlug er mich mit einem dicken Stock und schrie mich an. Ich war so wehrlos, das Ganze kam so unvermittelt. Mein Mann fesselte mich und schlug mich so heftig, dass er mir mehrere Knochen brach und ich bewusstlos wurde. Jemand hat mich dann ins Krankenhaus gebracht, wo ich gleich operiert wurde. Hinterher habe ich sehr viel geweint und war wieder so verzweifelt.

Meine Eltern holten mich im Krankenhaus ab, und von da an wohnte ich wieder zu Hause. Dort fühlte ich mich aber gar nicht wohl. Mein älterer Bruder war noch immer gegen mich, und außerdem mussten meine Eltern meinem Mann und seiner Familie das Geld von der Hochzeit zurückzahlen. Ich war nur noch traurig. In dieser Zeit fing es an, dass ich so reizbar wurde. Das bin ich bis heute. Aber heute habe ich mehr Abstand zu dem Geschehen.«

Auch diese traumatischen Ereignisse besprachen wir ausführlich. Anfänglich vermied es Christine Aya, genauer darauf einzugehen, und machte nur ein paar kursorische Andeutungen über ihre Gefühle. Man merkte ihr die große Angst an, sie zitterte, schwitzte. Durch das Sprechen und das Protokollieren konnte sie sich nach und nach wieder genau an einzelne Situationen erinnern. Begleitumstände der Ereignisse kamen ihr in den Sinn, positive wie negative. Der Körper reagierte immer mit, sie war zeitweise erregt, verängstigt, hatte Herzrasen und bekam kaum Luft. Aber am Ende hatte die traumatische Situation und ihre Geschichte einen Platz, eingeordnet in die Vergangenheit.

Nach drei Wochen sprachen wir über den ersten ganz großen Stein auf dem Seil, die Ermordung ihrer beiden Kinder und ihres Mannes vor ihren Augen und die Vergewaltigung durch eine ganze Horde von Rebellen. Sie kam dabei an ihre absoluten Grenzen. Immer wieder dissoziierte sie, rang nach Luft, die Augen wurden glasig und starrten ins Leere, Blutdruck und Puls waren stark erhöht. Zitternd berichtete sie, ohne aber recht weiterzukommen. Wir setzten daraufhin Strategien gegen die Dissoziationen ein, machten dann eine Pause und beschlossen schließlich, erst in der nächsten Sitzung fortzufahren.

Tatsächlich klappte es dann bei dem folgenden Treffen besser. Christine Aya schilderte mir noch einmal die ganze Situation, immer noch erregt, aber deutlich weniger als beim vorherigen Mal. Vor allem aber gelang es ihr nun, klar zu unterscheiden, dass die Morde in der Vergangenheit lagen und sie selbst jetzt in der Klinik war.

Langsam tasteten wir uns an die weiteren Steine und Blumen heran. Beide hatten wir den Eindruck, dass es ihr guttat. Christine Aya konnte das Geschehene jeweils neu verorten. Sie konnte die negativen oder gar traumatischen Dinge deshalb zwar nicht ungeschehen machen, aber sie hatte keine Flashbacks mehr, und es kam nur noch ganz selten zu Dissoziationen.

In der allerletzten Sitzung gingen wir noch mal kursorisch ihre Lebenslinie mit den Blumen und den Steinen durch. Mit einem Lächeln legte sie schließlich alle restlichen Blumen auf das Knäuel am Ende des Seils, ihre Zukunft. Ich war durchaus erstaunt, keinen Hinweis auf irgendwelches Vermeidungsverhalten mehr bei ihr zu finden, und sagte ihr das auch. Sie sah mich daraufhin aufmerksam an, nickte und sagte: »Okay. Danke.«

Einige Wochen nach ihrer Anhörung erhielt Christine Aya den Brief mit der Entscheidung des BAMF: Es erkannte sie als Asylantin in Deutschland an.

Kapitel 16

Die Gespenster der Nacht. Das Überschreiben des Albtraums

Gertrud Rosenberg

Gertrud Rosenberg war mir als hochbetagte depressive Patientin angekündigt worden. Ihre Hausärztin hatte mich zuvor angerufen, eine sehr erfahrene Kollegin, mit der ich über viele Jahre immer wieder engen fachlichen Kontakt hatte. Gemeinsam hatten wir am Telefon überlegt, ob wir die Patientin gleich stationär aufnehmen sollten, waren dann aber übereingekommen, zunächst ein ambulantes Vorgespräch durchzuführen.

Ich bin gekommen, weil meine Tochter es gesagt hat

Die 91-jährige Gertrud Rosenberg kam in Begleitung ihrer Tochter in die Sprechstunde. Sie wirkte schwach und verzweifelt, sprach so langsam, dass sie sich kaum verständlich machen konnte, und überließ das Reden wohl auch deshalb weitgehend ihrer Tochter. Zudem hatte sie Mühe, sich zu bewegen, und ihr Gesichtsausdruck war ziemlich starr und ausdruckslos.

Ich fragte sie, was sie zu mir geführt hatte.

»Ich bin gekommen, weil meine Tochter es gesagt hat. Ich lebe alleine im Altenheim, und sie schaut nach mir.«

Ich versuchte es noch einmal anders: »Haben Sie Beschwerden im Moment?«

»Ich kann mich zu nichts aufraffen, nichts interessiert mich mehr. Und ich schlafe sehr schlecht.«

»War das früher anders?«

In dem Moment meldete sich die Tochter zu Wort: »Oh ja. Meine Mutter war zu Hause stets die Starke, sie hat immer den Ton angegeben und gesagt, wer was machen muss. Im Kontakt mit meinem Vater hat sie gesagt, wofür Geld ausgegeben wird, was angeschafft wird, ob es reicht, in den Urlaub zu fahren.« Mit einem leicht ironischen Unterton fügte sie hinzu, dass die Familie früher zwar ein bisschen darunter gelitten habe, andererseits aber dankbar gewesen sei, dass jemand eine klare Richtung vorgab.

Gertrud Rosenberg hörte regungslos und scheinbar unbeteiligt zu.

Wie die Tochter weiter ausführte, hatte die Hausärztin schon versucht, im Gespräch mit Gertrud Rosenberg herauszufinden, was sie bewegte. Doch ohne Erfolg: Aus ihrer Mutter war kein richtiges Wort herauszubringen. Daraufhin hatte die Hausärztin ein Antidepressivum verordnet. Die Mutter war dann allerdings den ganzen Tag so schläfrig, dass das Mittel bald wieder abgesetzt wurde.

Ich sprach Gertrud Rosenberg noch einmal direkt an: »Erzählen Sie mir mehr über Ihre Beschwerden.«

Sehr verlangsamt, niedergeschlagen und mit gedrückter Stimme erklärte sie: »Mir geht es seit einiger Zeit, mindestens seit zwei Monaten, gar nicht gut. Oft wünsche ich mir, dass ich einfach einschlafe.« Ihre drei Enkel und die fünf Urenkel würden ihr zwar viel bedeuten und sie umgekehrt auch ihnen, aber sonst gebe es eigentlich nichts, was sie noch am Leben festhalten ließ. Sie sei immer traurig und könne sich über nichts mehr freuen. Sie schaffe es auch nicht mehr zu lesen, könne sich zu nichts aufraffen und sich auch nicht konzentrieren. Früher sei sie aktiv und lebenslustig gewesen, habe ganze Gesellschaften unterhalten. Das sei aber seit dem Tod ihres Mannes vor eineinhalb Jahren anders geworden. Er war fünf Jahre älter als sie und zum Schluss schwer krank gewesen.

Ich fragte, wie seine Betreuung geregelt gewesen war.

Laut Gertrud Rosenberg gab es im Heim zwar Altenpflege, aber es war trotzdem viel an ihr hängen geblieben. Sich um ihren Mann zu kümmern war für sie körperlich und seelisch anstrengend gewesen. Für sie beide, besonders für sie selbst, war es schon ein sehr großer Schritt gewesen, überhaupt ins Heim zu gehen. Aber zu Hause wäre es einfach nicht mehr gegangen. Ihr Mann war dann auch bald gestorben. Doch zum Glück hatte sie ja noch ihre Tochter.

Diese unterbrach: »Auch wenn ich gerade gesagt habe, dass meine Mutter zu Hause den Ton angegeben hat, im Verhältnis untereinander brauchte sie ihren Mann. Er war dann doch der Starke an ihrer Seite. Das Reden überließ er aber gern ihr.«

Er habe eine ganz kleine Firma mit meist nur einem Angestellten gehabt, ergänzte Gertrud Rosenberg. Er war Installateur und Hausmeister. Alles, was in der Nachbarschaft so anfiel, konnte er machen. Dadurch hatten sie eigentlich immer einen sehr guten Kontakt mit anderen und auch viele Freunde. Das haben beide genossen. »Am liebsten waren wir früher zusammen auf Tanzgesellschaften. Das haben wir reihum in der Nachbarschaft organisiert. Mit MM-Sekt und Frikadellen, Salzstangen und vor allem Tanzen.« Als sie davon sprach, hellte sich ihr Gesicht ein klein wenig auf.

Dann wollte ich von ihr wissen, welche Erwartungen sie an unser Gespräch hatte.

»Gar keine«, antwortete sie. »Jeder sagt, dass es besser ist, wenn ich zu Ihnen komme. Ich weiß auch nicht, was ich hier soll.«

Vorsichtig fragte ich sie, was ihrer Meinung nach der Grund für ihr schlechtes Befinden war. Daraufhin nannte sie den Tod ihres Mannes. In ihrem Alter sei es ja klar, dass einer zuerst sterbe. Sie hätte sich allerdings gewünscht, dass sie die Erste sei.

Diagnose: schwere Depression

Um herauszufinden, ob die Patientin auch positive Gefühle hatte, kam ich noch einmal auf die Familie der Tochter, die Enkel und Urenkel zurück.

»Ja, das ist schon schön«, erklärte Gertrud Rosenberg. »Ich habe ja schon gesagt, dass die Enkel und die Urenkel mir Kraft geben. Aber eigentlich kann ich ja in meinem Zustand nichts mehr für sie machen. Das sehe ich ziemlich klar.«

Nach all diesen immer noch recht spärlichen Informationen war ich unschlüssig, ob ich Gertrud Rosenberg anbieten sollte, für einige Zeit stationär in die Klinik zu kommen. Unsere Station für Menschen mit Depressionen ist hoch spezialisiert, was die pharmakologische und die psychotherapeutische Behandlung angeht. Dazu kommt eine Reihe von unterstützenden Therapien.[1]

Gertrud Rosenberg hatte eine schwere Depression.[2] Alle Kriterien, wie gedrückte Stimmung, Interessenverlust, Freudlosigkeit und Antriebsminderung, waren erfüllt. Sie war schnell müde, es reichte jede kleine Anstrengung. Hinzu kamen Probleme mit der Aufmerksamkeit und der Konzentration, das Gefühl von Wert- und Hoffnungslosigkeit, drastische Appetitminderung, Schlafstörungen sowie tagsüber starke Erschöpfung. Dieser Zustand dauerte schon über zwei Wochen an. Das ist auch das notwendige Zeitkriterium, um eine Depression zu diagnostizieren.

Ich hatte kurz überlegt, ob es sich vielleicht um eine anhaltende Trauerstörung handeln könnte. Einen solchen Patienten habe ich ja bereits in dem Kapitel über Patrick Bauer vorgestellt. Aber bei Gertrud Rosenberg war die Sache anders. Der Tod des Ehemannes lag schon länger zurück und war offenkundig kein Thema, das alles andere beherrschte. Gertrud Rosenberg war außerdem erst zwei Monate zuvor in eine tiefe Depression gerutscht.

Am Ende unseres Gesprächs empfahl ich ihr dann doch, für einen stationären Aufenthalt in die Klinik zu kommen. Ich wollte der Sache genauer auf den Grund gehen, denn depressive Verstimmungen können auch Begleiterscheinungen einer beginnenden Demenz[3], von Morbus Parkinson, aber auch von einigen anderen neurologischen und internistischen Erkrankungen sein. Für diese ausführliche Diagnostik waren nicht nur weitere Gespräche erforderlich, sondern auch eine eingehende körperliche und laborchemische Untersuchung, ein MRT des Gehirns und ausführliche psychologische Tests.

Sowohl Gertrud Rosenberg wie auch ihre Tochter stimmten meinem Vorschlag zu, und wir vereinbarten einen zeitnahen Aufnahmetermin.

In den ersten beiden Wochen auf Station war Gertrud Rosenberg dann sehr zurückgezogen und kam kaum aus ihrem Zimmer heraus. Zwar reagierte sie durchaus freundlich auf Ansprache, ansonsten aber blieb sie eher verschlossen. Zum Glück war sie nicht akut suizidal, wenngleich eine deutliche Lebensunlust zu spüren war.

Neben den kurzen täglichen Visiten führte ich alle paar Tage längere Gespräche mit ihr, die eher schleppend verliefen. So war es auch im Kontakt mit unserem gesamten Stationsteam. Manchmal sagte Gertrud Rosenberg minutenlang kein einziges Wort. Diese Situationen waren für sie genauso anstrengend wie für mich.

Der erste Schlüssel: Geiselnahme in der Volksbank

Nach zwei Wochen war Gertrud Rosenberg dann jedoch so weit, mir von einem einschneidenden Kindheitserlebnis zu berichten. Sie war immer gerne mit ihrer Mutter einkaufen gegangen. Einmal, da war sie neun Jahre alt, hatte sie die Mutter überreden können, anschließend noch ein Eis zu essen – als Belohnung für eine gute Note in einer Klassenarbeit. Auf dem Weg zum Edeka gingen sie noch nebenan kurz zur Volksbank, um etwas Geld abzuheben.

»Wir kommen durch die Schwingtür in die Bank und sehen dort beide einen maskierten Mann vor dem Schalter. Der Kassierer steht mit erhobenen Händen in seinem Kasten aus Panzerglas. Sonst war weit und breit kein anderer Bankangestellter oder Bankkunde zu sehen. Meine Mutter wollte sofort kehrtmachen und mit mir wieder nach draußen rennen. Der Täter hat uns aber beide bemerkt und die Pistole auf uns gerichtet. Er kam auf mich zu, packte mich an der Hand und hielt mir die Pistole an den Kopf. Ich war so gelähmt vor Angst, dass ich nicht mal schreien konnte. In dem Moment rutschte dem Mann dann auch noch die Maske herunter. Er hatte einen Bart und einen wilden Blick. Er war mir so nah, dass ich seinen Schweiß riechen konnte. Er stank aber auch noch nach Zigaretten und Alkohol. Den Geruch habe ich noch heute in der Nase.«

Gertrud Rosenberg erzählte dann sichtlich erregt und mit hochrotem Kopf davon, dass ihre Mutter sich neben der Kasse mit dem Gesicht nach unten auf den Boden legen musste, die Hände auf dem Rücken verschränkt. Und dann ging es erst richtig los. Der Täter hatte den Kassierer gezwungen, ihm die Schlüssel zur Eingangstür zu geben, und diese dann zugeschlossen. Der Kassierer war eigentlich immer sehr unfreundlich zu ihr, Gertrud Rosenberg, gewesen. Jetzt, so erinnerte sie sich, war er ganz bleich im Gesicht, schwitzte und zitterte am ganzen Leib.

Der Bankangestellte gab dem Täter alles Geld, was er hatte. Dem war das aber zu wenig, und er wiederholte immer wieder, dass er sie, die kleine Gertrud, gleich umbringen werde, wenn man ihm nicht mehr gebe. Sie fühlte sich vollkommen gelähmt, und es hämmerte in ihrem Kopf. Jedes Mal, wenn ihre Mutter sich am Boden bewegte, schrie der Verbrecher diese an. Sie hatte nur Angst um ihre Mutter, gar nicht um sich selbst. Irgendwann brachte der Täter den Kassierer dazu, aus dem Kassenhäuschen zu kommen und für ihn über die Gegensprechanlage mit der Polizei zu verhandeln.

Gertrud Rosenberg unterbrach an diesem Punkt ihre Schilderung, denn sie brauchte eine Pause. All diese Erinnerungen nahmen sie verständlicherweise sehr mit. Erst recht, weil sie bis dahin noch nie jemandem von diesem dramatischen Vorfall erzählt hatte.

Wir setzten das Gespräch am nächsten Tag fort. Gertrud Rosenberg hatte sich in der Zwischenzeit auf meinen Vorschlag hin ein paar Notizen gemacht und wirkte deutlich gefasster als am Vortag.

Der Bankräuber forderte von den Beamten 50 000 Mark – damals gab es noch keinen Euro –, ansonsten werde er Gertrud erschießen. Es mussten drei oder vier Stunden gewesen sein, ihr kam es jedenfalls endlos lang vor.

Plötzlich gab es einen lauten Knall, und dann passierte irgendwie alles gleichzeitig. Die Polizei stürmte offenbar sowohl von vorne als auch von hinten in die Volksbank. Ihre Mutter, so Gertrud Rosenberg, habe ihr später erzählt, dass die Polizei die Türen aufgesprengt hatte. Die Beamten schossen dann auf den Täter, der getroffen zusammensackte. Im Fallen gab er noch einen Schuss ab, der zum Glück aber nur die Decke traf. Das Bild von dem fallenden Mann, erklärte Gertrud Rosenberg, habe sie bis heute immer wieder wie in einem Film vor Augen.

Ihre Mutter und sie mussten dann mit zur Polizei und schildern, was passiert war. Sie selbst hatte dabei ständig das Gefühl, als würde sie neben sich stehen und das alles wäre gerade gar nicht passiert. Sie nahm wahr, wie die Polizisten den Mund bewegten, aber sie verstand nicht, was sie sagten. Irgendwann schickte man sie einfach nach Hause – so etwas wie Opferbetreuung gab es damals noch nicht. Sie mussten mit dem, was ihnen widerfahren war, irgendwie alleine fertigwerden.

»Was hat der Überfall mit Ihnen gemacht?«, fragte ich Gertrud Rosenberg sehr direkt.

»Nichts Gutes. Ich habe noch lange unter Angstzuständen gelitten, habe immer wieder die Waffe des Täters am Kopf gespürt, sehr real, und jedes Mal waren dann ganz plötzlich die Angst um meine Mutter und der Geruch des Täters wieder da.«

Sie berichtete, dass sie Nacht für Nacht Albträume gehabt hatte, in denen sie die Situation in der Bank und all die damals empfundene Angst nacherlebte. Es war immer der gleiche Traum. Wenn sie dann aufwachte, fühlte sie sich wie tot. Ihr ganzer Körper war taub, und sie konnte sich nicht bewegen. Innen drin aber spürte sie nichts als Anspannung und Herzrasen. Vor lauter Angst spielte ihr vegetatives Nervensystem verrückt.

Das ging sicherlich ein ganzes Jahr so. Mit ihrer Mutter konnte sie kaum darüber sprechen, denn die war seit dem Überfall selbst unheimlich verschreckt, und Gertrud wollte sie nicht noch mehr belasten. Die Mutter traute sich kaum noch aus dem Haus, sodass der Vater die Einkäufe erledigte. Ihr Versuch, wieder zur Arbeit zu gehen, war schon bald zum Scheitern verurteilt. Gertrud Rosenbergs Vater hatte für die Probleme von Frau und Tochter überhaupt nichts übrig und sagte immer nur: »Ist halt passiert, ihr müsst nach vorne schauen.«

Schließlich erklärte mir Gertrud Rosenberg, was für sie »das Schlimmste an der ganzen Geschichte« war: »Eigentlich bin ich daran schuld, dass wir überhaupt in die Volksbank sind und meine

Mutter hinterher so gelitten hat. Wenn ich nicht auf den Besuch der Eisdiele bestanden hätte, wären wir nicht nebenan zur Bank gegangen.«

Wir legten wieder eine kleine Pause ein, um einen Schluck Wasser zu trinken. Dann fuhr Gertrud Rosenberg fort und berichtete, dass sie bis zu der Geiselnahme eine ganz gute Schülerin gewesen war, danach aber lange nicht mehr.

Sie verglich die Geiselnahme mit den Erfahrungen ihrer Eltern im Zweiten Weltkrieg. Über die damaligen Erlebnisse, zum Teil gemeinsam erfahren, hätten die Eltern nie mit ihr gesprochen. Sie selbst sei bei Kriegsende zunächst bei der Mutter aufgewachsen. Der Vater war in russische Kriegsgefangenschaft geraten und kehrte erst Jahre später zurück, nur noch Haut und Knochen.

Rückblickend konnte Gertrud Rosenberg sich auch kaum vorstellen, wie die Eltern sich mit den Problemen und Ängsten der Tochter überhaupt hätten auseinandersetzen können. Dazu hatten sie bereits selbst viel zu viel Schlimmes erlebt.

Gertrud Rosenberg wirkte in diesem Moment sehr gefasst, und ich hatte den Eindruck, nun einen kleinen Schlüssel in der Hand zu haben, mit dem ich sie und ihr Leben besser verstehen konnte. Sie erklärte noch einmal, dass sie die Geschichte von der Geiselnahme weder ihrem Mann noch ihrer Tochter je erzählt hatte. Eigentlich hatte sie immer gedacht, da wäre nichts dabei, die Sache am Ende dann aber doch für sich behalten. Und irgendwann habe sie gedacht, jetzt sei es eh zu spät und für die anderen nicht mehr von Interesse.

Trotz ihrer Depression war sie bei den Schilderungen außerordentlich konzentriert und prägnant. Auch wenn sie mit eher monotoner und leiser Stimme erzählte, konnte ich spüren, wie nahe ihr der Bericht ging. Die Traumatisierung durch die Geiselnahme hatte sie nie verarbeiten können, und obwohl die Geschichte fast achtzig Jahre zurücklag, war sie für sie noch immer außerordentlich präsent. Die Erinnerung daran hatte Gertrud Rosenberg zeit ihres Lebens geprägt. Zwar hatte sie keine Flashbacks mehr, durchlebte die Situation also nicht mehr von Neuem, aber sie war, wie sie mir auch erzählte, ihr ganzes Leben lang Situationen aus dem Weg gegangen, die ihrer Meinung nach zu einer Geiselnahme hätten führen können. »Kein einziges Mal bin ich mehr in eine Bank ohne Publikumsverkehr gegangen«, erklärte sie dazu, »nie mehr in einen Laden, in dem nicht mehrere andere Leute waren. Ich brauchte diese Sicherheit. Eigentlich auch heute noch.«

Seit dem jungen Erwachsenenalter hatte sie immerhin nur noch selten Herzklopfen, Schwitzen und Unruhe bei den Erinnerungen an die Geiselnahme gehabt. Der Körper hatte das Trauma in eine Schublade gelegt, die sich manchmal von alleine wieder öffnete. Trotz allem Vermeidungsverhalten wurde sie deshalb hin und wieder von der Angst und den Albträumen in der Nacht ereilt.

Der zweite Schlüssel: Einbruch zu Hause

In der nächsten Therapiesitzung berichtete mir Gertrud Rosenberg von einer weiteren Traumatisierung. Etwa sieben Jahre zuvor war sie mit ihrem Mann gerade zu Besuch bei der Tochter gewesen, die damals auf der Schwäbischen Alb wohnte, als dort ein unmittelbarer Nachbar von ihnen anrief. In ihrem Reihenhäuschen sei eingebrochen worden. Daraufhin fuhren sie sofort mit dem nächsten Zug zurück. Weil das Haus von der Polizei versiegelt worden war, mussten sie erst einmal auf die nächste Polizeiwache, und die Polizisten fuhren schließlich mit ihnen zum Haus.

Alles war verwüstet und kaputt, vom Keller bis zum Dachboden. Gertrud Rosenberg hatte nicht viel Schmuck gehabt, nur ein paar Erbstücke von ihrer Mutter und ihrer Großmutter und noch einen Ring von der Schwiegermutter. Aber natürlich waren sie mit Erinnerungen verbunden und deshalb wertvoll gewesen. Nun war alles weg.

Als sie das Chaos im Haus sah, war Gertrud Rosenberg wie versteinert. Sie fühlte sich haltlos, ihr war schwindelig. Ihr Herz pochte heftig, und auf einmal hatte sie wieder den gleichen Geruch wie damals bei der Geiselnahme in der Volksbank in der Nase. Sie musste sich an ihrem Mann festhalten, um nicht zu fallen. Verständnislos sah er sie an. Sie aber spürte nur Panik. Die Polizei bot ihnen an, mit dem Weißen Ring Kontakt aufzunehmen. Dies wollten sie und ihr Mann aber nicht. Sie müssten jetzt erst einmal sauber machen und aufräumen, war seine Devise.

Sie selbst erinnerte sich in den Wochen und Monaten nach der Tat immer wieder an die Geiselnahme als Kind und den jetzigen Einbruch, war zutiefst verunsichert und fühlte sich im eigenen Haus nicht mehr sicher. »Das war auch der eigentliche Grund, warum ich und mein Mann dann ins Altenheim gegangen sind«, erzählte mir Gertrud Rosenberg. »Ich wollte Frieden und Ruhe.« Tagsüber ging es dann, nachts hatte sie aber verstärkt die alten Albträume von der Geiselnahme, jetzt oft mehr als einmal pro Woche. Erst nach etwa einem halben Jahr hörten die schlechten Träume langsam wieder auf. Sie hatte in dieser Zeit ansonsten viele Sorgen mit ihrem Mann, dem es da schon gesundheitlich nicht gut ging.

Der dritte Schlüssel: Es brennt im Heim

Als hätte sich in ihr etwas gelöst, berichtete mir Gertrud Rosenberg in der nächsten Therapiesitzung dann noch von einem dritten traumatischen Erlebnis in ihrem Leben. Es lag erst drei Monate zurück: In ihrem Altenheim war ein Brand ausgebrochen. Mitten in der Nacht gab es plötzlich einen Höllenlärm, sodass sie aus dem Schlaf hochschreckte. »Auf einmal war es so, als würde ich in der alten Schalterhalle der Volksbank stehen, dabei ist das Haus längst abgerissen. Da läuft jetzt eine Straße lang. Das war nur meine Erinnerung.«

»Was war passiert?«, fragte ich.

Sie berichtete dann, dass ein Mann mit einer Axt erst Autos vor dem Heim demoliert, dann die Scheiben im Eingangsbereich eingeschlagen und schließlich an zwei Stellen am Haus Feuer gelegt hatte. Der Brand selbst konnte offenbar schnell gelöscht werden und verursachte keine großen Schäden.

Nach dem, was Gertrud Rosenberg mir schilderte, kam für sie in dieser Brandnacht trotzdem alles zusammen: Flashbacks, Dissoziationen und akute Todesangst. »Ich konnte nicht mehr. Ich lag im Nachthemd im Bett und war erstarrt.« Irgendwo in der Ferne hörte sie Sirenen, dann laute Stimmen, und schließlich kamen Leute, die sie raustrugen. Da war wieder diese Taubheit und Starre in ihr. Sie konnte nichts denken, nichts fühlen und sich auch nicht bewegen. Gleichzeitig brannte sich alles in ihr Gedächtnis ein.

Gertrud Rosenberg konnte danach nicht mehr richtig schlafen. Zu allen Nöten und Sorgen kam ihre Depression hinzu, sicherlich auch eine Reaktion auf den Brand im Altenheim. Und dann kam alles in ihr hoch. Nicht nur hatte sie jede Nacht wieder die Albträume von der Geiselnahme. Auch tagsüber drehten sich ihre Gedanken nun ständig um die Volksbank, die zerstörte Wohnung nach dem Einbruch und um den Brandanschlag. Immer wieder fragte sie sich: Warum machen Menschen so etwas? Alle drei Traumata waren präsent – und zu viel für sie. Ihr Leben lang hatte sie einen sicheren Ort gesucht und nicht immer einen gefunden – zumindest keinen nachhaltig sicheren.

Wie man Albträume überschreibt

In unserem Team auf der Station überlegten wir lange, wie wir hier therapeutisch vorgehen konnten. Nach allem, was Gertrud Rosenberg uns berichtet hatte, lag neben der schweren Depression diagnostisch eine PTBS vor, die zweimal durch neue Traumatisierungen aktualisiert worden war. Zusätzliche, also komorbide Diagnosen kommen sowohl bei Depressionen als auch bei PTBS sehr häufig vor.

Für eine Exposition war es zu früh, da die Stabilisierungs- und Entspannungsübungen bei ihr nur sehr mühselig funktionierten. Gertrud Rosenberg erschien mir zu keinem Zeitpunkt auch nur annähernd stabil genug dafür, auch wenn man heute weiß, dass Stabilisierung keine zwingende Voraussetzung für Exposition ist.

Wenn sie selbst ihre Probleme der Schwere nach einordnen sollte, so waren die Albträume[4] für sie das Schlimmste. Sie gehören ja oft zur PTBS und werden nach der ICD-11 als ein wesentliches Symptom innerhalb der Diagnose genannt.[5] Typisch bei der PTBS sind die immer gleichen Inhalte der Träume, man spricht deshalb auch von posttraumatischen Wiederholungen.

Nachdem wir zunächst die Depression medikamentös und psychotherapeutisch zurückdrängen konnten, beschlossen wir im Team, auch die Albträume in den Fokus zu nehmen. Alles auf einmal therapeutisch zu behandeln ist nie ein guter Plan. So erklärte ich es auch der Patientin. Eigentlich wollte sie selbst nicht weiter über vergangene Traumata sprechen, ein Ausdruck ihres Vermeidungsverhaltens. Allerdings war sie nach einigen Gesprächen über die Behandlung von Traumafolgestörungen doch bereit, mit uns die Albträume anzugehen, die ja die Traumata zum Inhalt hatten. Gertrud Rosenberg wollte wieder ohne Albträume schlafen. Und das wollten wir gemeinsam schaffen. Ich war ziemlich optimistisch.

Psychotherapeutisch brachten wir ihr eine Reihe von Entspannungstechniken und Techniken der Imagination nahe. Dies dauerte eine ganze Weile. Erst danach begannen wir mit der Albtraumrekonstruktion und -modifikation.[6] Dabei schreibt man gewissermaßen selbst ein neues Drehbuch für den bisherigen »Horrorfilm«, den posttraumatischen Albtraum.[7] Dieses Drehbuch lernt man dann auswendig, womit der alte Albtraum im Gedächtnis nach und nach überschrieben wird.

Durchgehende Entspannung ist bei traumatisierten Menschen oft schwierig zu erreichen, da immer wieder eine erhöhte Grundanspannung vorliegt, das sogenannte Hyperarousal. So war es auch bei Gertrud Rosenberg. Darum machten wir die Übungen mit ihr im Sitzen und mit geöffneten Augen. Erst dann konnte sie sich gut darauf einlassen und erreichte bei den Übungen gezielt einen Entspannungszustand. Für sie war es eine Erleichterung, endlich wieder etwas loslassen zu können.

Die nächste Stufe war eine Imagination. Dazu nutzen wir gerne die »Übung vom sicheren Ort«. Gemeinsam definieren Patientin und Therapeut einen imaginierten sicheren Zufluchtsort, und die Patientin lernt, sich an diesen Ort zu versetzen und dabei mithilfe entsprechender Übungen entspannt zu sein. Wie in den meisten Fällen dauerte es auch bei Gertrud Rosenberg ein paar Sitzungen, bis ihr das gut gelang. Die Albtraumrekonstruktion, ebenfalls als Imaginationsarbeit, ging dagegen schnell. Gertrud Rosenberg hatte mir ja schon eingehend von der Geiselnahme und ihren Gedanken, Gefühlen und körperlichen Zuständen dabei berichtet.

Mein eigenes Drehbuch

Nun kam der wichtigste Therapiebaustein, die Albtraummodifikation. Dazu weicht man von dem vorgefertigten, alten Drehbuch des Horrorfilms ab und wechselt in die Rolle des Regisseurs oder der Regisseurin. Mit einem Rotstift werden erst alle Textstellen, die den Albtraum repräsentieren, angestrichen, und dann wird zusammen nach und nach ein alternativer Traumhergang erarbeitet. Jedes Element wird geprüft und gegebenenfalls verändert in die neue Geschichte integriert.

Gertrud Rosenberg war ganz begeistert bei der Sache und konnte so eine alternative Traumgeschichte für jenen Nachmittag in ihrem neunten Lebensjahr entwickeln, die nicht mehr bedrohlich, sondern fröhlich war: Darin ging sie mit der Mutter Eis essen, und die beiden amüsierten sich köstlich über den tollpatschigen Kellner.

Ihre neue Traumgeschichte war in sich schlüssig und hatte kein offenes Ende. Sie erzeugte keine starken negativen Gefühle, die zum Erwachen führen konnten, und zugleich bestand ein Zusammenhang zum ursprünglichen Albtraum, dem Horrorfilm. Ich las ihr diese neue Geschichte noch einmal vor, und sie nickte. »Das passt jetzt.« Sie war ganz stolz, dass sie es geschafft hatte, die Augen geschlossen zu halten, während ich vorlas. Ich fand es toll, wie sie sich auf unsere Behandlung einließ, und sagte ihr das auch.

»Ich werde keine Albträume mehr haben. Ich gehe stattdessen

mit meiner Mutter Eis essen«, erklärte Gertrud Rosenberg schließlich. Sie war aufgeregt wie ein kleines Kind und gespannt, ob alles klappen würde.

Wie sollte diese neue Geschichte nun aber in der Nacht in ihren Traumschlaf kommen? Über drei Wochen hatte Gertrud Rosenberg mit ein wenig methodischer Anleitung den neuen Traum entwickelt und sich etliche Male die Tonbandaufnahmen von unseren Sitzungen angehört. Schließlich stellte sie das Foto einer Eisdiele mit zwei Personen und einem Kellner auf ihren Nachttisch – als visuelle Unterstützung vor dem Einschlafen. Eine Mitarbeiterin aus unserem Team hatte es extra für sie in der Stadt gemacht. Ebenfalls vor dem Einschlafen las sie sich die neue Geschichte laut vor. Innerhalb der ersten Nächte kam es dann anfangs noch zu einer Vermischung zwischen dem alten Albtraum und den neuen Inhalten. Wenn sie davon aufwachte, machte sie immer das Licht an und betrachtete wieder das Foto mit der Eisdiele. Und sie ging sofort noch einmal die neue Geschichte durch. So hatten wir es vorbereitet.

Nach einigen Wochen, sie war nun gut zwei Monate in unserer stationären Behandlung, berichtete sie mir stolz: »Wissen Sie, der Albtraum hat sich ausgeschlichen. Ich habe die neue Geschichte geträumt, die ich als Regisseurin selbst entwickelt habe.« Sie blieb trotzdem noch eine Weile bei der Einschlafroutine, um das Ganze zu stabilisieren. Und tatsächlich traten die Albträume endgültig nicht mehr auf, und ihre Nächte wurden ruhiger. »Denen habe ich ein Schnippchen geschlagen«, sagte Gertrud Rosenberg lachend über ihre alten Albträume.

Jetzt habe ich genug Therapie

Gertrud Rosenberg war eine äußerst gelehrige Patientin, die sich auf diese Form der Psychotherapie voll und ganz eingelassen hatte. Sie selbst meinte, der Druck durch die Albträume sei so groß gewesen, dass sie alles gemacht hätte, um sie loszuwerden.

Auch die kognitiven Störungen und mit ihnen die eigentliche depressive Symptomatik gingen auf Station weiter sehr deutlich zurück. Gertrud Rosenberg war wieder wacher, konzentrierter, konnte wieder Emotionen empfinden und war nun sogar zu dem einen oder anderen Spaß auf Station aufgelegt.

Als ich ihr vorschlug, im Anschluss eine traumaspezifische Behandlung durchzuführen, sagte mir die 91-Jährige allerdings sehr klar, dass sie das nicht wolle. »Ich habe mich in meinem Leben eingerichtet. Die Depression und die Albträume haben mich aus der Spur gebracht, das klappt aber alles wieder. Ich will nur nicht, dass der Täter aus der Volksbank weiter in meinem Kopf herumspinnt. In meinem Leben habe ich keine Zeit mehr für ihn.«

Während wir also die Depression und die Albträume erfolgreich behandelt hatten, standen wir bei der eigentlichen Traumabehandlung noch am Anfang – und dabei sollte es nach Gertrud Rosenbergs Willen auch bleiben. Es war sicherlich ein riesiger Fortschritt für sie, dass sie mit mir und dem ganzen Team auf Station überhaupt so offen über die Traumata hatte sprechen können.

Über die Geiselnahme hatte sie zuvor, wie schon erwähnt, noch nie mit irgendjemandem geredet, und auch wenn ihre Familie von den anderen beiden Traumatisierungen wusste, so hatte Gertrud Rosenberg doch immer ihre zugehörigen Gefühle verborgen. Nun war sie sehr erleichtert, sich mitgeteilt zu haben. Und bei einem Treffen mit ihrer Tochter und mir konnte sie von sich aus darüber berichten. Das war ein großer Schritt.

»Mehr will ich nicht bearbeiten«, lautete ihr Fazit. »Jetzt ist es für mich zu spät. Mein Leben hätte anders laufen können, wenn es Traumabehandlungen schon in meiner Kindheit gegeben hätte. Wenn ich überlege, wie viele Menschen damals durch den Krieg traumatisiert waren. Meine Eltern zum Beispiel. Sie alle sind nicht behandelt worden.«

Teil 4

Resilienz und Traumatisierungen

In den drei abschließenden Kapiteln beschäftigen wir uns mit dem Verhältnis von Traumatisierung und Resilienz. Resilienz ist die Fähigkeit, sich immer flexibel an die Umwelt anzupassen, vorbereitet zu sein, wenn etwas Unvorhersehbares passiert. Dazu gehört das Lernen aus Erfahrung, also kognitive und emotionale Flexibilität, und die Akzeptanz des Unabänderlichen. Optimismus und starkes Vertrauen in die eigenen Kräfte begründen diese psychische Widerstandskraft. Resilienz führt zur Stärkung der psychischen Gesundheit.

Alois Brettschneider wartet seit über drei Jahren auf eine Herztransplantation. In der Zwischenzeit trägt er außerhalb des Körpers ein kleines Steuerungsgerät für eine Pumpe, die operativ an seinem Herz angebracht wurde, ein Herzunterstützungssystem. Er hat große Angst, dass es ausfallen könnte, denn das wäre lebensgefährlich. Eine Komplikation reiht sich bei ihm an die andere, aber fast nie verlässt ihn sein Mut. Er spürt, dass alles gut wird. Die Unterstützung seiner Familie und seiner Kameraden von der Feuerwehr ist wie das Vertrauen in seine Ärztinnen und Ärzte dabei enorm wichtig.

Benedikt Holzleitner ist auf einer Alm in den bayerischen Bergen aufgewachsen. Seine Mutter ist früh gestorben, und vor dem alkoholkranken Vater hat er als Jugendlicher buchstäblich die Flucht ergriffen. Doch er geht seinen Weg allen Widrigkeiten zum Trotz. Beruflich ist er außerordentlich erfolgreich, aber seine auf Verdrängung basierende Überlebensstrategie führt dauerhaft zu einer enormen Belastung. Weil er sich nicht mit seiner eigenen Geschichte auseinandersetzt und jegliche Emotionen vermeidet, wird Benedikt Holzleitner schließlich so krank, dass er sich professionelle Hilfe sucht. Er leidet unter einem depressiven Syndrom, Schlafstörungen, Missbrauch von Alkohol und Schlafmitteln sowie traumatischen Erlebnissen in der Kindheit und Jugend. Wieder einmal muss er entscheiden, ob er einen neuen Weg einschlägt und nun seinen Interessen, seinen Gefühlen und seinem Naturell folgt. Verfügt er über genügend Resilienz für diesen Schritt?

Marianne Schrödinger, eine ältere Dame, kommt eigentlich zur Demenzabklärung. In ihrem Lebenslauf werden dann jedoch zahlreiche Traumatisierungen deutlich. Ihre psychisch kranke Mutter hat einst Marianne Schrödingers kleinen Bruder und sich selbst umgebracht. Ihre erste Ehe ging schief, und ihre späteren Partner starben jeweils plötzlich und unerwartet. Wie kann man angesichts solcher Schicksalsschläge noch zuversichtlich bleiben? In diesem letzten Kapitel wird die posttraumatische Reifung diskutiert, also die Tatsache, dass und warum es auch sehr oft positive Traumafolgen gibt.

Kapitel 17

Meine Lunge schrie nach Sauerstoff. Warten auf ein neues Herz

Alois Brettschneider

Die Kolleginnen und Kollegen von der Chirurgischen Intensivstation meldeten sich bei mir und baten mich, nach einem ihrer Patienten zu sehen. Der Mann war nach der Herztransplantation delirant geworden, ein ziemlich typischer Fall bei einem solchen Konsil, dachte ich. Im medizinischen Bereich kommt es nicht selten als Folge von Notfällen oder einer Behandlung zu psychischen Erkrankungen, insbesondere Traumatisierungen.[1]

Vorab erhielt ich einige knappe Informationen über ihn: Alois Brettschneider, 54 Jahre, wartete dreieinhalb Jahre auf ein Spenderherz, externes Herzunterstützungssystem seit drei Monaten nicht mehr richtig funktionsfähig, daher als »HU« (»High Urgency«), also sehr dringend, an Eurotransplant gemeldet. Seit dem Aufwachen aus der Narkose und der Entwöhnung von der Beatmungsmaschine delirant, vor Angst immer wieder schreiend, extrem unruhig, versucht sich die Schläuche aus dem Körper zu reißen. Familie sehr besorgt.

Delirant auf der Intensivstation

Ehe ich das Krankenzimmer betrat, musste ich aus Infektionsschutzgründen einen langen grünen Kittel überziehen, dazu Handschuhe sowie Mund- und Nasenschutz. Alois Brettschneider lag im Bett, am Hals und an den Armen überall Zugänge, die ihn mit dem Nötigsten versorgten – Schmerzmittel, Antibiotika, den Kreislauf stabilisierende Mittel, außerdem Immunsuppressiva und Kortison, die einer Abstoßungsreaktion gegenüber dem fremden, vor ein paar

Tagen implantierten Herzen eines verstorbenen Spenders vorbeugen sollten.

Als ich mich dem Patienten als Psychiater vorstellte, wirkte er einerseits sehr verängstigt und verschüchtert, andererseits schien er sich über den Besuch zu freuen. Als Erstes versuchte ich festzustellen, inwieweit er orientiert war. Er konnte seinen Namen und seinen Beruf nennen, wusste, wie spät es ungefähr war und wo und in welcher Situation er sich befand. So weit war also alles in Ordnung. Noch ehe ich mir mit weiteren Fragen ein genaueres Bild von ihm machen konnte, überrumpelte er mich damit, dass er ohne Umschweife zu erzählen begann. Ja, es brach regelrecht aus ihm heraus.

»Ich habe eine kleine Schwester, die mochte ich immer sehr gerne. Ich habe sie in der Kindheit mit einer Axt totgeschlagen, als sie im Garten gespielt hat. Ich zermartere mir das Gehirn, warum ich das gemacht habe. Ich weiß es einfach nicht. Ich hatte nur diese eine Schwester und liebte sie sehr. Ich schäme mich noch immer so sehr dafür. Darum will ich auch auf keinen Fall, dass irgendjemand von meiner Familie jetzt zu Besuch kommt. Wie könnte ich denen in die Augen schauen?«

Ich versuchte Alois Brettschneider klarzumachen, dass es im Rahmen von solch schweren Eingriffen wie einer Herztransplantation und während des anschließenden Aufenthalts auf einer Intensivstation häufig vorkommt, dass Menschen Dinge erleben und im Kopf haben, die gar nicht der Wirklichkeit entsprechen. Solche Gedanken überfluten sie oft, bedrohen sie und machen ihnen Angst.

»Doch, ich weiß es ganz genau«, behauptete Alois Brettschneider. Natürlich ist es in solch einem Moment nicht zielführend, mit jemandem über dessen Wahrnehmung zu streiten, wenn man davon ausgehen kann, dass diese krankheitsbedingt verzerrt ist. In solchen Situationen ist es trotzdem immer sinnvoll und hilfreich, der betreffenden Person mit der Schilderung der Realität eine gewisse Orientierung zu geben. Ich fragte ihn noch einige Dinge, bis ich mir mit der Diagnose eines Delirs ganz sicher war und eine Therapieempfehlung im Kopf hatte. Dann verabschiedete ich mich. Er bat mich wiederzukommen.

Natürlich konnte ich nicht ausschließen, dass Alois Brettschneider seine Schwester einst tatsächlich gequält und getötet hatte, sehr wahrscheinlich war es aber nicht. In jedem Fall würde es sich herausfinden lassen. Ich empfahl den Behandlern wegen des Delirs eine Änderung der Medikation und einen schonenden Umgang mit dem Patienten.

Direkt im Anschluss war ich mit zwei von Alois Brettschneiders insgesamt drei Söhnen verabredet, für den ältesten hatte er eine Vorsorgevollmacht ausgestellt.

Die Kolleginnen und Kollegen aus der Anästhesie und der Herzchirurgie hatten mir mitgeteilt, dass die Familie außerordentlich besorgt war, allerdings nicht so sehr wegen des Spenderherzens, sondern wegen der psychischen Auffälligkeiten. Der Vater war immer der stabile, ruhende Pol in der Familie und die Vernunft in Person gewesen.

Als ich die beiden zur Sicherheit fragte, ob sie eine Tante väterlicherseits hätten, antworteten sie, dass ihr Vater nur Brüder habe. Ich berichtete ihnen, was Alois Brettschneider mir eben erzählt hatte. Sie waren sichtlich erstaunt und meinten, dass nichts davon wahr sei.

»Der medizinische Begriff für den Zustand Ihres Vaters ist Delir«, erklärte ich ihnen daraufhin. »Früher sagte man mit einigem Recht Durchgangssyndrom dazu, um klarzumachen, dass es nur vorübergehend auftritt. Diese Wahnvorstellungen werden in wenigen Tagen verschwunden sein.« Ich schilderte dann kurz, was die Ursachen für Delirien nach medizinischen Eingriffen sind und dass diese nach Herztransplantationen eher die Regel als die Ausnahme darstellen.

Ein Delir ist ein akutes hirnorganisches Syndrom, das mit Bewusstseins- und Orientierungsstörungen sowie kognitiven Beeinträchtigungen einhergeht.[2] Die Bewusstseinslage und der Schlaf-Wach-Rhythmus sind verändert, das Kurzzeitgedächtnis und die Aufmerksamkeit sind gestört, ebenso die Psychomotorik, also der Einfluss der Psyche auf die Beweglichkeit. Oft sind Patienten im Delir schreckhaft und abwehrend. Besonders schrecklich sind für sie –

aber auch für ihre Angehörigen – Angst und Furcht aufgrund von Albträumen, Illusionen, Wahn und Halluzinationen.

Insbesondere im Fall von herzchirurgischen Eingriffen, die sehr viele Stunden dauern und belastend sind, gibt es Risikofaktoren für postoperative Delirien: höheres Lebensalter, Depression, bereits bestehende kognitive Beeinträchtigungen, Vorhofflimmern des Herzens und ein erhöhter Transfusions- und Infusionsbedarf während der Operation. Je nachdem, wie hoch das Risiko eines Delirs eingeschätzt wird, können entsprechende Maßnahmen vor, während und nach der Operation eingeleitet werden.[3]

Das Delir selbst kann sofort oder kurz nach der Operation auftreten, die Symptomatik verändert sich im Tagesverlauf häufig. Zur Behandlung werden eine von äußeren Reizen abgeschirmte Umgebung, Ruhe, persönliche Betreuung und, wenn das nicht ausreichend ist, spezielle Medikamente wie Antipsychotika eingesetzt. Dies alles hatte ich den Kolleginnen und Kollegen empfohlen.

Neben dem in der Regel nur vorübergehenden Delir haben intensivmedizinische Behandlungen (nicht nur Transplantationen) sehr oft aber auch eine langfristige Folge, nämlich das, was als Post-Intensive-Care-Syndrom beschrieben wird. Es ähnelt sehr dem heute bekannteren Post-Covid-Syndrom. Etwa 60 bis 80 Prozent der ehemaligen Intensivpatienten sind davon betroffen, mal kürzer, mal länger.[4] Zudem haben 80 Prozent aller Patienten, die ein schweres Atem- oder Kreislaufversagen erleben, noch nach einem Jahr eine Depression, etwa 10 Prozent eine PTBS.[5]

Wie ich mich geschämt habe

Alois Brettschneider blieb noch eine Woche auf der Intensivstation, ehe er auf eine Normalstation verlegt wurde. Ich sah regelmäßig nach ihm. Nur wenige Tage war er noch manchmal hin- und hergerissen, was früher wirklich passiert war. Hatte er seiner Schwester Gewalt angetan? Nach einer Weile war er aber wieder weitgehend in der Realität angekommen, und man merkte kaum noch etwas von seinem deliranten Zustand. Aus seinem Gedächtnis waren diese vermeintlichen Vorkommnisse weitgehend verschwunden.

Nach einer Woche konnte Alois Brettschneider auch die Tatsache anerkennen, dass er gar keine Schwester hatte. Die Vernunft hatte über die Erkrankung gesiegt. Nun ging es in unseren Gesprächen häufig darum, dass er sich nicht für seine Handlungen und Wahnvorstellungen während des Delirs zu schämen brauchte.

»Heute kann ich mich daran erinnern, wie sehr ich mich direkt nach der OP geschämt habe – und das nicht nur wegen der vermeintlichen Schwester«, erklärte er. Auf der Intensivstation hatte er starken und anhaltenden Durchfall gehabt. »Der ganze Körper ist ausgelaufen.« Ihm war vorher zwar gesagt worden, dass dies vor allem eine Nebenwirkung der notwendigen Medikamente sein würde, aber in dem Moment hatte er das nicht mehr im Kopf. »Mir war das alles einfach nur peinlich, und ich habe mich sehr geschämt. Das Pflegepersonal war immer sehr nett, die haben auch gesagt, das sei ganz normal und habe mit der OP zu tun. Aber ich war ja eh so durcheinander.«

Feuerwehrmann als Beruf und Berufung

Obwohl er weiter an zahlreichen Schläuchen und Perfusoren angeschlossen war, war er in der Lage, mir in den folgenden Tagen nach und nach mehr über seine Lebensgeschichte zu berichten.

Seine Kindheit und Jugend waren ihm zufolge eigentlich unauffällig, die Eltern ziemlich fordernd. Er hatte viele Freunde, war bei der Jugendfeuerwehr und trieb begeistert Sport. Nach dem Abitur, das er mit einem passablen Schnitt bestanden hatte, absolvierte er zunächst eine Lehre als Installateur. Im Lehrbetrieb herrschte ein ganz schön rauer Umgangston. Darauf hatte er nach der erfolgreichen Gesellenprüfung keine Lust mehr. Achtzehn Monate diente er dann bei der Bundeswehr, das war allerdings noch viel langweiliger als alles, was er vorher erlebt hatte.

Darauf folgte eine weitere Ausbildung, diesmal eine, die er richtig toll fand, denn mit dem, was er dort lernte und machte, konnte er etwas Gutes für die Gemeinschaft tun: Er wurde Feuerwehrmann im gehobenen Dienst und sollte dann im Lauf der Jahre alle Höhen und Tiefen dieses Berufs erleben. Vor allem der Bereich Katastrophenmanagement interessierte ihn. Für ihn gab es nichts Spannenderes. Hier absolvierte er viele Lehrgänge und hängte sogar noch ein berufsbegleitendes Studium an. In einer der größten Städte Deutschlands war er bis zu seiner Erkrankung Leiter der Feuerwehr mit dem Titel eines Leitenden Branddirektors. Darauf war er noch immer erkennbar stolz.

»Ich habe bei Einsätzen auch sehr, sehr schlimme Dinge erlebt«, meinte er schließlich zu mir. »Zwei Situationen verfolgen mich noch nach Jahrzehnten in immer den gleichen Albträumen. Zum Glück nur ganz selten, vielleicht ein- oder zweimal im Jahr. Einmal starb ein kleiner Junge nach einem Brand schwer verletzt in meinen Armen, und ein anderes Mal wollte ich einen Mann retten, dessen Auto brannte. Man sah nur den Arm aus dem Autofenster hängen, und als ich den packte, um den Mann rauszuziehen, hatte ich plötzlich nur noch den Arm in der Hand. Der ganze restliche Körper war schon völlig verbrannt. Damals gab es noch niemanden, der einem Ersthelfer über so was hinweggeholfen hätte.«

Als Feuerwehrmann muss man körperlich extrem fit sein. Wie Alois Brettschneider berichtete, gab es Laufgruppen vor und nach jedem Dienst, die Kolleginnen und Kollegen gingen mehrfach die Woche zusammen schwimmen und unternahmen auch sonst viel miteinander. Dank dieser Gemeinsamkeit konnte man sich im Einsatzfall hundertprozentig aufeinander verlassen.

Die Feuerwehrleute auf der ganzen Welt sind eine verschworene Gemeinschaft. Deshalb fand er es besonders toll, wenn er im Auftrag der Landesregierung oder des Bundes andere Länder beraten oder sich dort umgekehrt wichtige neue Anregungen holen konnte. Manchmal war er auch in anderen deutschen Städten oder im Ausland bei Großbränden Teil des Krisenstabs. Seine Schilderungen waren so plastisch, so von Enthusiasmus und Überzeugung geprägt, dass ich ihn mir sehr gut als Feuerwehrmann im Dienst vorstellen konnte.

Zu Hause war es hingegen manchmal schwierig, weil er oft nicht da war und immer wieder auch von jetzt auf gleich zu einem Einsatz gerufen wurde. Seine Frau und die drei Söhne kamen da regelmäßig zu kurz.

So wie ich Alois Brettschneider inzwischen wahrnahm, war er in psychischer Hinsicht noch nicht wieder ganz gesund. Er hatte weiterhin ab und zu Albträume, in denen sich die Bilder von der Gewalt gegen die angebliche Schwester und von den beiden erwähnten traumatischen Situationen bei Feuerwehreinsätzen vermischten. Man konnte andererseits sehen, dass seine Aufmerksamkeit und Konzentration besser und seine Gefühle von Tag zu Tag geregelter wurden.

Meine Lunge schrie nach Sauerstoff

Bei unserem nächsten Treffen fragte ich ihn nach der eigentlichen Krankheitsanamnese. Warum war bei ihm überhaupt eine Herztransplantation nötig gewesen?[6]

»Ich war mit einigen Kameraden morgens bei einem Waldlauf. Auf einmal konnte ich nicht mehr weiter, hatte einen stechenden Schmerz im Rücken, in der Brust und im linken Arm und bekam keine Luft mehr. Ich musste mich sofort auf den Boden setzen, habe total geschwitzt und gleichzeitig gefroren. Dann musste ich mich auch noch übergeben. Ich bekam totale Panik. Ich wollte nicht sterben und hab nur noch an meine Familie gedacht. Die konnte ich doch nicht alleinlassen!«

Seine Kameraden riefen sofort einen Notarzt. Zum Glück brachte man ihn in eine große Innere Klinik in der Nähe. Dort wurde dann der Herzinfarkt festgestellt. Es war der Auftakt zu einer langen Krankheitsgeschichte.

Alois Brettschneider erzählte mir von zwei Eingriffen, bei denen man ihm insgesamt fünf Stents setzte. Das sind kleine Röhrchen aus Metall und Kunststoff, die die Herzkranzgefäße offen halten sollen. Dummerweise gab es bei einem der fünf Stents Probleme, und so musste der Eingriff noch einmal wiederholt werden, allerdings erneut ohne Erfolg. Die Ärzte erklärten ihm, dass seine Herzleistung noch genau 7 Prozent betrug.

»Meine Lunge schrie nach Sauerstoff. Immer wieder hatte ich Erstickungsanfälle, konnte gar nicht liegen, alles ging nur im Sitzen. Aufstehen und herumgehen konnte ich nicht, noch nicht mal auf die Toilette bin ich alleine gekommen. Das war nicht ich, und es fühlte sich äußerst befremdlich an. Merkwürdigerweise war das Ganze nach ein paar Tagen wieder vorbei. Ich bekam zwar immer noch schlecht Luft, aber es war nicht mehr so bedrohlich.«

Alois Brettschneider kam dann von der Klinik in eine Rehaklinik. Da sein fünfter Stent nicht funktionierte, konnte er dort gar nicht an den diversen Therapien teilnehmen. Er lag die meiste Zeit in seinem Bett, der Oberkörper aufgerichtet. Ab und zu bekam er Erstickungsanfälle.

»Ich sollte ganz langsam und nicht so tief einatmen. Aber was sollte ich denn machen? Ich hatte in solchen Momenten nur Panik. In meinem Kopf habe ich mir jedoch ausgemalt, dass alles gut wird. Jede Einzelheit habe ich mir überlegt. Ich wollte wieder gesund werden. Und dann ging es mir schnell wieder besser.«

Als Alois Brettschneider aus der Rehaklinik nach Hause zurückkehrte, erkannten ihn seine Nachbarn kaum wieder. Er war aschfahl und nervös, ihm war ständig schwindelig. Er schaffte es nicht, alleine aufzustehen, und zitterte ununterbrochen. Schlafen konnte er nur auf einer Gartenliege am offenen Fenster. Und eigentlich hatte er immer mal wieder das Gefühl, er würde gleich sterben. Panik pur. Das ging geschlagene drei Monate so.

»Und ich habe weiter dagegen angekämpft, weil ich nicht wollte, dass mein Körper und mein Geist zerfielen. Ich wollte einfach nicht die Hoffnung verlieren. Immer wieder habe ich mich zusammengerissen, habe Pläne geschmiedet und mich selbst über Kleinigkeiten wie einen Sonnenstrahl gefreut.«

Es war nicht so, dass er sich die drei Monate durchgängig schlecht fühlte. Die Erstickungsanfälle kamen vielleicht drei- oder viermal am Tag und dazu noch zwei- bis dreimal in der Nacht, jeweils ohne jede Vorwarnung. Wie oft seine Frau den Notarzt hatte rufen müssen und er in eine Klinik eingeliefert worden war, wusste er nicht zu sagen. Aber in der Klinik konnte man ihm eben auch nicht helfen, der eine Stent machte weiterhin Probleme.

Alois Brettschneider fuhr fort zu beschreiben, wie weit der Weg zur Herztransplantation war. »Ich habe mich die ganze Zeit gefragt, warum ich nicht ein Spenderherz bekommen kann. Ich war zwar nicht als ›HU‹ gelistet, aber angemeldet. Bei einem Termin mit meinem Kardiologen habe ich auch ihm diese Frage gestellt. Dieses Gespräch werde ich nie vergessen. Dem Arzt war es richtig unangenehm, mich über die katastrophale Situation der Organspende in Deutschland aufzuklären. Vor allem darüber, dass es hierzulande viel zu wenige Spenderinnen und Spender gibt. Und dass die Politik nicht entschieden genug dafür sorgt, dass sich daran etwas ändert.«[7]

Regelrecht empört und fast mit Tränen in den Augen meinte Alois Brettschneider zu mir: »In was für einem Land leben wir eigentlich?«

Nach dem Gespräch mit dem Kardiologen sah er kaum noch eine Chance, bald ein neues Herz zu bekommen. Von den Ärzten wiederum hörte er, dass seine Überlebenschancen ohne Herztransplantation außerordentlich gering waren. Aber er wollte leben, unbedingt.

»Elvi«: Brücke zum Leben

Was sollte er nur tun? Er war immer ein Kämpfer gewesen, keiner, der aufgibt. Seine Ärzte empfahlen ihm, die womöglich jahrelange Wartezeit bis zu einer Transplantation mit einem Herzunterstützungssystem zu überbrücken. Würde es in Deutschland die Widerspruchslösung und mehr Unterstützung für die Organspende und damit genügend Organspenden geben, bräuchte es eine solche überbrückende Maßnahme bei dieser Indikation überhaupt nicht.

»Inzwischen war ich Stammgast in der Herzchirurgie der Uniklinik«, erklärte Alois Brettschneider. »Ich bewundere diese Leute sehr, aber sie können auch kein neues Herz herbeizaubern. Sie informierten mich über die möglichen Herzpumpen. Ich fühlte mich in einer totalen Zwangslage. Ein behandelnder Arzt nannte das LVAD-System[8] mir gegenüber aber eine ›Brücke zum Leben‹. Dieser Begriff hat es mir sehr erleichtert. Wir nennen es hier alle nur ›Elvi‹.«[9]

Als er dann mehrfach massive Wasseransammlungen in der Lunge bekam, blieb wirklich keine echte Wahl mehr, und das System wurde ihm im Rahmen einer aufwendigen und langen OP eingesetzt. »Elvi« besteht aus einer Pumpe, die unmittelbar unter dem Herzen befestigt wird und aus der ein Schlauch direkt in die Hauptschlagader mündet. Über Kabel, die durch die Bauchdecke gehen, ist die Pumpe mit einem kleinen Kästchen verbunden, das außerhalb des Körpers getragen wird. Es enthält eine Steuereinheit und die Batterie.

Die OP verlief relativ unkompliziert, aber am Tag danach qualmte auf einmal die Steuereinheit von »Elvi« unter Alois Brettschneiders Bettdecke. Er drückte sofort auf den Alarmknopf am Bett, um Hilfe zu rufen. Innerhalb kürzester Zeit kam ein Kardiotechniker herbeigeeilt, der alles wieder richtete. Angeblich war so etwas noch nie passiert. »Ich fühlte mich nur noch hilflos und ausgeliefert. Ein paar Tage hatte ich daran zu knapsen, bis alles wieder geregelt war.«

Die Batterie seines »Elvi« hielt damals, als er operiert wurde, immer nur vier Stunden und musste dann sofort ausgewechselt werden. Heutzutage halten die Batterien fast 20 Stunden, sind dafür aber auch viel schwerer. »Sie können sich vorstellen, dass ich mir als Perfektionist und Sicherheitsfanatiker eine Reihe von Ersatzbatterien besorgt habe.« Die Steuereinheit war aber viel zu teuer, um sie mehrfach in Reserve zu haben. Nur ein einziges Reserveexemplar wird von der Krankenkasse finanziert.

Von den Ärzten hatte Alois Brettschneider immer wieder gehört, dass eine Herztransplantation viele starke Muskeln und eine starke Seele voraussetze. Der Eingriff konnte schon bald erfolgen, unter

Umständen aber auch erst in ein paar Jahren, falls er bis dahin noch lebte. Also begann er langsam wieder, maßvoll Sport zu treiben, um gewappnet zu sein.

Er konnte dann sogar wieder arbeiten. Der Oberbürgermeister, sein unmittelbarer Dienstherr, hatte die ganze Zeit über engen Kontakt zu ihm gehalten, seine Feuerwehrkameraden sowieso. Der OB fragte ihn schließlich, ob er nicht wieder ein bisschen arbeiten wolle. Erstens bräuchten sie ihn, zweitens wäre das bestimmt eine wohltuende Ablenkung. Nachdem die Kardiologen grünes Licht gegeben hatten, wagte Alois Brettschneider den Versuch.

Er ging also mit seinem »Elvi« ins Feuerwehrhaus. Als Erstes erklärte er allen Anwesenden, wie das Gerät funktionierte, damit sie im Notfall Steuereinheit und Batterie wechseln konnten.

Die Arbeit tat ihm wirklich gut. Meist waren es nur drei oder vier Stunden am Tag, danach war er jedes Mal körperlich geschafft. Aber wenigstens konnte er die Kameradinnen und Kameraden wieder mit seinem Wissen und seiner Erfahrung unterstützen. Nach langer Zeit kam er sich wieder nützlich vor.

Der Schlaganfall

Einige Monate später legte sich Alois Brettschneider wie immer nach der Arbeit und dem Mittagessen aufs Sofa, um sich auszuruhen. »Auf einmal habe ich wieder totale Panik bekommen, denn ich habe plötzlich fast gar nichts mehr gesehen, nur noch ein schwaches schimmerndes Licht auf beiden Augen. Ich wusste sofort, das war ein Schlaganfall. Die Ärzte haben aus mir ja einen halben Mediziner gemacht, damit ich immer weiß, was im Notfall zu tun ist.« Der sofort alarmierte Notarzt brachte ihn in eine sogenannte Stroke Unit, ein Zentrum für Schlaganfälle. Im Computertomogramm konnte man die tischtennisballgroße Blutung im Gehirn sehen. Vor allem das Sehzentrum war betroffen.

Dass das mit der Herzpumpe zu tun hatte, erfuhr er erst später. Ein Gerinnsel war von dort ins Gehirn gelangt. Da er so schnell ins

Krankenhaus kam, konnte eine sogenannte Lyse gemacht werden. Mit einem Katheter ging ein Neuroradiologe von der Leiste aus in das verstopfte Blutgefäß im Gehirn und gab dort ein Medikament, welches das Blutgerinnsel auflöste. Das klappte alles auch, aber sehen konnte Alois Brettschneider trotzdem nicht mehr – sein Gehirn war in dem betroffenen Areal abgestorben.

»Wieder zu Hause war ich ein Blinder mit Steuereinheit und Batterie«, erklärte er trocken. Abermals sah er keinen Grund aufzugeben. Es gibt ein Computerprogramm, mit dem man die gesunden Nervenzellen im Gehirn trainieren kann, wieder zu sehen.[10] In einer Rehaklinik absolvierte er zwölf Sitzungen mit diesem Programm, und wieder zu Hause übte er jeden einzelnen Tag fünf bis sechs Stunden damit. Als er nach zwei Monaten tatsächlich wieder die ersten Bilder sehen konnte, war er überglücklich. Insgesamt benutzte er das Programm acht Monate lang.

Üben, üben, üben und die Hoffnung nicht aufgeben – das war sein Motto. Nach einem Jahr konnte er wieder ganz gut sehen, mäßig gut lesen und ein bisschen schreiben.

»Elvi« funktionierte weiter, qualmte auch nie mehr. Er hatte sich an seinen ständigen Begleiter gewöhnen müssen, an das surrende Geräusch und das Vibrieren. Er konnte das alles nur aushalten, weil er ja auf das Spenderherz wartete. Das war sein großes Ziel. Irgendwann war er dann auch wieder in der Lage, zur Arbeit zu gehen.

»Elvi« gibt auf

Drei Jahre nach Einsetzen der Herzpumpe war er bei der Feuerwehr in einem Meeting. »Ich musste auf einmal dringend zur Toilette und Wasser lassen. Von wegen Wasser. Alles war rot. Es war normaler Urin mit roter Farbe. Es war wieder ein Thrombus da, diesmal direkt in der Herzpumpe. Der schlug die roten Blutkörperchen platt, die dann mit dem Harn ausgeschieden wurden. Schmerzen hatte ich eigentlich keine. Ich habe meinen Herzchirurgen angerufen, der wollte mir einen Notarzt schicken. Ich sagte, das dauert mir zu lange, und legte sofort auf.«

Die Klinik war eine Viertelstunde von der Feuerwache entfernt, und seine Kameraden fuhren ihn sofort in einem Feuerwehrauto mit Blaulicht dorthin. Das Kardio-Team wartete schon in der Notaufnahme und brachte ihn im Dauerlauf auf einer Trage auf die Intensivstation. Im Aufzug gab die Pumpe endgültig den Geist auf, und das Herz hatte nur noch die 7 Prozent Restleistung von früher.

»Für Außenstehende muss das ziemlich irre ausgesehen haben: Da wird ein Patient in einer schicken Feuerwehruniform liegend im Feuerwehrwagen in der Klinik eingeliefert.«

Die Lyse, also die Auflösung des Blutgerinnsels, klappte auch diesmal gut, aber die Pumpe am Herzen ging gar nicht mehr. Was nun? Er stand ja schon seit drei Jahren als nicht dringlicher Fall bei Eurotransplant auf der Liste. Eurotransplant vermittelt Spenderorgane von Verstorbenen aus acht Ländern und priorisiert die potenziellen Empfängerinnen und Empfänger anhand der zu erwartenden Heilungschancen sowie der bisherigen Wartezeit. Der Herzchirurg stellte den Antrag bei Eurotransplant nun auf »HU«, sehr dringend also. Nach Hause konnte Alois Brettschneider nicht mehr, dafür war sein Herz viel zu schwach.

Fast sieben Monate lang war er dann Bewohner eines Krankenzimmers in der Uniklinik. Am Anfang kamen die Erstickungsanfälle wieder, die Panik und die Unruhe. In den ersten Nächten hatte er Albträume von dem kleinen Jungen, der in seinen Armen gestorben war, und von der verkohlten Leiche im Auto. »Aber auch jetzt habe ich mich nicht unterkriegen lassen«, meinte er zu mir. »Ich habe einfach weiter nach vorne geschaut.«

Er richtete sich sogar ein kleines Büro im Krankenzimmer ein, um sich abzulenken. Er führte seine Arbeiten für die Feuerwehr fort. Kolleginnen und Kollegen kamen vorbei, um mit ihm Dinge zu besprechen. Aber er konnte ja kaum liegen oder herumgehen, die meiste Zeit saß er mit aufrechtem Oberkörper im Bett. Außer ihm warteten noch einige andere Patienten in den Nachbarzimmern auf ein Spenderherz, einer von ihnen schon über ein Jahr.

Die Warterei ging irgendwie weiter, Alois Brettschneider hatte sich mit seiner Situation abgefunden.

»Dann ging es los. Die Nacht hatte ich nicht so gut geschlafen. An dem Tag war der Geburtstag meiner Frau. Ich wusste, was sie die letzten Jahre mitgemacht hatte. Wenn ich im Krankenhaus war, war sie jeden, wirklich jeden Tag bei mir. Ihren Beruf als Rechtsanwältin hat sie wegen meiner Erkrankung aufgegeben. Ohne ihre Unterstützung hätte ich nie so lange durchgehalten. Aber das Ganze hat sie natürlich stark mitgenommen. Sie konnte nicht mehr gut schlafen, hatte kaum Appetit, war oft unheimlich nervös. Mir gegenüber hat sie davon aber nie etwas erwähnt. Und auch ich habe wie sie Hemmungen gehabt, über das zu reden, was in mir vorging. Eigentlich unheimlich schade.«

Ich bot Alois Brettschneider an, bei Gelegenheit auch einmal ein Gespräch zu dritt zu führen. So etwas mache ich durchaus des Öfteren und sehr gerne, denn die Einbindung von Angehörigen ist bei allen psychischen Störungen außerordentlich wichtig.

Dankbar stimmte er dem Vorschlag zu. Dann fuhr er fort zu erzählen.

»Ich schaue auf die Uhr: 17:23 – diese Ziffern haben sich in meinem Gehirn eingebrannt. Die Tür wird aufgerissen, ein junger Assistenzarzt kommt herein und ruft: ›Das Herz kommt.‹ Ich bin völlig durch den Wind, frage, wo es ist, von wem und wann es kommt. Dann erst begreife ich, dass es tatsächlich so weit ist.«

Der Assistenzarzt erzählte ihm, dass das Explantations-Team, also Herzchirurgen von hier, gerade mit einem gecharterten Flieger zum Krankenhaus des Spenders aufbrach. Sobald absehbar war, dass sie mit dem Herzen wieder hier eintrafen, würde er in den OP-Saal gebracht, der Brustkorb geöffnet und alles für die möglichst umgehende Transplantation vorbereitet.

»In dem Moment waren mir diese Details ganz egal, ich habe mich einfach nur noch gefreut. Ich habe sofort meine Frau angerufen, und wir haben beide vor Glück geweint. Und dann haben wir sogar schon wieder Urlaubspläne geschmiedet. Nach Florida wollten wir fliegen. Wenn alles klappt.«

In der Nacht schlief er dann so gut wie lange nicht, und das, obwohl er natürlich auch aufgeregt war. Kurz vor sechs am nächsten Morgen wurde er geweckt, und eine Krankenschwester teilte ihm mit, das Spenderherz werde erst gegen Mittag eintreffen. Die Witterungsbedingungen seien nicht gut.

»Also musste ich noch etwas warten, aber dann ging es los in den OP. Als man mich über die Flure schob, habe ich laut ›O du fröhliche‹ gesungen, dabei war Weihnachten schon seit ein paar Wochen vorbei. Aber ich war einfach so aufgekratzt. Die beiden Pfleger haben sogar mitgesungen.«

Wie mir Alois Brettschneider berichtete, setzte seine Erinnerung etwa zwei Tage nach der Operation wieder ein.

An die OP selbst konnte er sich natürlich überhaupt nicht erinnern, aber daran, wie er seine Schwester mit einem scharfen Gegenstand traktiert hatte. Inzwischen wusste er ja, dass er gar keine Schwester hatte und dass diese Vorstellungen im Rahmen eines Delirs aufgetreten waren.

Mein neues Leben

»Es ist wirklich so, dass für mich nun ein neues Leben anfängt«, erklärte er, und man konnte spüren, wie gerührt er war. »Mein Körper ist ganz ruhig, nicht mehr angespannt. Endlich keine Pumpengeräusche und kein Vibrieren vom Elvi mehr. Es ist unglaublich!«

Bereits neun Tage nach der OP konnte Alois Brettschneider die ersten Gehversuche machen, und weitere drei Tage später schaffte er es schon, eine Etage im Treppenhaus nach oben zu laufen.

»Stellen Sie sich vor!«, berichtete er mir ganz aufgekratzt bei meinem nächsten Besuch. »Ich liege im Bett auf der Intensivstation, und auf einmal höre ich das vertraute Brummen und dann ein kurzes Hupen eines Feuerwehrfahrzeugs. Meine Frau zeigte lachend auf das große Fenster. Ein Pfleger schob mein Bett hin, und ich sehe draußen drei Löschzüge mit kompletter Mannschaft. Meine Kameraden und Kameradinnen stehen dort und winken. Sie halten ein Schild hoch, da steht drauf: ›Alois, Du schaffst das! Wir brauchen Dich!‹ Für mich war das ein überwältigendes Gefühl, und es hat mir unheimliche Kraft gegeben.«

Nach Alois Brettschneiders Entlassung hatten wir in den folgenden Monaten und Jahren immer wieder mal Kontakt. Ich konnte feststellen, dass die ganzen psychischen Beeinträchtigungen, auch die Albträume, wenige Monate nach der Herztransplantation völlig verschwunden waren.

Angst vor einer Abstoßungsreaktion hatte Alois Brettschneider keine. Er wusste ja, dass er dieses Risiko selbst ziemlich minimieren konnte – durch sorgfältige Medikamenteneinnahme, Nachsorgeuntersuchungen bei seinem Kardiologen, regelmäßigen Sport, Verzicht auf Alkohol und Nikotin, ausreichend Schlaf, gute Ernährung und natürlich einfach dadurch, dass er auf entsprechende Warnsignale seines Körpers achtete.

Die Herzchirurgen und die Kardiologen hatten Alois Brettschneider gesagt, dass ein Spenderherz im Durchschnitt 12 bis 15 Jahre halte. Er selbst kannte aber auch Menschen, die schon über 30 Jahre mit einem Spenderherz lebten.[11] Er war dankbar für jeden Tag, der ihm neu geschenkt wurde, und auch wenn er körperlich nicht voll belastbar war, war er doch ansonsten gesund. Und so blickte er voller Optimismus in die Zukunft.

»Bei der Feuerwehr arbeite ich nicht mehr, da gehe ich aber noch gerne zu Besuch und zu Festen hin«, erklärte er mir. »Ich bin dafür weiterhin Dozent bei einer Fachhochschule und unterrichte Feuerwehrwesen und Katastrophen-Management. Und ich bilde mich gerade in Cyber-Risikomanagement fort. Meiner Frau geht es ebenfalls wieder gut, sie arbeitet auch wieder halbtags als Anwältin. Wir beide strahlen oft zusammen um die Wette. Und über Weihnachten fliegen wir endlich in den Urlaub nach Florida.«

Für mich war Alois Brettschneider ein eindrückliches Beispiel für einen starken, resilienten Menschen. Er ruhte in sich, sah trotz allem immer das Positive und war deshalb widerstandsfähig. Er hatte es ja wahrlich nicht einfach, aber er wusste eben auch, dass er ein Problemlöser war. Ein Feuerwehrmann. Und er vertraute seinen Ärztinnen und Ärzten.

Kapitel 18

Verletzlich, aber unbesiegbar. Therapeutische Beziehung und Resilienz

Benedikt Holzleitner

Benedikt Holzleitner wuchs als Einzelkind auf einer Alm in Oberbayern auf, nahe der Grenze zu Österreich. Seine Eltern hielten Kühe, Schafe und Hühner, und außerdem gehörten Hunde und einige Katzen zu dem Hof, der seit Generationen im Familienbesitz war. Schon als Kind arbeitete er mit. Er hütete und fütterte die Tiere, fegte die Ställe und half der Mutter im Garten und im Haus. Sie lobte ihn oft, weil er einen so guten Einfluss auf die Tiere hatte und mit ihnen immer sorgfältig umging. Das freute ihn jedes Mal sehr und machte ihn stolz. Er kannte alle Tiere mit Namen, und wenn sie noch keinen hatten, gab er ihnen einfach einen. Er sprach mit ihnen wie mit Vertrauten, teilte mit ihnen seine Geheimnisse und Wünsche.

Zu Hause auf der Alm

Der Hof war sehr abgelegen, sodass der kleine Benedikt in den ersten Jahren kaum Kontakt zu anderen Kindern hatte. Das änderte sich erst, als er in die Schule kam. Geschwister hatte er nicht.

Eigentlich trug Benedikt das ganze Jahr über Lederhosen, im Sommer kurze, im Winter halblange Kniebundhosen mit langen Strümpfen. Am liebsten mochte er karierte Hemden in Weiß und Blau. Er hatte sein eigenes kleines Zimmer, das sehr traditionell eingerichtet war. Immer war es dort kalt. Spielsachen hatte er nur wenige, aber im Grunde war ja der Hof ein einziger großer Spielplatz. Eine Patentante hatte ihm eine Kinderbibel geschenkt, das war sein einziges Buch. Über dem Kinderbett hing ein Kruzifix, damit Jesus im Schlaf über ihn wachen konnte. Mit seiner Mutter betete Benedikt jeden Tag, auch vor den Mahlzeiten. Sein Vater hielt dies für überflüssig.

Mit sechs Jahren kam der Junge in die Schule. Dafür musste er erst zwanzig Minuten alleine zur Haltestelle des Busses laufen, der ihn hinunter ins Dorf brachte, in eine andere Welt. Die Eltern nahmen es mit der Schule allerdings nicht so genau. Wenn auf dem Hof viel zu tun war, musste Benedikt zu Hause bleiben. Das war aber auch bei den meisten anderen Schülerinnen und Schülern in der Gegend so.

Den Unterricht an sich mochte Benedikt durchaus. Er war sehr wissbegierig und zählte bald zu den Klassenbesten. Seine Mutter unterstützte ihn sehr. Nach der Arbeit kam sie am Abend oft noch zu ihm und ging mit ihm durch, was er an dem Tag in der Schule gelernt hatte. Seine Mutter war eine Macherin und arbeitete immer sehr hart. Sie war zugleich lebensfroh, feierte und tanzte gerne, was wegen der Alm kaum noch möglich war. Sie ging zwar regelmäßig in die Kirche zur Beichte und in den Gottesdienst, ihr Horizont war aber keineswegs auf die Alm und die Kirche beschränkt. Sie las viel, auch Bücher, die seitens der Kirche verpönt waren. Diese Neugier, die Offenheit und den Ehrgeiz hatte er von seiner Mutter geerbt. Überhaupt war die Mutter im Grunde seine einzige Vertrauensperson, ja sie war sein Ein und Alles.

Der Vater dagegen war meistens missmutig und nörgelte an allem herum. Er schlug die Mutter und auch seinen Sohn, wann immer es ihm passte. Auch mit den Tieren ging er grob um. Ihm war es egal, ob sie pünktlich Futter bekamen und ob sie gesund waren, solange sie weiter Milch und Fleisch gaben. Sein Spruch war immer: »Sollen sie doch verrecken.« Wenn ein Tier verendete, zog der Vater es neben den Misthaufen und ließ es erst mal einfach liegen. Tierärzte hielt er grundsätzlich für überflüssig und reine Geldverschwendung.

Im Gegensatz zu seiner Frau war er auch ziemlich ungepflegt. Es kam vor, dass er in den Arbeitskleidern schlief. Er braute sich einen eigenen Schnaps, von dem er morgens schon trank. Wenn er zu aggressiv wurde, flüchtete die Mutter mitten in der Nacht aus dem elterlichen Schlafzimmer und kroch zu ihrem Sohn ins Kinderbett.

Die Hiobsbotschaft

Es war ein paar Tage nach seinem neunten Geburtstag. Seine Mutter war schon seit zwei Wochen kränklich, hatte wohl Fieber, hustete viel. Von Tag zu Tag ging es ihr schlechter. Trotzdem arbeitete sie so viel wie immer. Bei der Brotzeit konnte sie kaum noch gerade am Küchentisch sitzen, so erschöpft war sie. Schließlich sagte sie, dass sie zum Arzt müsse. Sie könne nicht mehr. Gleich wolle sie ins Dorf gehen. Der Vater, schon angetrunken, verbot es ihr. Er schlug ihr sogar ins Gesicht und schrie sie an: »Wer soll denn sonst die Tiere versorgen?« Also blieb sie notgedrungen da.

Am nächsten Morgen war sie so schwach, dass sie nicht einmal mehr aufstehen konnte. Benedikt lief auf dem Schulweg beim Arzt vorbei, der nach der Sprechstunde am Mittag auf den Hof kam, um nach der Mutter zu sehen. Sie bekam kaum noch Luft. Der Arzt diagnostizierte eine verschleppte Lungenentzündung und ließ sofort einen Rettungswagen kommen, der die Mutter ins Krankenhaus brachte. Das war in einiger Entfernung in der Kreisstadt. Der Vater war zwar strikt dagegen, aber gegen die Autorität des Arztes konnte er sich nicht durchsetzen.

Als Benedikt an dem Tag wieder aus der Schule nach Hause kam, suchte er die Mutter überall. Schließlich sagte ihm der Vater, dass sie partout nicht arbeiten wollte und der Arzt sie ins Krankenhaus geschickt hatte. Benedikt war völlig aufgelöst, sein Puls raste. Voller Bangen verbrachte er die nächsten Stunden.

Am Abend rief jemand aus dem Krankenhaus an. Der Vater war zu betrunken, um ranzugehen, also nahm Benedikt den Hörer ab. Der Mann sagte ihm, die Mutter sei auf die Intensivstation gekommen und werde die Nacht womöglich nicht überleben. Sie sollten sich auf das Schlimmste gefasst machen. Benedikt überlegte verzweifelt, wie er ins Krankenhaus zu seiner Mutter kommen könnte, aber um die späte Stunde fuhr kein Bus mehr, und auch sonst gab es einfach keine Möglichkeit.

Die Welt steht still

Am nächsten Morgen kam der Hausarzt erneut auf den Bauernhof. Er teilte dem Vater und Benedikt mit, dass die Mutter in der Nacht gestorben war. Die erste Reaktion des Vaters bestand darin, dass er zu schreien begann und den Arzt fragte, wer sich denn jetzt um die Tiere kümmern sollte? Er könne das doch nicht alles alleine machen! Um seinen Sohn scherte er sich in dem Moment nicht. Dann ging er raus. Bevor der Hausarzt fuhr, nahm er Benedikt in den Arm und tröstete ihn.

Benedikt ging anschließend in den Stall zu den Schafen, wo er lange und bitterlich weinte. Seine Gedanken und Gefühle waren ein einziges Chaos. Die Vorstellung, dass seine Mutter gestorben war und nie mehr zurückkam, war einfach zu viel.

Die nächste Zeit konnte er nicht zur Schule, denn er musste die Tiere versorgen. Der Vater war oft zu betrunken dafür. Nach zwei Wochen kam die Klassenlehrerin auf den Bauernhof. Sie sprach mit dem Vater und bat darum, dass der Junge wieder in die Schule kommen dürfe. Als der Vater daraufhin ihr gegenüber handgreiflich wurde, ergriff sie förmlich die Flucht.

Hinterher ging der Vater in den Stall und schlug dort mit bloßen Fäusten Benedikts Lieblingsschaf tot. Der Junge musste danebenstehen und hilflos zusehen. Als er später das tote Tier noch einmal streichelte, schwor er sich, nie mehr ein Wort mit seinem Vater zu wechseln. Der war inzwischen wieder in die Küche gegangen, wo er seinen Schnaps weitertrank.

Benedikt lief in den Wald und kam erst am nächsten Tag zurück auf den Hof. Das tote Schaf lag noch immer im Stall, alle anderen Tiere waren unruhig und laut, weil sie weder am Abend noch in der Früh etwas zu fressen bekommen hatten. Er wusste, wenn er sich nicht kümmerte, würden auch sie sterben.

Nachdem er alle Tiere gefüttert hatte, schaufelte er ein großes Loch. Es dauerte lange, weil der Boden so steinig war. Behutsam legte er sein Schaf in die Grube, dazu sein Holzkreuz und seine Kinderbibel und schaufelte dann mit beiden Händen vorsichtig Erde auf das tote Tier. Er weinte – um sein Schaf, um seine Mutter und um sich selbst.

Flucht in die Großstadt

Die folgenden Jahre waren schrecklich für Benedikt. Auf dem Bauernhof musste er immer mehr arbeiten, in die Schule konnte er nur noch zwei- oder dreimal die Woche gehen, und entsprechend verschlechterten sich seine Leistungen. Am schlimmsten war für ihn, dass ihn die anderen Kinder in der Klasse immer wieder aufzogen. Mit der Zeit hatte er außerdem nur noch schäbige Kleidung an, denn niemand kaufte ihm etwas Neues. Er war ungepflegt und schmutzig und ging allen aus dem Weg.

Er hatte nur noch die Tiere, in deren Nähe er sich immer wohlfühlte. Nur mit ihnen konnte er noch sprechen. Als er 16 Jahre alt war und der Vater immer tyrannischer wurde, hielt es Benedikt endgültig nicht mehr aus, und er entschloss sich zu einem radikalen Schritt.

Auf einen Zettel schrieb er etwas ungelenk:

Hochwürden,
mein Name ist Benedikt Holzleitner, und ich wohne auf der Alm über dem Dorf. Wir haben Kühe, Schafe, Hühner, noch einen Hund und Katzen. Meine Mutter ist vor sieben Jahren gestorben. Seitdem musste ich mich um die Tiere kümmern. Mein Vater ist immer betrunken. Dann schlägt er mich oder quält irgendwie die Tiere. Zur Schule kann ich auch nicht mehr gehen. Dafür habe ich zu Hause zu viel Arbeit. Ich fliehe jetzt. Wo ich hingehen werde, weiß ich noch nicht, werde mich irgendwie durchschlagen. Aber so geht das Leben nicht weiter. Es wird immer schlimmer.

Wenn die Tiere nicht wären, wäre es für mich viel einfacher. Ich weiß auch nicht, wen ich wegen denen fragen kann. Deswegen gebe ich diesen Brief bei Ihnen im Pfarrhaus ab. Vielleicht können Sie veranlassen, dass jemand nach den Tieren schaut. Danke schön!
Hochachtungsvoll
Benedikt Holzleitner

Und er floh wirklich. Am Mittag schob er den Brief unter die Tür des Pfarrhauses, klingelte und versteckte sich schnell. Er sah, wie der Pfarrer die Tür öffnete, stutzte, den Brief aufhob und mit ins Haus nahm. So schwer ihm dieser Schritt auch fiel, jetzt fühlte sich Benedikt frei zu gehen.

Mit dem Bus fuhr er in die Stadt zum Bahnhof. Hier war er zuvor noch nie gewesen. Auf einem Zug sah er das Schild »München«. Er stieg kurz entschlossen ein, und nach kurzer Zeit fuhr der Zug los. Er fragte eine ältere Frau, ob das wirklich der Zug nach München sei. Sie bejahte. Auch in München war er noch nie gewesen, er hatte aber immerhin schon öfter den Namen gehört.

Nach einer guten Stunde sagte die ältere Frau zu ihm, dass sie gleich da seien. Was er denn dort vorhabe? Er log und sagte, dass er seine Tante besuchen wolle. Dabei hatte er überhaupt keine Tante, schon gar nicht in München. Als er am Hauptbahnhof ausstieg, stand er erst einmal verloren auf dem Bahnsteig herum. Er hatte keine Ahnung, wohin er jetzt gehen sollte. Er hatte einen Rucksack gepackt, darin einige Brote, eine Flasche Wasser, ein paar Kleidungsstücke und etwas Geld, das er aus der Zigarrenkiste seines Vaters auf dem Kamin entwendet hatte. Dann hatte er noch ein Bild von seiner Mutter eingepackt. Das war alles.

Jemand von der Bahnhofsmission sprach ihn an, und so bekam Benedikt Holzleitner für die ersten Nächte ein Bett. Er sah sich nach Arbeit um und heuerte schon bald bei einem Bauunternehmer als Bauhelfer an. Auf dem Firmengelände konnte er auch in einem Sechsmannzimmer schlafen. Es waren die alten Werkswohnungen des zugehörigen Sand- und Kieswerks. Dem Bauunternehmer war es egal, wo der junge Mann herkam. Und Benedikt Holzleitner sah auch keinen Anlass, irgendetwas von seiner Geschichte zu erzählen. Niemandem. Er arbeitete hart, wenigstens das hatte er gelernt. Dabei verdiente er gutes Geld. Fast alles sparte er. Interessen hatte er kaum, allerdings kaufte er sich eine Jahreskarte für den Tierpark. Dort verbrachte er einen großen Teil seiner Freizeit. Fast jeden Abend und am Sonntag war er da und beobachtete die Tiere. So ging das einige Jahre, in denen er weder unglücklich noch glücklich war. Im Grunde war und blieb er ein Einzelgänger. Zu den Kollegen hatte er keinen näheren Kontakt. Nach einem Jahr war er in ein eigenes kleines Zimmer gezogen.

Von der Abendschule in die USA

Einmal sah er auf einer Litfaßsäule ein Plakat: »Abendrealschule – Jetzt anmelden!« Er dachte sofort an seine Mutter, die ihm immer gezeigt hatte, wie schön Lernen ist. Und so meldete er sich an. Drei Jahre besuchte er die Abendrealschule, und direkt im Anschluss ging er aufs Abendgymnasium. Niemand in der Firma wusste davon – er war sich sicher, dass sie ihn auch für verrückt gehalten hätten. Aber ihm machte das Lernen Spaß, das war wieder seine Welt, er wollte alles wissen. Das Abitur schloss er als Bester seines Jahrgangs ab. Manchmal ging er noch in den Tierpark. Aber sonst war er die meiste Zeit allein und lernte.

Mit seinem hervorragenden Abitur eröffneten sich ihm ungeahnte neue Möglichkeiten, die er ohne langes Zögern ergriff. Er bekam ein Stipendium von der Universität von Chicago, an der er Finanzwirtschaft und Marketing studierte. Das fand er spannend. Kontakte zu anderen hatte er in dieser Zeit weiterhin kaum, nur sehr selten unternahm er etwas mit anderen Studierenden. Er blieb lieber allein, denn andere Menschen fand er anstrengend. Irgendwann fragte ihn jeder nach seiner Herkunft, aber darüber konnte und wollte er einfach nicht sprechen.

An die Alm und sein Zuhause dachte er kaum noch. Seine Entscheidung zu gehen hatte er nie bereut. Nur ganz gelegentlich taten ihm die Tiere leid, die er zurückgelassen hatte. Alles andere war ihm egal. Trauer empfand er keine mehr.

Auch im Studium war er einer der Besten, und so wurde er nach seinem Abschluss von zahlreichen Firmen und Headhuntern umworben. Er entschied sich, in den USA zu bleiben, und arbeitete zunächst bei einer australischen und dann bei einer amerikanischen IT-Gesellschaft.

Er machte schnell Karriere, war ein sehr kluger Kopf. Emotional blieb er nach seinen eigenen Worten »abgeschottet«. Ab und zu hatte er eine kurze Affäre, doch sobald es ernster wurde, brach er den Kontakt ab. Freunde brauchte er nicht, er lebte nur für seine Arbeit. Statussymbole waren ihm zuwider, seine Wohnung war winzig. Es machte ihm jedoch Spaß, erfolgreich und angesehen zu sein, viel Geld zu verdienen und es nicht auszugeben. Was er mit dem ganzen Geld machen sollte, wusste er nicht – und es kümmerte ihn auch nicht. Wie ihn überhaupt wenig kümmerte.

Zurück nach Bayern

Eines Tages bekam er eine Mail von einem Headhunter, der ihn wegen einer interessanten Stelle treffen wollte. Benedikt Holzleitner war inzwischen 38 Jahre alt und lebte seit gut zehn Jahren in den USA. In dem Gespräch unterbreitete der Headhunter ihm dann das Angebot, für eine große amerikanische IT-Firma eine Niederlassung in Deutschland aufzubauen, und zwar voraussichtlich in München.

Alles in Benedikt Holzleitner sträubte sich dagegen, und doch sagte er dem Headhunter: »Das hört sich interessant an. Ich wollte schon immer wieder zurück nach Deutschland. Und ich komme sogar aus der Nähe von München und kenne das Umfeld.«

Der Headhunter vermittelte ein Treffen mit dem Vorstandsvorsitzenden. Das Gespräch verlief gut, aber Benedikt Holzleitner konnte und wollte dem Mann nichts von seiner Geschichte erzählen. Dies hätte nicht gepasst. In den Nächten danach schlief er sehr schlecht. Für das, was mit ihm gerade geschah, hatte er keine Worte und auch keine Gefühle.

Das Angebot, das man ihm dann unterbreitete, war sehr verlockend. Die neue Filiale in München sollte zunächst etwa 50 Mitarbeiter haben. Diese sollten alle aus den USA kommen und von ihm selbst ausgesucht werden. Nach einem Jahr würden mindestens 250 Mitarbeiter dort tätig sein. Sein bisheriges Gehalt bei seiner Firma war schon sehr gut. Aber der Vorstandsvorsitzende sagte, dass er es verdoppeln werde. Auch würden alle Kosten für einen Umzug natürlich übernommen. Für seine, Benedikt Holzleitners, Karriere wäre das Ganze ein Quantensprung.

Es gab ein weiteres Treffen mit dem Vorstandsvorsitzenden, diesmal zu einem Dinner in dessen Haus. Der Gastgeber und seine Frau waren ausgesprochen nett und fürsorglich zu Benedikt Holzleitner, er selbst fühlte sich allerdings deplatziert und überhaupt nicht wohl in seiner Haut. Er sah durchaus, dass die Position einen enormen Karrieresprung bedeuten würde, hätte diesen aber lieber außerhalb Europas gemacht und schon gar nicht in München, das mit dem Auto nur eine gute Stunde von der Alm entfernt war. Er bemerkte, dass sein Puls während des Dinners schneller ging, er schwitzte und bekam schlecht Luft. Auf den Gedanken, dass diese körperlichen Reaktionen etwas mit seinen Vorbehalten gegenüber München oder überhaupt mit seinen Gefühlen zu tun haben könnten, kam er in dem Moment nicht.

Über zwanzig Jahre war es nun her, dass er den Hof verlassen hatte. Seit damals hatte er sich nicht mehr um sein Zuhause gekümmert. Bei genauerer Betrachtung war gleichwohl noch eine Verbindung mit diesem alten Leben zu erkennen. Das Bild von der Mutter aus seinem Rucksack bewahrte er in seinem Schreibtisch auf, und wenn es sich ergab, besuchte er immer noch gerne Tierparks, wo er etwas Entspannung fand. Inzwischen trank er häufiger Alkohol, um abzuschalten und besser einschlafen zu können. Zusätzlich nahm er seit Kurzem fast jeden Abend Schlafmittel ein.

Am Ende des Dinners sagte er dem Vorstandsvorsitzenden zu, die neue Filiale in München zu übernehmen. Ihm selbst kam es in dem Moment vor, als spräche da nicht er, sondern jemand anderes. Aus unerfindlichen Gründen fand er keine anderen Worte. Die nächsten Wochen erlebte er wie durch einen Nebel. Er stellte die Leute zusammen, die er für den Aufbau der Niederlassung in Deutschland benötigte. Dabei hatte er völlig freie Hand, eine Position, die er sich immer erträumt hatte. Eine Immobilienfirma vermittelte einen Bürokomplex in zentraler Lage in München. Für ihn selbst wurde eine größere Wohnung angemietet, natürlich auch auf Kosten der Firma.

Knapp zwei Monate nach dem ersten Gespräch mit dem Headhunter saß Benedikt Holzleitner im Flieger nach München. Seit er zum Studium in die USA gegangen war, war er nicht mehr in Deutschland gewesen. Auf dem Flug betrank er sich so sehr, dass er am Flughafen in München nur noch torkeln konnte. Er war auf eine Weise aufgewühlt, nervös und unruhig, wie er es gar nicht von sich kannte. Was war bloß los mit ihm? Er war sich selbst ein Rätsel.

Schlaftabletten und Alkohol

Der Aufbau der Niederlassung in München ging zügig voran. Schon nach fünf Wochen kam der Vorstandsvorsitzende, um die Fortschritte zu bewerten. Benedikt Holzleitner arbeitete fast rund um die Uhr, auch an den Wochenenden. Dasselbe verlangte er auch von seinen Mitarbeiterinnen und Mitarbeitern, die sich ebenfalls mächtig ins Zeug legten. Einmal im Monat flog er nach Kalifornien, wo die Firma ihren Hauptsitz hatte. Seine sich verschlimmernden Schlafstörungen versuchte er mit immer mehr Tabletten und Alkohol in den Griff zu bekommen.

Nach einem guten Jahr wurde die Europa-Zentrale des Konzerns zu ihm nach München verlegt, und er wurde zu deren Leiter ernannt. Während er die Karriereleiter immer weiter nach oben kletterte, hatte er auch in München so gut wie keine Beziehungen, und wenn, dann nur sehr oberflächliche oder hin und wieder kurze

Dates. Ansonsten drehte sich alles nur um das Geschäft. Trotzdem hatte er nicht den Eindruck, irgendetwas zu verpassen oder zu vermissen.

Wie jedes Jahr veranstalteten sie in der Niederlassung ein Sommerfest. Eine Agentur war beauftragt worden, ein Event zu organisieren. Benedikt Holzleitner hatte sich nicht weiter darum gekümmert und erfuhr so erst im Bus, wohin es ging: Das Ziel war der Schliersee, 20 Minuten von dem Dorf entfernt, wo er damals die Schule besucht hatte. Für einen Moment war er wie versteinert. Er fühlte nichts, konnte keinen klaren Gedanken fassen. Er schwitzte, wieder ging sein Puls schneller, und er war so erregt, dass er fast keine Luft mehr bekam.

Noch auf der Fahrt langte er bei dem angebotenen Alkohol ordentlich zu, sodass er am Abend, zurück in München, sturzbetrunken war. Am nächsten Morgen wachte er auf dem Boden seines Wohnungsflurs auf, um ihn herum Chaos. Er hatte sich im Flur erbrochen, Sachen waren umgeschmissen und heruntergefallen. Ihm brummte der Schädel, und er fühlte sich elend. Er schleppte sich zu seinem Küchentisch, saß dort eine ganze Weile und dachte über seine Situation nach. Es musste sich etwas ändern. Wenn er so weitermachte, setzte er seine Stelle aufs Spiel. Dabei war die doch sein ganzes Leben!

Auf einmal schossen ihm Erinnerungen an die Alm durch den Kopf. Wie er gemeinsam mit seiner Mutter gebetet oder Hausaufgaben gemacht hatte, wie der Vater sein Lieblingsschaf erschlagen und wie er, Benedikt, das Tier mit eigenen Händen beerdigt hatte. Er hatte den ständig betrunkenen Vater vor Augen und den Brief, den er vor seiner Flucht unter die Tür des Pfarrhauses gesteckt hatte. Auf einmal war da der Gedanke, dass er selbst mit seinem Alkoholkonsum so geworden war wie sein Vater. Er weinte lange.

Sein Funktionieren funktionierte nicht mehr. Die Erinnerungen an seine Kindheit und Jugendzeit überwältigten ihn in diesen Tagen so sehr, dass er sich das erste Mal in seinem Leben krankmeldete. Er ging mehrere Tage nicht zur Arbeit und verließ auch das Haus nicht mehr. Als letzten Ausweg wandte er sich schließlich an mich. Er hatte im Internet nach einem Psychotherapeuten gesucht und war dabei auf mich gestoßen.

Wir vereinbarten einen Termin, und Benedikt Holzleitner flog schließlich von München ins Rheinland, um in meine Sprechstunde zu kommen. Ich hatte mir vorgenommen, nur ein erstes Gespräch zu führen und ihn dann an Kolleginnen und Kollegen in München zu vermitteln.

Unser erstes Treffen begann er mit dem Satz: »Ich muss mit jemandem reden, um weiter zu funktionieren.« Ziemlich merkwürdig, war mein Gedanke. Und dann berichtete er, dass er seit Monaten nicht mehr schlafen könne. Auch Schlaftabletten und Alkohol nützten da nichts mehr.

Mir fiel auf, dass er völlig auf das Hier und Jetzt fokussiert war. Als ich ihn nach seiner Geschichte fragte, wich er sofort aus mit dem Hinweis, dass es doch nur um seine akute Schlaflosigkeit ging. Ansonsten sei bei ihm alles »völlig normal«.

Für eine erste vorläufige Diagnose stellte ich ihm jede Menge Fragen. Wie ich schnell bemerkte, ließ Benedikt Holzleitner überhaupt keine Einsicht in seine wirklichen Probleme erkennen. Nach meiner ersten Einschätzung zählten dazu ein depressives Syndrom, Schlafstörungen, Missbrauch von Alkohol und Schlafmitteln sowie traumatische Erlebnisse in der Kindheit und Jugend.

Als ich ihm anbot, ihn an eine Münchner Kollegin zu vermitteln, weil das für ihn wesentlich unaufwendiger wäre, stöhnte er auf: »Aber jetzt habe ich Ihnen doch schon alles erzählt!« Nein, eine Weiterbehandlung bei ihm vor Ort wolle er auf keinen Fall.

Ich war mir noch nicht sicher, ob eine medikamentöse Behandlung des depressiven Syndroms infrage kam, und wollte diese Entscheidung aufschieben. Daher schlug ich ihm eine Reihe von Gesprächen vor, die allerdings, wie ich ihm deutlich machte, von uns beiden Empathie, bedingungslose positive Wertschätzung und Wahrhaftigkeit verlangte.[1]

Meinem Eindruck nach musste es zunächst einmal darum gehen, dass Benedikt Holzleitner sich selbst wieder verstand und akzeptierte und dass er von Neuem mit sich selbst in Kontakt kam, ohne durch die negativen Gedanken, die Schlaftabletten und den Alkohol beeinträchtigt zu sein. Das depressive Syndrom und die Suchtproblematik würden wir eventuell zu einem späteren Zeitpunkt thematisieren.

Benedikt Holzleitner war mit den vorgeschlagenen Gesprächen einverstanden, und wir verabredeten, uns für einen Zeitraum von einigen Monaten einmal pro Woche zu treffen. Für ihn bedeutete das zwar wegen der weiten Anreise einigen Aufwand, aber er war offenbar entschlossen, seine Probleme anzugehen.

Sehr mühselige Gespräche

In den ersten regulären Sitzungen fiel es ihm dann jedoch enorm schwer, über sein inneres Erleben zu sprechen. Sobald es in diese Richtung ging und damit für ihn bedrohlicher wurde, wich er aus. Fragte ich dann mit mehr Nachdruck nach, reagierte er mitunter sogar verärgert. Immer wieder kamen wir darauf zu sprechen, auf welche Weise er Zugang zu seinen Emotionen finden und wieder ein für ihn zufriedenstellendes Selbstkonzept erlangen konnte. Erst ab der fünften Sitzung war er bereit, mir seine ganze Geschichte zu erzählen.

Je mehr er sich dabei öffnete und über seine Kindheit berichtete, desto aufgewühlter wurde er und desto häufiger war er den Tränen nahe. Trotzdem wurde ich den Eindruck nicht los, dass er von mir im Grunde nur hören wollte, was er tun musste, um wieder zu funktionieren. So war ja auch anfangs sein Arbeitsauftrag an mich. Deshalb machte ich ihm sehr klar, dass meine Rolle nur darin bestand, ihn ein wenig zu unterstützen. Die Entscheidung, wirklich etwas zu verändern, musste er schon selbst treffen. Ich sagte ihm auch offen, welchen Eindruck er auf mich machte: »Mir fällt besonders die Diskrepanz zwischen Ihrem Erleben und Ihrem Selbstkonzept auf, also der Art und Weise, wie Sie sich selbst sehen. Es scheint mir, als wären Sie durch die Rückkehr nach Bayern, durch die so unvermeidliche Konfrontation mit Ihrer eigenen Geschichte und durch das Verdrängen Ihrer Emotionen krank geworden. Sie sind heute ein außerordentlich erfolgreicher Manager, der aber persönliche Beziehungen nicht aushalten kann und ihnen deshalb aus dem Weg geht. Angesichts Ihrer frühen Geschichte ist es durchaus nachvollziehbar, dass Sie sich diese Überlebensstrategie angeeignet haben. Sie hat Sie lange und erfolgreich durch Ihr Leben getragen. Nun scheint sie aber nicht mehr zu funktionieren, denn Sie selbst kommen dabei auf Dauer zu kurz.«

In der Folge erzählte er mir zwar noch vieles mehr aus seinem Leben, allerdings musste ich weiterhin regelmäßig nachfragen. Das, was er immer ausgeblendet und vermieden hatte, fasste er so nach und nach zum ersten Mal überhaupt in Worte.

Ganz allmählich konnte ich beobachten, dass Benedikt Holzleitner zugänglicher, sanfter und weniger reizbar wurde. So berichtete er unter anderem davon, dass er begonnen hatte, sich auch mal über kleine persönliche Dinge mit seinen Angestellten zu unterhalten oder diese nach ihren Familien zu fragen. So etwas hatte er früher nie gemacht. Außerdem hatte er auf einmal einen besseren Kontakt mit seinen Nachbarn, worüber er selbst erstaunt, aber auch wirklich froh war.

So muss es sein, dachte ich mir: Der Patient geht neue Wege, eher unbewusst als mit Absicht, und öffnet sich vorsichtig anderen Menschen. Es waren kleine Schritte, aber in die richtige Richtung.

Sechs Wochen nach dem Beginn unserer wöchentlichen psychotherapeutischen Gespräche erhielt ich von Benedikt Holzleitner eine E-Mail: »Ich muss Sie sofort sprechen. Kann ich heute Nachmittag kommen?«

Ich sagte zu, und wir trafen uns am frühen Abend. Er war völlig außer sich und so aufgeregt, wie ich ihn noch nie erlebt hatte. Was wohl passiert war?

»Ich habe heute früh über einen Münchner Anwalt einen Brief von dem Pächter unserer Alm bekommen«, begann Benedikt Holzleitner zu berichten. »Ich hatte Ihnen, glaube ich, noch nicht gesagt, dass mein Vater kurz vor meinem Studienabschluss gestorben ist. Das Nachlassgericht hatte damals irgendwie meine Adresse in Chicago herausbekommen, wahrscheinlich weil ich einen deutschen Pass habe, den ich manchmal verlängern muss. Dabei gebe ich natürlich meine Adresse in den USA an. Ich hatte diesen Rechtsanwalt seinerzeit beauftragt, die Alm zu verpachten.

Ich weiß gar nicht, warum ich sie damals nicht verkaufen wollte. Mir war ja eigentlich alles egal, was mit der Alm und meinem früheren Leben zu tun hatte. Jedenfalls haben die Pächter dem Anwalt mitgeteilt, dass sie am Ende des Jahres den Hof aufgeben wollen. Sie seien jetzt in einem Alter, wo sie das alles nicht mehr schafften, und wollten sich in der Nähe ihrer Kinder eine Wohnung mieten. Die Kündigung kommt völlig unerwartet, und ich muss jetzt erst einmal die rechtlichen Schritte prüfen.«

Ich fragte ihn, welchen Kontakt er zu den Pächtern in den letzten Jahren gehabt hatte.

»Gar keinen, das lief alles über den Rechtsanwalt. Einmal im Jahr habe ich eine kleine Pacht auf mein Konto bekommen. Mehr Kontakt gab es nicht. Ich habe die Leute auch nie kennengelernt.«

Daraufhin wollte ich von ihm wissen, warum der Brief der Pächter ihn so offenkundig aufwühlte.

»Es regt mich einfach auf, dass ich jetzt noch mehr zu tun habe«, antwortete er hastig.

Er wich mir aus, und so hakte ich noch einmal genauer nach: »Was ist Ihnen als Erstes durch den Kopf gegangen, als Sie den Brief gelesen haben?«

»Ich muss die Kündigungsfrist prüfen.« Nach kurzem Zögern fügte er hinzu: »Okay, da war noch ein anderer kurzer Gedanke, nämlich der, ob ich nicht wieder selbst auf der Alm leben will, aber das habe ich sofort wieder weggewischt.«

Sein Gesicht wirkte sehr angespannt. Der Gedanke an eine Rückkehr schien ihn zu beschäftigen und nicht loszulassen. Ich konnte ihn dann im weiteren Verlauf des Gesprächs dazu bringen, sich diesen Gedanken genauer anzuschauen. Wir erstellten gemeinsam eine Liste, auf der stand, was für und was gegen das Zurückgehen sprach. Auf der Pro-Seite war nur ein Eintrag: »Zurück ins Elternhaus«. Die Kontra-Seite umfasste hingegen eineinhalb Seiten: »Keine Arbeit, was soll ich da, das verbinde ich mit Schrecken, Gewalt und Tod, ich kenne dort niemanden, ich habe dort keine Aufgabe«. Am Ende schrieb er noch hinzu: »Das Fazit daraus sollte klar sein!«

Anschließend fragte ich Benedikt Holzleitner nach positiven Erfahrungen während der Kindheit auf der Alm. Von den negativen hatte er mir ja schon in den ersten Stunden ausführlich berichtet. Er stockte und musste sich erst einmal sammeln. Ich merkte, wie sehr ihn diese Frage forderte.

»Das Schönste, was ich mit der Alm verbinde, ist die Liebe meiner Mutter. Sie hat mir die Natur und die Tiere nähergebracht. Wenn ich Zeit habe, gehe ich manchmal in einen Tierpark und werde dabei immer ganz sentimental.«

Ich gehe zurück!

Bei unserem nächsten regulären Termin eine Woche später erklärte Benedikt Holzleitner, dass er jetzt die ganze Zeit überlege, ob er nicht selbst die Alm übernehmen sollte. Er habe in seinem Leben bislang so viel Geld verdient und so wenig davon ausgegeben, dass er es locker in die Renovierung stecken könnte. Ihm sei auch eine verrückte Idee gekommen: Er könnte dort einen Gnadenhof für alte Tiere einrichten. »Ich weiß aber nicht, ob ich mir das wirklich zutraue. Das letzte Mal, dass ich auf der Alm war, war vor meiner Flucht mit 16 Jahren. Vielleicht sollte ich mir das Ganze erst mal anschauen?«

Wieder überlegten wir zusammen, was für und was gegen seine Idee sprach, und am Ende dieses für ihn außerordentlich schwierigen Prozesses beschloss er, am folgenden Wochenende auf die Alm zu fahren.

Bei unserem Folgetermin traf ich einen völlig veränderten Patienten. »Ich kündige meine Stelle und werde auf der Alm einen Gnadenhof mit Ferienpension betreiben«, erklärte Benedikt Holzleitner entschieden. »Mit den Pächtern habe ich das schon so besprochen. Die werden mir am Anfang noch helfen. Ich habe genug Geld, um alles ordentlich herzurichten. Und von meinem Gesparten kann ich bis zu meinem Tod leben. Das ist genug.«

Ich war ein wenig irritiert von dem überraschenden Sinneswandel und fragte ihn, wie sicher er sich seiner Entscheidung sei, die ja doch recht plötzlich kam.

»Wenn ich eine Entscheidung treffe, kann ich diese auch gut durchziehen«, antwortete er. »Ich weiß, wie man das macht – organisieren, Leute für eine gemeinsame Sache begeistern, Ziele vorgeben. Und ich möchte den Anschluss an mein früheres Leben wiederfinden, nach über zwanzig Jahren, in denen ich sehr viel gelernt habe. Die Überzeugung zurückzugehen kam mir, als ich erst in meinem Kinderzimmer saß und dann neben dem Stall an der Stelle, an der ich mein Lieblingsschaf begraben habe. Dabei habe ich lange weinen müssen.

Mir ist die letzten Tage auch noch mal klar geworden, dass Sie nach meiner Mutter der erste Mensch sind, der mich ernst genommen hat. Das hat es mir ermöglicht, wieder frei zu denken und Gefühle zuzulassen. Mir ist es davor schon seit Jahren nicht mehr gut gegangen, ohne dass ich eine Erklärung dafür hatte. Ich will in Zukunft das machen, was mir entspricht und bei dem ich mein ganzes Geld sinnvoll einbringen kann.«

Darauf entgegnete ich ihm: »Ich würde es anders beschreiben. Ich war nicht der erste Mensch, der Sie nach Ihrer Mutter ernst genommen hat. Ich war vielleicht der Erste nach Ihrer Mutter, den Sie an sich herangelassen haben. Mir ging es nur darum, dass Sie irgendwann sagen können: ›Ich gehe jetzt meinen neuen Weg.‹ Ich habe Ihnen höchstens ein bisschen geholfen, sich zu fokussieren und zugleich flexibel genug zu sein, um sich auf Ihre Probleme einzulassen und diese zu lösen.«

Beide beendeten wir die Gespräche so mit einem sehr guten Gefühl. Ich bot ihm noch an, dass er sich natürlich jederzeit bei mir melden könne. In den Monaten danach kam mir Benedikt Holzleitner immer mal wieder in den Sinn. Er war bestimmt der Richtige, um einen Gnadenhof zu führen. Er konnte mit Finanzen umgehen, und auch seine Erfahrungen in Bezug auf Marketing und Organisation waren da sicher gefragt. Der Umgang mit Tieren war ihm sowieso ein Herzensanliegen.

Nach zwei Jahren erhielt ich wieder eine kurze Mail von ihm: »Bin Donnerstag im Rheinland, haben Sie Zeit?« Zum Glück konnte ich kurzfristig einen Termin einrichten, denn ich war sehr gespannt zu hören, wie es mit ihm weitergegangen war.

Benedikt Holzleitner wirkte wie verwandelt: Er war braun gebrannt, trug Vollbart und eine lange Lederhose. Er hatte einen offenen, wachen Blick, ging jetzt ganz aufrecht und freute sich sichtlich, mich wiederzusehen.

»Wir haben damals in der ersten Stunde ausgemacht, dass wir uns auf Augenhöhe und mit Wahrhaftigkeit begegnen«, begann er zu erzählen. »Und Sie haben immer an mich geglaubt. Das hat mir sehr viel geholfen. Und deswegen wollte ich Ihnen gerne erzählen, was in der Zwischenzeit passiert ist.

In der Firma waren sie nicht sehr begeistert, dass ich gehe. Ich habe deswegen da jetzt noch einen kleinen Job als Senior Consultant. Das kann ich so nebenbei machen, und es macht auch Spaß. Meine Hauptbeschäftigung ist aber der Aufbau des Gnadenhofs gewesen. Das war nicht so einfach, denn die Genehmigungsverfahren sind in Deutschland doch ziemlich aufwendig und langwierig.

Inzwischen leben aber über 200 Tiere auf dem Hof: Kühe, Pferde, Schafe, Katzen, Hunde und sonst noch einiges. Ich habe viel Mühe und Geld in den Umbau gesteckt, aber jetzt ist alles sehr ansprechend und passend geworden. Gerade erst haben wir Richtfest für ein Ferienhotel für Familien neben der Alm samt einem kinderfreundlichen Restaurant gefeiert. Alles bio und vegetarisch. Über zwanzig Mitarbeiterinnen und Mitarbeiter werde ich dort beschäftigen. Ich bin gerade im Rheinland unterwegs, weil ich überlege, mehrere solcher Gnadenhöfe mit angeschlossenen Ferienbetrieben in Deutschland zu etablieren. Dazu schaue ich mir ein paar Objekte an, ob sie dafür infrage kommen. Investoren dafür habe ich auch schon. Über meinen ›Umschwung‹, wie ich ihn immer nenne, bin ich wirklich sehr happy.«

Resilienz: Verletzlich, aber unbesiegbar

Ich sagte ihm, dass ich mich sehr freute über das, was er machte und was aus ihm geworden war. Und so kamen wir auf das Thema Resilienz zu sprechen, jene Anpassungsfähigkeit, die von Durchhaltevermögen, Durchsetzungsfähigkeit, Intelligenz, klarem analytischen Denken und besonders von Optimismus und konsequentem Handeln geprägt ist.

Die Forscherin Emmy Werner hat resiliente Menschen einmal als »verletzlich, aber unbesiegbar« bezeichnet.[2] Sie untersuchte Risikofaktoren und protektive Faktoren für Resilienz bei knapp 700 Kindern in Hawaii von deren Geburtsjahr 1955 bis ins mittlere Erwachsenenalter, also im Langzeitverlauf. Damit Resilienz entsteht, bedarf es demnach mehrerer Faktoren. Wichtig scheint auf jeden Fall eine gewisse, noch weitgehend unerforschte, genetische Ausstattung zu sein. Wesentliche Faktoren in der Ausbildung von Resilienz sind außerdem verlässliche Bezugspersonen in der Kindheit und später ein tragfähiges soziales Netz.

Jemand, der in den ersten zwei Lebensjahren ein positives Temperament zeigt und mehrere Bezugspersonen hat, der mit zehn Jahren in der Lage ist, sich zu artikulieren und Probleme zu lösen, und der mit 18 Jahren außerfamiliäre Unterstützung genießt, ein positives Selbstkonzept besitzt sowie über die Möglichkeit verfügt, selbst Dinge zu bewegen, wird laut Emmy Werner im Alter von 45 mit hoher Wahrscheinlichkeit über Resilienz verfügen.[3] Was man für Resilienz benötigt, sind soziale Unterstützung, Achtsamkeit und Akzeptanz, Optimismus und eine adäquate Emotionsregulation.

Benedikt Holzleitners engste Bezugsperson in der Kindheit war seine Mutter gewesen, im späteren Leben war sein soziales Netz aber fast ausschließlich auf die Arbeit begrenzt. Als zu viel auf ihn einprasselte und er realisierte, dass er positive Emotionen und Bindungen zu anderen über lange Zeit ausgeblendet und vernachlässigt hatte, entschloss er sich, durch eine Psychotherapie etwas zu ändern.

»›Verletzlich, aber unbesiegbar‹ – das passt, wie ich finde, gut auf mich«, meinte Benedikt Holzleitner. »Aber ich muss schon sagen, fast hätte ich die Kurve nicht mehr gekriegt. Zweimal in meinem Leben gab es richtige Punkte, an denen ich nicht auf irgendjemanden oder irgendetwas vertrauen konnte, sondern mein Leben selbst in die Hand nehmen musste. Das war einmal meine Flucht von der Alm und jetzt mein Zurückkommen.«

Die zurückliegenden zwanzig Jahre hatte Benedikt Holzleitner alles erreicht, was beruflich möglich war. Seine eigene Geschichte, seine Biografie hatte er dabei aber gleichsam abgeschnitten, und so konnte er auch keine echten Beziehungen zu anderen Menschen eingehen und war eigentlich immer allein. Dass ihm die Gefühle weitgehend fehlten, hatte er nicht richtig gemerkt, ja er hatte es noch nicht einmal als negativ empfunden. Erst die Schlafstörungen, dann der Gedanke, so geworden zu sein wie einst sein Vater, und schließlich der Zufall, dass die Pächter der Alm diese gerade in der Zeit aufgeben wollten, hatten ihm die Möglichkeit eröffnet, wieder zu sich selbst zu finden.

Als wir uns verabschieden wollten, druckste Benedikt Holzleitner noch ein wenig herum. Ich sah ihn fragend an.

»Vor ein paar Monaten hat eine Frau ihr Pferd zu mir auf den

Hof gebracht«, sagte er dann. »Sie hat ihren Job als Physiotherapeutin verloren und kann jetzt für das Pferd, das schon älter ist, nicht mehr aufkommen. Wir haben uns auf Anhieb super verstanden, und schon bald ist mehr daraus geworden. Das ist das erste Mal, dass ich so etwas erlebe – mich jemandem so nah zu fühlen. Inzwischen arbeitet sie schon auf dem Hof mit. Komisch, oder? Aber irgendwie auch wunderbar.«

Kapitel 19

Irgendwie hat es doch immer geklappt. Posttraumatische Reifung

Marianne Schrödinger

In unserer interdisziplinären Gedächtnisambulanz am Uniklinikum sind wir auf die Diagnosen von Gedächtnisstörungen spezialisiert. Dazu haben wir ein Team aus Ärzten und Psychologinnen zusammengestellt. Wir untersuchen die Patientinnen und Patienten sehr ausführlich psychiatrisch und neurologisch, dazu gibt es umfangreiche neuropsychologische Tests. Unser Ziel ist es dabei, Gedächtnisstörungen in einem sehr frühen Stadium zu erkennen und andere Krankheitsursachen auszuschließen, um entsprechend frühzeitig eine adäquate Therapie empfehlen und eine leitliniengerechte Behandlung gewährleisten zu können.[1]

Die 82-jährige Marianne Schrödinger war für einen Termin in der Gedächtnisambulanz angemeldet. Sie berichtete mir, dass sie zunehmend Schwierigkeiten habe, sich Namen zu merken. Auch vergesse sie öfter Dinge, wenn sie sich diese nicht aufschrieb. Bis vor Kurzem habe ihr Gedächtnis immer ganz ausgezeichnet funktioniert, deshalb mache sie sich jetzt große Sorgen, ihre Vergesslichkeit könnte womöglich ein Anzeichen für eine beginnende Demenz sein.

Wie ich von ihr weiter erfuhr, lebte sie alleine in ihrem Haus in der Stadt und hatte einen großen Freundeskreis. Jeden Tag machte sie Gymnastik, und einmal die Woche ging sie mit ihren Freundinnen spazieren. Die Gartenarbeit fiel ihr aufgrund von Knie- und Hüftbeschwerden inzwischen ziemlich schwer, deshalb hatte sie einen jungen Mann angestellt, der ihr regelmäßig den Rasen mähte.

Drei Monate zuvor war Marianne Schrödingers Lebenspartner an Magenkrebs gestorben. Sie hatte ihn die letzten zwei Jahre gepflegt. Sein Tod, meinte sie, habe eine Lücke in ihrem Leben hinterlassen, mit der sie aber umgehen könne. »Seine Zeit war gekommen, und es gibt auch eine Seite in mir, die froh ist über die Entlastung, was die Pflegearbeit angeht.«

Auf den ersten Blick wirkte Marianne Schrödinger auf mich keinesfalls dement, aber um ein Frühstadium auszuschließen, nutzen wir die modernen zusätzlichen Untersuchungsmethoden. Gerade beginnende Demenzen lassen sich nicht mit einer Blickdiagnose erfassen. Wir meldeten die Patientin also zur Testpsychologie an, zum MRT und zu einer Blutentnahme, um zunächst einen Überblick zu bekommen. Außerdem vereinbarte ich mit ihr einen Folgetermin wenige Tage später, um eine ausführliche Krankengeschichte zu erheben.

Eine feine Dame

Marianne Schrödinger erschien pünktlich zu diesem zweiten Termin. Sie war das, was man sich unter einer »feinen Dame« vorstellt. Zu dem schicken hellen Hosenanzug trug sie einen bunten, modischen Seidenschal und dezenten Schmuck. Sie strahlte eine große Freundlichkeit, Ruhe und Gelassenheit aus. Außerdem reagierte sie auffällig schnell auf ihre Gegenüber, lächelte, fragte interessiert nach, wirkte intelligent und hellwach.

»Mir ist oft gesagt worden, ich hätte eine schwierige Kindheit gehabt. Ich würde es nicht so sehen, obwohl ich es sicher nicht einfach hatte«, begann sie von sich aus zu erzählen. »Meine Mutter hatte eine Schizophrenie, was natürlich das ganze Familienleben geprägt hat. Der Vater war völlig überfordert, schlug meinen Bruder und mich immer wieder. Ich habe als kleines Kind überhaupt nicht realisiert, dass meine Mutter schwer krank war. Sie ist aber immer mal wieder in die Landesklinik gekommen und war dann Wochen und Monate fort. Damals war es noch nicht üblich, dass Kinder ihre psychisch kranken Eltern im Krankenhaus besuchen durften. Telefon hatten wir zu Hause nicht. Meine Mutter war also einfach weg. Dann hatte ich als Mädchen die Aufgabe, die Verantwortung für meinen jüngeren Bruder und den Haushalt zu übernehmen. Mein Vater hat sich da gar nicht beteiligt. Und in der Familie oder in der Nachbarschaft gab es sonst niemanden, der helfen und unterstützen konnte. Damals habe ich angefangen, immer alles mit mir alleine auszumachen.

Wenn meine Mutter nicht gerade in einer psychotischen Phase war, war sie die liebste Mutter der Welt. Sie hat sich um uns gekümmert, hat uns vorgesungen und mit uns geschmust, den Haushalt perfekt versorgt, und sie konnte wunderbar kochen.«

Man weiß, dass Kinder von psychisch kranken Eltern, insbesondere von schizophren Erkrankten, ein höheres Risiko haben, selbst an einer Schizophrenie zu erkranken. Allerdings ist auch bekannt, dass die meisten dieser Kinder so wie Marianne Schrödinger ganz gesund sind, ja dass viele von ihnen aufgrund der Erfahrungen und des Umgangs mit dem kranken Elternteil sogar besonders resilient sind, auch später im Erwachsenenalter.[2] Ob und in welchem Ausmaß es zu dieser Resilienz kommt, hängt stark von Faktoren ab, die alle auf ihre Weise schützend wirken können. Ein nicht unwichtiger Faktor ist, dass man über die Krankheit an sich ausreichend informiert ist. Andere Faktoren sind Unterstützung, besonders durch andere Familienmitglieder, familiäre Eingebundenheit, Bewältigungsstrategien des Kindes und die Erziehung.[3]

Im Einzelfall lässt sich keine genaue Vorhersage treffen, da sowohl biologische, psychologische sowie soziale Faktoren den Ausbruch einer psychischen Erkrankung bedingen.

Meine Mutter kommt zurück

Marianne Schrödinger erzählte dann weiter: »Ich war neun Jahre alt, als meine Mutter wieder einmal aus der Klinik nach Hause entlassen wurde, zunächst nur auf Probe. Es war ein Samstagnachmittag, ich kam gerade vom Spielen. Meine Mutter war noch völlig durcheinander und hat in meinem kleinen Bruder den Heiland und in mir die Jungfrau Maria gesehen. Obwohl wir Kinder waren, wussten wir beide, dass dies eine krankhafte Vorstellung war. Wir kannten das ja schon von ihr. Ich weiß noch, dass mein Bruder trotzdem Angst hatte. Ich selbst war vor allem verunsichert. Einerseits habe ich mich gefreut, meine Mutter wiederzusehen, andererseits war mir die ganze Situation nicht geheuer. Dann ging alles so schnell.«

Marianne Schrödinger wirkte für einen Moment sehr betroffen, fasste sich dann aber wieder und fuhr mit ihrer Schilderung fort. »Ich weiß noch, dass wir drei in der Küche standen und meine Mutter sich laut und aggressiv aufführte. Auf einmal öffnete sie eine Schublade und holte ein langes und breites Fleischmesser heraus. Ich wollte meinen Bruder wegziehen, doch sie hielt ihn fest. Ich selbst konnte weglaufen und habe mich ganz hinten im Keller versteckt. In dem Moment hatte ich wahnsinnige Angst. Dann hörte ich erst ganz laute Schreie von oben, und danach war alles still. Nach einer Weile habe ich mich rausgetraut und bin in die Küche hoch. Alles war voller Blut, und meine Mutter lag auf meinem Bruder. Beide waren tot. Sie hatte offenbar erst ihn und dann sich selbst mit dem Messer getötet.«

Wieder hielt Marianne Schrödinger inne. Diesmal kämpfte sie sichtlich mit den Tränen. Ich ließ ihr Zeit, sich wieder zu sammeln.

Im Rahmen meiner gutachterlichen Tätigkeit für Gerichte habe ich eine ganze Reihe von Müttern untersucht, die ihre Kinder getötet haben. Fast immer war die Ursache eine psychische Erkrankung. Und oft hatten die Mütter gleichzeitig oder in der Folge versucht, sich selbst das Leben zu nehmen. In der Regel waren alle diese Mütter schuldunfähig aufgrund einer schwersten psychischen Erkrankung.[4]

»Trotz dieses schrecklichen Ereignisses habe ich mich immer eher als Überlebende und nicht als Opfer gefühlt«, erzählte Marianne Schrödinger schließlich weiter. »Die Zeit danach war trotzdem ziemlich schwer. Ich musste von da an ja allein mit meinem Vater leben. Meine Aufgabe war es, mich um den Haushalt zu kümmern und einzukaufen. Vor allem musste immer genug Bier und Weinbrand vorrätig sein. Mit den Jahren wurde mein Vater immer jähzorniger, nicht nur mir gegenüber, sondern auch zu anderen. Ich ging weiter zur Schule und hatte auch ganz gute Noten, war aber ansonsten ziemlich isoliert. Besuche von Freundinnen oder Geburtstagspartys gingen gar nicht. Mein Vater wollte niemand Fremdes ins Haus lassen. Ich glaube, die Sache mit meiner Mutter und meinem Bruder hat ihn sehr verbittert.

Mit der Zeit habe ich aber so meine Art entwickelt, mit ihm umzugehen. Wenn er von der Arbeit nach Hause kam und schlechte Laune hatte, ging ich ihm tunlichst aus dem Weg. Am schlimmsten war es, wenn er mich manchmal unvermittelt anschrie und verprügelte. Ich habe mir dann immer vorgestellt, dass gleich meine Mutter hereinkommt und mich in den Arm nimmt. So konnte ich das irgendwie aushalten. Wenn ich Ruhe vor ihm hatte, habe ich mich in meine Schulbücher vertieft.«

Tod des Vaters und Beginn der Lehre

Als Marianne Schrödinger 16 Jahre alt war, also sieben Jahre nach dem Tod ihrer Mutter und ihres Bruders, starb auch ihr Vater an einer Leberzirrhose nach jahrelangem Alkoholkonsum. »Die letzten Jahre mit ihm gingen eigentlich, er hatte kaum noch seine Ausbrüche. Trotzdem war es auch eine gewisse Erleichterung, ihn nicht mehr in meinem Leben zu haben. Das muss ich schon sagen.«

Nur wenige Tage nach seinem Tod machte sie den Schulabschluss auf der damaligen Mittelschule. Die Noten waren nicht besonders. »Heute erkläre ich es mir natürlich so, dass ich ziemlich durcheinander gewesen sein muss: Die ganze Familie tot, ich sitze allein in der Wohnung, habe kein Geld und weiß überhaupt nicht, wie es weitergeht. Es gab auch sonst niemanden aus der Familie oder der Nachbarschaft, der mir hier irgendwie hätte beistehen können. Eine Fürsorgerin vom Jugendamt kam vorbei, und wir unterhielten uns. Das war ganz gut. Sie war schließlich bereit, mich nicht in ein Waisenhaus zu geben, weil ich ihr erzählte, dass meine Verwandten jeden Tag nach mir schauen würden. Dies stimmte natürlich nicht.«

Eine Schulfreundin, die von ihrer schwierigen Situation wusste, erzählte ihr dann von ihrem Vater, der eine Spedition hatte. Ob sie da nicht nach dem Schulabschluss arbeiten wolle. »Noch am selben Abend bin ich zu denen nach Hause gegangen«, so Marianne Schrödinger. »Der Vater meiner Freundin hat mich keine fünf Minuten interviewt – so würde man das heute wohl sagen – und mir gleich eine Stelle als Lehrling angeboten. Ich könne bei ihm was Ordentliches lernen, müsse dafür aber fleißig sein. Er meinte außerdem, dass sein Sohn gerade zum Studieren ausgezogen sei. Dessen Zimmer sei jetzt frei, und ich könne wenigstens übergangsweise bei ihnen wohnen. Er hatte ganz offensichtlich Mitleid mit mir. Ich sage Ihnen, wenn man durch eine Tür durchgeht, weil man nicht mehr weiterweiß, öffnen sich in dem nächsten Raum ganz viele neue Türen.«

Marianne Schrödinger absolvierte also eine Lehre als Kaufmannsgehilfin. In dieser Zeit ging es ihr sehr gut. Sie war wissbegierig und aufgrund ihrer Freundlichkeit und Hilfsbereitschaft anerkannt und beliebt. Da sie auch im Haushalt der Spediteursfamilie mit anpackte, bescheiden und umgänglich war, durfte sie die gesamte Lehrzeit über dort wohnen bleiben.

Mit der Familie fuhr sie sogar das erste Mal überhaupt in den Urlaub, an die Nordsee. Aber auch viele andere Dinge habe sie in ihrem neuen Umfeld kennengelernt, erklärte Marianne Schrödinger: »Wie benimmt man sich am Esstisch? Wie pflegt man sich und seinen Körper? Wie mache ich einen ordentlichen Plan und verwirkliche Ideen? Wie diskutiert man über Politik oder Religion, ohne jemanden zu verletzen?« Dies waren alles Dinge, mit denen sie in ihrer Herkunftsfamilie nie etwas zu tun gehabt hatte.

Nach Abschluss der Lehre wurde sie im Betrieb übernommen, und sie mietete sich nun ein eigenes Zimmer. »Ich war ziemlich glücklich in dieser Zeit. Die Spedition wuchs und wuchs, und ich bekam immer mehr Aufgaben. Ich war so eine Art Mädchen für alles. Ich mag es aber auch gern, mich in ganz viele, auch komplexe Sachverhalte einzuarbeiten. Jedes Jahr habe ich eine Gehaltserhöhung bekommen. Inzwischen hatte ich außerdem etliche gute

Freundinnen und Freunde, eine Clique von vielleicht zehn Leuten, die aus ganz verschiedenen sozialen Umfeldern und Berufen kamen. Ursprünglich waren die mit meiner besten Freundin bekannt, bei der ich ja im Haus gewohnt hatte. Auch das hat meinen Horizont unheimlich erweitert.«

Meine Kinder sind das Wichtigste

Mit 22 Jahren wurde Marianne Schrödinger schwanger. »Das war natürlich nicht geplant, ich hatte ja noch nichts aufgebaut und war auch nicht verheiratet. Das war in der damaligen Zeit ja noch viel wichtiger als heute. Ich war damals richtig verknallt in meinen Freund, der gerade angefangen hatte zu studieren. Er war auch in unserer Clique.«

Noch während der Schwangerschaft heirateten die beiden. Die Eltern des Freundes bestanden darauf, und sie selbst konnte dem nicht viel entgegensetzen. »Es hat sich aber auch nicht falsch angefühlt. So war das eben damals.« Erst bekam sie ihren Sohn, nach gut zwei Jahren dann noch eine Tochter. Sie war trotz der Kinder weiterhin berufstätig und stieg in der Spedition mit der Zeit sogar zur Abteilungsleiterin auf. Ihr war es einfach wichtig, selbstständig zu sein. Die Arbeit machte ihr genauso Freude wie die Zeit mit den Kindern. Sie wollte beides nicht missen.

Ihr Mann, inzwischen ein Rechtsanwalt, tat sich allerdings ausgesprochen schwer damit, dass sie Karriere machte. Er sah ihren Platz in erster Linie zu Hause und bei den Kindern. Es ärgerte ihn, dass sie eine Haushälterin eingestellt hatten, die in seinen Augen die Arbeit seiner Frau machte. Immer öfter kam es deshalb zu Streit zwischen den Eheleuten, und eines Tages begann der Mann Marianne Schrödinger zu schlagen. Sie wehrte sich und schlug zurück.

Als es gar nicht mehr ging, zog sie erst mit den Kindern in eine eigene Wohnung und reichte schließlich die Scheidung ein, was damals noch nicht so einfach war. Sie wollte aber keine Minute länger mit diesem Mann zusammenbleiben. Finanziell erhielt sie daraufhin keinerlei Unterstützung von ihm. Eine Zeit lang befürchtete sie, ihr Ex-Mann könnte ihr die Kinder wegnehmen, doch er verlor schnell das Interesse.

Sie zog ihre Kinder also allein groß. »Die beiden sind heute noch mein ganzer Stolz. Thomas ist 60, und Beate ist gerade 57 geworden. Er ist verheiratet und hat zwei Kinder, die bereits aus dem Haus sind und ihrerseits schon eigene Kinder haben – meine Urenkel. Beate lebt allein und hat eine erwachsene Tochter. Zum Glück sind alle hier in der Nähe. Jedes Wochenende treffen wir uns alle bei einem von uns. Meine Familie ist das Wichtigste in meinem Leben. Auch wenn ich nicht mehr die Jüngste bin, mache ich mich gern nützlich. Ich habe schon zwei Urenkel – den kleinen hole ich öfter vom Kindergarten ab, dem älteren helfe ich dafür bei den Hausaufgaben, und beiden lese ich häufig vor. Gerne gehe ich auch für die Kinder einkaufen oder organisiere irgendwas in ihrem Haushalt. Neulich habe ich Beate und Thomas doch mal gefragt, ob das alles nicht zu übergriffig ist, aber da haben sie nur gelacht und mich in den Arm genommen.«

Beruflicher Erfolg und neue Partnerschaften

In der Spedition ging die Karriere weiter. Nachdem der Seniorchef gestorben war, wurde Marianne Schrödinger von der Eigentümerfamilie gefragt, ob sie nicht Geschäftsführerin werden wolle. Zu ihr hätten sie vollstes Vertrauen. Sie war mittlerweile in den Fünfzigern und hatte Prokura in der Firma. »Sie können sich gar nicht vorstellen, wie überrascht ich war«, meinte sie zu mir. »Ich habe mich unheimlich gefreut und sofort zugesagt.«

Die Kinder waren da bereits ausgezogen, und sie lebte wieder für sich. »Ich war nicht wirklich auf der Suche nach einem Partner und habe mich alleine ganz wohlgefühlt. Aber irgendetwas hat mir gefehlt, ohne dass ich es richtig merkte. In unserem Tennisclub habe ich dann einen wunderbaren Menschen kennengelernt. Er war seit einigen Jahren geschieden, und ich war sowieso frei. Wir hatten eine Beziehung auf Augenhöhe, etwas anderes hätte ich nie mehr ausgehalten. Er war finanziell genauso selbstständig wie ich.

Nach zwei Jahren, also mit etwas Anlauf, sind wir dann zusammengezogen. Wir waren aber beide so eigen, dass wir weder in seine noch in meine Wohnung ziehen wollten, obwohl beide eigentlich gepasst hätten und sehr schön waren. Also haben wir etwas Neues gesucht. Wir wollten eine neue gemeinsame Zukunft beginnen und haben das dann auch gut hinbekommen.«

Das Zusammensein währte allerdings nur wenige glückliche Jahre, dann kam ihr Partner bei einem Autounfall ums Leben. Jemand hatte ihm die Vorfahrt genommen, und er war sofort tot. Wieder war Marianne Schrödinger alleine. »Sein Tod hat mich sehr getroffen. Ich habe mehrere Monate getrauert und trotzdem nicht den Sinn im Leben verloren. Das Alleinsein war kein Problem für mich. Ich kann mich sehr gut alleine beschäftigen, lese immer noch sehr viel, bin sehr sportlich gewesen, habe dann auch mit Golf angefangen, das war sehr schön. Und ich konnte mich bei meinen Kindern und ihren Familien gut einbringen. Das Leben ging weiter.«

Wechsel in den Unruhestand

Als ich von ihr wissen wollte, wie lange sie in der Firma geblieben war, antwortete sie: »Bis zu meinem siebzigsten Geburtstag war ich Geschäftsführerin der Spedition. Wir haben im Laufe der Jahre das nationale und insbesondere auch das internationale Geschäft ausgeweitet und die Anzahl der Mitarbeiterinnen und Mitarbeiter vervielfacht. Ich bin sehr dankbar, dass ich das alles so machen und begleiten durfte. Die Eigentümerfamilie hat mich dabei immer unterstützt, und die Beschäftigten sowieso. Aber irgendwann muss ja mal Schluss sein. Ich dachte, siebzig wäre ein guter Zeitpunkt, um aufzuhören, und habe das den Eigentümern zweieinhalb Jahre im Voraus mitgeteilt. Was die alles versucht haben, um mich umzustimmen! Aber ich bin ziemlich stur. Wenn ich mir einmal etwas in den Kopf gesetzt habe, ziehe ich das auch durch.«

Ich fragte nach, ob sie einen Plan gehabt hatte, was sie anschließend machen wollte. »Ich kann mir kaum vorstellen, dass Sie dann nur noch vor dem Fernseher sitzen wollten.«

Sie lachte auf. »Einen Fernseher habe ich gar nicht. Das Programm heutzutage interessiert mich nicht. Die Nachrichten bekomme ich durch die Zeitung und über mein Handy mit, das reicht mir völlig. Nein, einen Plan hatte ich nicht, das war wahrscheinlich auch gut so. Ich habe mir einfach ein paar neue Dinge überlegt, die aber nicht so zeitaufwendig und mit so viel Verantwortung verbunden waren wie die Leitung der Spedition.

Ich bin weiter im Vorstand des Unternehmerverbands hier bei uns im Kreis sowie im Vorstand des Golfclubs, und das reicht mir eigentlich. Mit dem Tennisspielen habe ich vor einigen Jahren aufgehört, aber dafür drehe ich weiter meine Runden mit meinen Freundinnen und Freunden und spiele Golf, wenigstens ein paar Loch. Es ist nicht so einfach, wenn man körperlich abbaut. Damit habe ich meine Probleme.

Inzwischen merke ich auch, dass die Kontakte weniger werden, weil der eine oder die andere wegstirbt. Umso froher bin ich, dass ich mit meinen beiden Kindern, deren Partnern, den Enkeln und den kleinen Urenkeln so gut zurechtkomme. Da werde ich wirklich noch gebraucht.«

Mein Klarinettenspieler

»Vor sechs Jahren habe ich dann meinen neuen Partner kennengelernt. Am Anfang unseres Gesprächs habe ich Ihnen ja schon gesagt, dass er erst vor wenigen Monaten an Magenkrebs verstorben ist. Er war nicht aus unserer Gegend, ich habe ihn in der Elbphilharmonie kennengelernt, wo ich in einem Konzert war. Er saß damals zufällig neben mir, und daraus entwickelte sich dann eine wunderbare Freundschaft.«

Sie berichtete mir, dass er ihr Alter hatte und früher professioneller Klarinettenspieler gewesen war. Sie hatte zwar früher sehr gerne Musik gehört, vor allem Klassik und Jazz, sich ansonsten aber nicht weiter ausgekannt. »Durch diese Freundschaft bin ich wieder in eine ganz neue Welt eingetaucht. Es war toll und anregend, wenn wir uns ausgetauscht haben oder wenn ich über ihn andere Musiker kennenlernte. Leider hat er dann Magenkrebs bekommen, und es ging ihm gar nicht gut. Irgendwann habe ich gesagt, er soll doch in meine Wohnung ziehen, ich würde ihn pflegen. Er hat zugestimmt, was ihm durchaus schwerfiel, denn eigentlich wollte er in ein Altenheim ziehen und niemandem zur Last fallen. Dann wäre es aber vermutlich mit unserer Freundschaft vorbei gewesen, dachte ich. Er kam ja aus Norddeutschland, das ist ziemlich weit weg.

Also habe ich ihn noch zwei Jahre lang gepflegt. Körperlich war das anstrengender als seelisch. Ich habe das anfangs unterschätzt. Als er dann starb, war ich zwar schon sehr traurig, aber in meinem Alter muss man ja mit solchen Dingen rechnen. Und wie schon oft in meinem Leben habe ich eine Tür zugemacht, und dafür sind neue aufgegangen.«

Ich fragte sie, inwieweit sie von anderen Menschen, zum Beispiel in ihrer Familie, in diesem Trauerprozess unterstützt wurde. Marianne Schrödinger schaute mich an und lachte: »Ein Enkel hat mir ein Sweatshirt mit einem Spruch von Friedrich Nietzsche drauf besorgt: ›Was uns nicht umbringt, macht uns stärker.‹ Andere hätten vielleicht den Enkel enterbt, aber ich fand das gut. Er hatte ja völlig recht.«

Ich sah auf die Uhr, die Zeit war weit vorangeschritten. Marianne Schrödingers Lebensgeschichte hatte mich so gebannt, dass ich meine sonstige Strukturierung und mein Zeitmanagement vernachlässigt hatte. Nachdem sie mit ihren Untersuchungsterminen gegangen war, blieb ich noch einen Moment sitzen, ganz beeindruckt von dieser Frau, die so viele Schicksalsschläge mit so viel Würde und Zuversicht getragen hatte.

Einem Menschen wie Marianne Schrödinger, die ihren Weg so klar geht, ungeachtet aller Probleme, die auf dem Weg auftreten, begegnet man nicht jeden Tag. Was mir ihre Problematik aber erneut klargemacht hat: In jedem Leben gibt es Höhen und Tiefen. Nur die Art und Weise, wie wir mit diesen umgehen, unterscheidet sich mitunter sehr. Was Marianne Schrödinger zweifellos besaß, war Resilienz.

Der Begriff »Resilienz« kommt aus der Materialforschung und beschreibt eine Form, die in ihren Ursprungszustand zurückfindet. Als Beispiel wird gerne eine Büroklammer genommen: Sie können sie aufbiegen und anschließend wieder in die ursprüngliche Form zurückbiegen (wobei Ihnen Letzteres nicht vollständig gelingen dürfte).

Resilienz beim Menschen ist weder eine gegebene noch eine überdauernde Persönlichkeitseigenschaft, sondern sie stellt einen dynamischen Prozess dar. Allem Anschein nach härten Menschen mit zunehmendem Alter im positiven Sinne ab und werden damit resilienter gegen mögliche Traumatisierungen.[5]

Die Altersreife – manche sprechen auch von Altersweisheit – war aber nicht der einzige Grund, warum Marianne Schrödinger so resilient durch das Leben ging. Auch die Art und die Anzahl der traumatischen Erfahrungen spielte bei ihr eine Rolle.

Früher ging man davon aus, dass sich traumatische Ereignisse aufsummieren – je mehr Traumatisierungen, desto mehr negative Auswirkungen auf die psychische Gesundheit und das Wohlbefinden. Dem scheint aber nicht so zu sein. Traumatisierungen können nämlich sehr wohl auch die anschließende Widerstandsfähigkeit, also die Resilienz, fördern, was wiederum zu mehr psychischer Gesundheit führt.[6] Wahrscheinlich ist dies sogar die Regel.

Resiliente Menschen fühlen sich nach der Traumatisierung subjektiv geringer belastet und beeinträchtigt, zeigen weniger posttraumatische Stresssymptome und haben insgesamt eine höhere Lebenszufriedenheit als vor der Traumatisierung. In der Psychologie spricht man deshalb von »posttraumatischer Reifung«.[7] Angesichts derart positiver Effekte könnte man auf die verrückte Idee kommen, Traumatisierungen gezielt anzustreben. Das wäre allerdings nicht ratsam. Das Risiko, am Ende doch eine Traumafolgestörung zu entwickeln, lässt sich im einzelnen Fall nämlich weder vorhersagen noch beeinflussen.

Der posttraumatischen Reifung schrieb man ursprünglich folgende fünf Effekte zu: (1) gute und intensivere Beziehungen zu anderen Menschen, (2) neue Interessen und die Bereitschaft, neu aufgetretene Potenziale zu nutzen sowie neue Wege zu gehen, (3) mehr persönliche Stärke mit höherer Selbstständigkeit und Eigenverantwortlichkeit, (4) besseres Verständnis für Spiritualität und intensiverer eigener Glaube und schließlich (5) Wertschätzung des eigenen Lebens und eines jeden Tages sowie eine Veränderung der eigenen Prioritäten.[8] Diese fünf Effekte konnten in wissenschaftlichen Studien allerdings nicht durchgängig bestätigt werden, insbesondere nicht der Punkt zur Spiritualität.

War Marianne Schrödinger an den verschiedenen Traumatisierungen, denen sie ausgesetzt gewesen war, gereift und gewachsen? Zunächst gilt es festzuhalten, dass sie offensichtlich niemals eine Traumafolgestörung hatte, insbesondere keine PTBS oder K-PTBS. Im Übrigen kann man davon ausgehen, dass sie durch ihre Erfahrungen und durch ihre Reaktionen auf frühere traumatisierende Ereignisse reifer und stärker geworden war.

Traumatisierungen auf dem Weg zur Resilienz

Man braucht also offenbar gewisse traumatische Erfahrungen, um resilient und abgehärtet zu werden. Das Fehlen jeglicher Traumata in der eigenen Geschichte führt genauso wie eine besondere Häufung extrem negativer Ereignisse eher zu einer schlechteren psychischen Gesundheit und zu weniger Zufriedenheit.[9]

Eine 2019 erschienene Metaanalyse umfasste 122 Längsschnittstudien, die über Auswirkungen von positiven wie negativen Lebensereignissen auf die weitere Entwicklung berichteten.[10] Längsschnittuntersuchungen sind deshalb so wichtig, weil in ihnen dasselbe Individuum über einen langen Zeitraum mehrfach untersucht wird. Es liegen somit auch Daten von vielen einzelnen Menschen vor und nach einer Traumatisierung vor. Sie ergeben ein verbessertes Selbstwertgefühl und mehr positive Beziehungen sowohl nach positiven wie auch nach negativen Ereignissen. Nicht bestätigt wurde die allgemeine Annahme, wonach Traumatisierungen eine stärkere Wirkung hätten als positive Ereignisse im Leben von Menschen. Die generelle Linie wurde jedoch bekräftigt: Diejenigen, die in der Vergangenheit traumatische Ereignisse erlebt hatten, waren oft psychisch gesünder und zufriedener als jene, bei denen das nicht der Fall gewesen war. Letztere waren später außerdem leichter zu erschüttern als die vormals traumatisierten Menschen.

Es ist davon auszugehen, dass es sehr viele verschiedene Stellgrößen und Einflussvariablen im Leben gibt, die das Ausmaß sowohl persönlicher Traumatisierungen als auch das der posttraumatischen Reifung und damit zusammenhängend der Resilienz bestimmen.[11] Nach dem heutigen Stand der Wissenschaft lassen sich posttraumatische Reifung und Resilienz nur sehr bedingt vorhersagen, schon gar nicht in Bezug auf einen konkreten Menschen und eine bestimmte Situation oder Traumatisierung. Dafür ist die Materie Resilienz schlicht zu komplex.[12]

Unser Abschlussgespräch

Marianne Schrödinger kam zwei Wochen darauf zum Abschlussgespräch in meine Sprechstunde. Ich hatte gute Nachrichten für sie. Sie hatte keine kognitive Störung, und es deutete auch nichts darauf hin, dass es sich um eine beginnende oder gar bestehende Demenz handelte. Die durchgeführten Untersuchungen wie die psychologischen Tests, das MRT des Gehirns und die Blutuntersuchungen zeigten keine Hinweise auf eine demenzielle Erkrankung. Weitere Untersuchungen waren nicht notwendig.

Sie freute sich sehr über das Ergebnis. In der Zwischenzeit hatte sie sich viele Gedanken darüber gemacht, wie es wäre, sollte sie tatsächlich dement sein. Dann würde sie ihr Leben, so wie sie es liebte, nur mit Einschränkungen fortführen können. Sie wäre auf die Hilfe von anderen Menschen angewiesen, was ihr, wie sie zugab, sehr schwerfiele. Aber dann kam gleich wieder ihr unverbesserlicher Optimismus zum Vorschein: »Na ja, es würde sich auch dann ein Weg finden. Vielleicht wäre es eine ganz neue, wichtige Erfahrung für mich. Trotzdem freue ich mich natürlich noch mehr über das gute Ergebnis.«

Wie ich ihr dann erklärte, ist es nicht unüblich, in einer Trauerphase leichtere Einschränkungen in der Merkfähigkeit und der Konzentration zu haben. Das Fokussieren auf andere Dinge als den Gegenstand der Trauer will nicht gelingen. Dieses Phänomen hatte sie ja bei sich bemerkt.

»Wissen Sie was?«, meinte Marianne Schrödinger dann. »Es ist schon merkwürdig mit mir. Ich habe so viele Schicksalsschläge gehabt, angefangen mit meiner schizophrenen Mutter und dem Tod von meinem Bruder und ihr, dann die erste gescheiterte Ehe und meine diversen verstorbenen Partner. Aber letztlich habe ich mich immer wieder ins Leben zurückgekämpft. Ich wollte einfach etwas Besseres für mich und meine Kinder erreichen, hatte immer Ziele. Und die habe ich verfolgt.

Und diese Kämpfe, die mir gar nicht schwergefallen sind, sondern anscheinend in meinem Naturell liegen, haben mich stärker gemacht. Ich weiß natürlich, dass ich irgendwann sterben werde. Gut möglich, dass ich vorher noch eine Krankheit bekomme. Aber davor habe ich keine Angst, dann wird vielleicht wieder eine neue Tür aufgehen, und es geht irgendwie weiter. Und wenn nicht, ist es auch gut.«

Danksagung

Vor einigen Jahren habe ich ein Buch herausgegeben, in dem Kolleginnen und Kollegen aus den Bereichen Psychiatrie und Psychotherapie ihre jeweils sehr persönlichen Gründe für ihre Berufswahl schildern.[1] Und nun also ein Buch über Patientinnen und Patienten. Das ist kein Widerspruch, sondern für mich eine logische Ergänzung. Das vorliegende Buch hätte auch, ähnlich dem erwähnten, den Titel tragen können: »Irgendwie kommt es anders – Patienten erzählen«. Das ist das Spannende am Leben – fast immer kommt es irgendwie anders. Aber manchmal steckt man in einer Sackgasse und benötigt Expertinnen und Experten, die einem qualifiziert heraushelfen.

Deswegen möchte ich an dieser Stelle als Erstes all den Patientinnen und Patienten danken, die ich im Laufe vieler Jahre kürzer oder länger begleiten durfte und die mir so viele Einblicke in ihr Leben und ihr Inneres gewährt haben. Ihnen durfte ich helfen, wieder gesund zu werden. Und ihnen widme ich dieses Buch.

Von Herzen danken möchte ich außerdem allen, die mir bei der Abfassung dieses Buches geholfen haben – für viele Gespräche, Hintergrundinformationen oder die kritische Durchsicht von ersten Fassungen einzelner Fallgeschichten.

Ganz besonders danke ich meiner Familie, die mich stets mit Rat und Tat unterstützt hat – so auch bei diesem Buchprojekt. Nicht nur konnte ich immer wieder Rücksprache mit ihnen halten, sie haben mit ihrer ehrlichen Kritik auch geholfen, das Buch lesenswert zu machen.

Ein großer Dank gilt geschätzten Fachkolleginnen und -kollegen sowie anderen Expertinnen und Experten, deren Hinweise und Input für Teile des Buches – aber auch für mich persönlich – sehr wertvoll waren. Insbesondere danke ich Dominik Albrecht, Marc Augustin, Udo Böken, Natalia Chechko, Yvonne Chikere, Sascha Dietrich, Annette Durst, Heiner Fangerau, Steffen Geis, Freimuth Haupt, Olga Heine, Miklas Krockauer, Norbert Longerich, Andreas Palm und Sabrina Weber-Papen.

Unendlich dankbar bin ich Ludger Ikas, der mir als Lektor bei unseren intensiven Diskussionen und beim Feinschliff des Manuskripts immer sehr verlässlich zur Seite stand.

Aufseiten des Verlags bin ich Maria Kimmel und Thomas Blanck sehr zu Dank verpflichtet. Sie haben meine Idee für ein solches Buch von Anfang an mit großem Engagement unterstützt und mich ermutigt, sie in die Tat umzusetzen. Ohne ihr Vertrauen gäbe es dieses Buch so nicht.

Glossar

Achtsamkeit
Die bewusste und bewertungsfreie Wahrnehmung des Hier und Jetzt. Absichtliche Fokussierung auf bzw. Aufmerksamkeit für sich selbst und die Umwelt. Dabei soll keine Bewertung erfolgen.

Affekt, Affektregulation
Gefühle, Steuerung von Gefühlen.

Albtraum
Träume im Schlaf, die mit extremen negativen Gefühlen einhergehen, insbesondere Schreck und Panik. Der Trauminhalt steht bei der PTBS und K-PTBS meist mit der eigenen traumatischen Situation in Zusammenhang. Die Träume geben das Trauma ganz, teilweise oder oft verzerrt wieder. Häufiges Symptom bei den Traumafolgestörungen PTBS und K-PTBS.

Anamnese
Erhebung der aktuellen Symptomatik, Lebensumstände und Vorgeschichte einer Patientin oder eines Patienten durch sie bzw. ihn selbst (Selbstanamnese) oder durch andere Personen (Fremdanamnese).

Anhaltende Trauerstörung
Siehe: Trauerstörung, anhaltende

Anpassungsstörung
Eine nicht erfolgreich verlaufende Anpassung der Person an einen Stressor (z. B. starke Lebensveränderungen). Eine Anpassungsstörung (ICD-11-Codierung: 6B43) ist besonders gekennzeichnet

durch Ängste, Sorgen, depressive Symptome oder Schlafstörungen. Es muss außerdem zu erheblichen Beeinträchtigungen, also Abweichungen vom gesunden Zustand, kommen. Nach sechs Monaten soll die Anpassungsstörung abgeklungen sein, sofern der Stressor nicht anhält. Ansonsten muss eine andere Diagnose vergeben werden, z. B. eine PTBS oder eine Depression.

Belastungsstörung, akute
Siehe: Stressreaktion, akute

Biopsychosoziales Modell
Erklärungsansatz, wonach biologische, psychologische sowie soziale Faktoren den Ausbruch einer psychischen Erkrankung bedingen. In der Regel kann die Wissenschaft heute noch nicht bei einem einzelnen Menschen vorhersagen, welcher Faktor in welcher Ausprägung vorgelegen haben muss, damit eine bestimmte Erkrankung auftritt bzw. andauert.

Borderline-Persönlichkeitsstörung
Früher auch als emotional instabile Persönlichkeitsstörung mit den Untertypen Impulsiver Typ oder Borderline-Typ bezeichnet (nach ICD-10). Schwere psychische Erkrankung mit den Hauptmerkmalen Instabilität im Selbstbild und in den eigenen Gefühlen, Schwierigkeiten, Gefühle zu regulieren, und Probleme in Beziehungen. Hinzu kommen oft Impulsivität, selbstschädigendes Verhalten, lebensmüde Gedanken, Dissoziationen und Angst sowohl vor Nähe als auch vor Verlassenheit.
Man geht von vielfältigen Ursachen entsprechend dem biopsychosozialen Modell aus. Auch die Borderline-Persönlichkeitsstörung kann sich wie die K-PTBS nach traumatischen Erfahrungen in Kindheit und Jugend entwickeln. Beide Erkrankungen kommen zudem gehäuft zusammen vor, mindestens die Hälfte der Patientinnen und Patienten mit einer Borderline-Persönlichkeitsstörung hat auch eine PTBS. Es handelt sich dennoch um zwei verschiedene Erkrankungen.

Brückensymptome
Krankheitszeichen, die nach einer Traumatisierung und vor dem vielleicht auch erst Jahre später erfolgenden Ausbruch einer PTBS auftreten können. Sie entstammen dem Spektrum der PTBS-Symptome.

Commitment
Bereitschaft für Veränderungen, in unserem Zusammenhang im Zuge einer Psychotherapie. Dies beinhaltet vor allem die Übernahme von Verantwortung für sich selbst und die eigenen Handlungen, aber auch eine Auseinandersetzung mit den eigenen Werten und Zielen. Ein ausreichendes Commitment ist eine wichtige Voraussetzung und Grundlage für eine erfolgreiche Therapie.

Compassionate Self
Siehe: Selbstmitgefühl

Computertomografie (CT)
Bildgebendes Verfahren unter Verwendung von Röntgenstrahlen, auch zur Darstellung des Schädels und des Gehirns.

Debriefing
Die frühestmögliche, intensive Auseinandersetzung und Konfrontation mit einem Trauma. Debriefing wurde lange Zeit häufig bei Großschadensereignissen in Gruppen durchgeführt. Inzwischen weiß man, dass eine Traumafolgestörung damit eher provoziert wird und man daher Abstand davon nehmen sollte.

Delir
Ein akutes hirnorganisches Syndrom, das mit Bewusstseins- und Orientierungsstörungen sowie kognitiven Beeinträchtigungen einhergeht. Die Bewusstseinslage und der Schlaf-Wach-Rhythmus sind verändert, das Kurzzeitgedächtnis und die Aufmerksamkeit sind gestört, ebenso die Psychomotorik, also die Verbindung von Psyche und Bewegung. Oft treten Schreckhaftigkeit und eine

Abwehrhaltung auf. Besonders eindrucksvoll sind für Patienten wie Angehörige die oft starken negativen Gefühle, die mit großen Ängsten, Albträumen, Halluzinationen und Illusionen einhergehen.

Depersonalisation
Eine Form dissoziativen Erlebens. Man empfindet seine eigene Person als fremd und unwirklich, oft auch als losgelöst und unabhängig vom eigenen Körper.

Depression
Affektive Störung mit gedrückter Stimmung, Interesseverlust, vermindertem Antrieb, häufig auch mit körperlichen Begleitsymptomen. Oft kommen Konzentrations- und Gedächtnisstörungen, Selbstzweifel, Schlaf- und Appetitprobleme sowie Suizidalität hinzu. Die Krankheitszeichen müssen mindestens zwei Wochen andauern. Depressionen führen zu erheblichen Beeinträchtigungen und benötigen eine psychiatrisch-psychotherapeutische Behandlung. Sie sind zudem häufig Folge von Traumatisierungen. PTBS und Depressionen kommen oft auch zusammen vor.

Derealisation
Eine Form dissoziativen Erlebens. Die Umwelt wird als unwirklich und fremd empfunden.

Dialektisch-Behaviorale Therapie (DBT)
Etabliertes und wissenschaftlich fundiertes Psychotherapieverfahren, das sich an der Kognitiven Verhaltenstherapie orientiert und daraus erheblich weiterentwickelt wurde. Es ist ein emotionsfokussiertes Verfahren und setzt z. B. Skills ein. Ziel ist es, ein Gleichgewicht zwischen Akzeptanz und Veränderung zu entwickeln. Für die Behandlung der K-PTBS wurde eine Anpassung der Methode vorgenommen (DBT-PTBS).

Dissoziation
Ein Schutzmechanismus von Körper und Geist in Reaktion auf extreme Belastungen. Dissoziationen können bei vielen Erkrankungen und sogar bei Gesunden vorkommen. Wahrnehmung, Denken, Fühlen und Handeln laufen nicht mehr koordiniert und synchron ab, sondern treten weitgehend unkontrollierbar auf. Dissoziationen sind Ausdruck fehlgeleiteter Integrationsprozesse im Gehirn, die das Bewusstsein, die Identität, das Gedächtnis, die Kognition und den Affekt betreffen können. Sie können sich auch in der Bewegung oder in Sinnesempfindungen darstellen.
Bei Traumafolgestörungen treten besonders häufig folgende Dinge auf: Flashbacks, also das Erfahren, dass das traumatische Ereignis gegenwärtig ist, partielle Amnesie, das heißt die Unfähigkeit, Teile des Traumas zu erinnern, das Gefühl der Entfremdung von anderen sowie emotionale Taubheit, also die Unfähigkeit, positive Emotionen zu erleben.
Eine Dissoziation ist nicht immer von außen erkennbar. Dissoziierende Menschen wirken aber meist abwesend, reagieren auf Ansprache verzögert oder gar nicht. Dissoziationen treten oft von allein auf, da sie die Erregung der betroffenen Patientinnen und Patienten senken. Bestimmte Skills sowie Einflussnahmen von außen können helfen, aus dem dissoziativen Zustand herauszukommen.

DSM-5-TR®
Diagnostic and Statistical Manual of Mental Disorders, 5. Auflage, Textrevision. Von der amerikanischen Psychiatriegesellschaft (APA) herausgegebenes Klassifikations- und Codierungssystem für psychische Erkrankungen.[1] Es wird in Europa im Wesentlichen in Forschungsprojekten eingesetzt. In Deutschland ist dagegen das von der Weltgesundheitsorganisation (WHO) etablierte ICD im Sozialrecht verankert und wird in der Patientenversorgung immer genutzt.

Einsamkeit
Unangenehmes subjektives Gefühl des Alleinseins und der Verlassenheit von anderen Menschen.

EMDR
»Eye Movement Desensitization and Reprocessing« wurde als spezifisch traumafokussierte Psychotherapiemethode entwickelt. Geführte Augenbewegungen während Expositionen sollen die Bewältigung von traumatischen Gedächtnisinhalten und ihre Einordnung in die Vergangenheit unterstützen. Wissenschaftlich evaluierte Traumabehandlung.

Emotion
Synonym für Gefühl. Affekte sind im Vergleich dazu meist von kürzerer Dauer, Stimmungen hingegen länger anhaltend. Bei der PTBS sind negative Emotionen wie Scham, Schuld, Ekel, Ärger und Aggression häufig anzutreffen, positive Freude tritt dagegen vermindert auf.

Emotionsregulation
Steuerung von Emotionen und Affekten, bei Traumafolgestörungen meist beeinträchtigt. Besonders bei der K-PTBS treten intensive negative Emotionen, herabgesetzte Reizschwellen und allenfalls ein verzögertes Abklingen der negativen Emotionen auf. Eine gestörte Emotionsregulation kann zu Dissoziationen führen.

Entspannungstechniken
Verfahren wie das autogene Training oder die progressive Muskelrelaxation. Ziele sind die körperliche und geistige Entspannung als Voraussetzung für jede mentale Fokussierung.

Epigenetik
Umwelteinflüsse verändern die Aktivität von Genen, aber auch Zelleigenschaften, die dann jeweils an die nachfolgende Generation weitergegeben werden können. Die Veränderungen betreffen

nicht die DNA an sich, sondern die Qualität und Zuverlässigkeit, mit der DNA-Informationen umgesetzt werden.

Evidenzbasierte Medizin
Um in der klinischen Patientenversorgung eingesetzt zu werden, müssen Behandlungsmethoden mit wissenschaftlichen Methoden an Patientinnen und Patienten in großen Studien unter kontrollierten Bedingungen, also empirisch, untersucht sein (randomisiert-kontrollierte Studien). Die Wirksamkeit eines Therapieverfahrens bei den relevanten Erkrankungen muss damit belegt sein. Dies ist nicht zuletzt eine Voraussetzung für die Kostenerstattung durch Krankenkassen.

Exposition
Die gedankliche, schriftliche oder auditive Auseinandersetzung mit einem traumatischen Ereignis, das im geschützten Rahmen der Therapie und mit Bezug auf das Hier und Heute wiedererlebt und somit verarbeitet werden kann. Eine Exposition ist besonders dann wichtig, wenn Vermeidung und andere Traumasymptome ein gesundes und selbstbestimmtes Leben behindern. Wird bei der PTBS-Behandlung oft mit kognitiven Techniken kombiniert. Goldstandard jeder Traumatherapie.

False Memories
Falsche autobiografische Erinnerungen: Angeblich können Gedächtnisinhalte, die in der Vergangenheit so gar nicht stattgefunden haben, im Nachhinein von anderen produziert werden. Zumindest in der Psychotherapie ist derlei aber regulär nicht der Fall, und das Ziel von evidenzbasierter Psychotherapie, insbesondere auch der von Traumafolgestörungen, besteht definitiv nicht darin, vermeintlich verborgene Gedächtnisinhalte aufzudecken.

Flashback
Erleben, dass das traumatische Ereignis gegenwärtig ist. Das plötzlich und unvermittelt auftretende intensive und belastende Nach-

erleben eines oder mehrerer traumatischer Ereignisse im normalen Wachzustand mit partiellem oder völligem Verlust des Kontakts zur Realität. Es beinhaltet oft ganz konkrete vollständige oder bruchstückhafte Erinnerungen an Situationen, Gerüche, Geräusche, eigene Körperempfindungen.
Flashbacks sind eine Form von Dissoziation und werden meist als ausgeprägteste Form einer Intrusion verstanden. Typisches Krankheitszeichen bei PTBS und K-PTBS.

Gedächtnis
Einspeicherung, Aufbewahrung und Abruf von Inhalten im Gehirn. Im Kontext einer PTBS oder K-PTBS bezeichnet man das häufige Phänomen, dass ein partieller oder vollständiger Gedächtnisverlust in Bezug auf die traumatischen Ereignisse vorliegt, als dissoziative Amnesie.

Hyperarousal
Übermäßige Erregung. Symptome sind vegetative Übererregung, Anspannung, Unruhe, Reizbarkeit, Aggressionen, Hypervigilanz, Schlafstörungen, Schreckhaftigkeit. Typisches Krankheitszeichen bei PTBS und K-PTBS.

Hypervigilanz
Erhöhte und übermäßige Wachsamkeit. Man empfindet die Situation, in der man sich befindet, als ausgesprochen gefährlich und nimmt Umweltreize stärker wahr. Dies geht auch mit biologischen Veränderungen im Gehirn einher. Ebenfalls ein typisches Krankheitszeichen bei PTBS und K-PTBS.

ICD-11
»Internationale statistische Klassifikation der Krankheiten und verwandter Gesundheitsprobleme«, 11. Revision (ICD-11). Die 11. Auflage dieses Dokumentations- und Klassifikationssystems liegt bislang (Stand: Mai 2025) allerdings lediglich in einer offiziellen englischen Fassung vor.

Da der Vorläufer ICD-10 in Deutschland – gesetzlich vorgegeben – sehr tief in Verwaltungs- und Abrechnungssysteme der ärztlichen Selbstverwaltung und der Krankenhäuser eingreift, wird er in jedem Fall noch einige Jahre weiter angewandt werden. Im vorliegenden Buch wird ausschließlich die vorläufige Übersetzung der ICD-11 zugrunde gelegt.[2]

Imagination
In eigenen Gedanken vorgestellte Inhalte. Zentraler Begriff bei Expositionen. Imaginierte Expositionen finden also nur in der Vorstellung (in sensu) statt, reale (in vivo) Expositionen hingegen in der Wirklichkeit.

Intrusion
Das unkontrollierte, plötzliche Wiedererinnern oder Wiedererleben eines oder mehrerer traumatischer Ereignisse oder von Erinnerungsbruchstücken. Traumatisch Erlebtes aus der Vergangenheit wird als gegenwärtig erlebt. Intrusionen werden meist durch Triggerreize ausgelöst, also (vermeintliche) Erinnerungen an die konkrete traumatische Situation (besonders Gerüche, Geräusche, Umgebung, aber auch eigene Gedanken). Die Folgen sind Angst und Vermeidung. Besonders ausgeprägte Intrusionen können als Flashbacks bezeichnet werden. Häufiges Symptom bei Menschen mit PTBS und K-PTBS.

Kognition
Synonym für bewusstes oder unbewusstes Denken und für Informationsverarbeitung.

Kognitive Umstrukturierung
Veränderung von dysfunktionalen Gedanken, zum Beispiel bei der PTBS, die häufig die Erkrankung aufrechterhalten. Ziel ist das Identifizieren, Überprüfen und Verändern solcher Gedanken.

Komorbidität
Dass zusammen mit Traumafolgestörungen weitere, also komorbide psychische Erkrankungen auftreten, ist eher die Regel als die Ausnahme. Häufig handelt es sich dabei um affektive Störungen wie eine Depression, daneben auch Substanzmissbrauch, Angststörungen und somatoforme Störungen. Auch bei zusätzlichen komorbiden Erkrankungen kann und soll meist unmittelbar traumafokussiert behandelt werden.

Komplexe posttraumatische Belastungsstörung (K-PTBS)
Die komplexe posttraumatische Belastungsstörung (K-PTBS; ICD-11-Codierung: 6B41) zeigt alle klassischen Symptome der PTBS, also nach einem traumatischen Erlebnis das Wiedererleben durch Intrusionen und Flashbacks, die Vermeidung sowie die Wahrnehmung einer aktuellen Bedrohung mit Hypervigilanz, und Hyperarousal.
Darüber hinaus ist die komplexe PTBS gekennzeichnet durch (1) schwere und anhaltende Probleme bei der Affektregulierung, (2) falsche Selbstwahrnehmung, begleitet von Scham-, Schuld- oder Versagensgefühlen im Zusammenhang mit dem traumatischen Ereignis und (3) Schwierigkeiten, Beziehungen aufrechtzuerhalten und sich anderen Menschen nahe zu fühlen. Diese Symptome führen zu erheblichen Beeinträchtigungen.
Ursächlich für eine K-PTBS sind meist lang anhaltende oder sich wiederholende extrem traumatische Ereignisse, denen man nur schwer oder gar nicht entkommen kann (insbesondere Folter, Sklaverei, Völkermord, häusliche Gewalt, wiederholter sexueller oder körperlicher Missbrauch in der Kindheit).

Magnetresonanztomografie (MRT)
Radiologische Methode, auch Kernspintomografie genannt, zur Darstellung von Strukturen im menschlichen Körper. Die funktionelle Magnetresonanztomografie (fMRT) nutzt Bluteffekte, um auch regionale Aktivitätszustände im Gehirn festzustellen.

Narrative Expositionstherapie (NET)
Kognitiv-verhaltenstherapeutische Methode, die ursprünglich für die psychotherapeutische Behandlung von schwersten Traumatisierungen bei Menschen in Kriegen und in Krisengebieten in ressourcenarmen Regionen entwickelt worden ist.
Die NET ist eine Form der Psychotherapie, bei der eine Erzählerin, die Patientin, ihre Geschichte auf einer Lebenslinie mit Blumen (positive Ereignisse) und Steinen (traumatisierende Ereignisse) schildert, die wiederum der Zuhörer, also der Therapeut, aufschreibt. Ziel ist es, das Trauma in der Vergangenheit zu verorten. Es ist also ein gezieltes Erinnern, verbunden mit dem Bemühen, nicht in Flashbacks oder Dissoziationen zu fallen.

Notfallkoffer
Ein sogenannter Notfallkoffer umfasst Strategien und Abläufe, die im Falle einer Krise oder anderer Notfallsituation, etwa bei lebensmüden Gedanken, von den Patientinnen und Patienten befolgt werden sollen. Im Rahmen der Psychotherapie wird ein solcher Plan individuell mit den Betroffenen erarbeitet und steht diesen dann später als Dokumentation und Handlungsleitfaden zur Verfügung. Meist handelt es sich um ein Blatt Papier, auf dem der Krisenplan notiert ist. Der erste Schritt im Krisenplan ist in der Regel die Selbsthilfe, z. B. der Einsatz von erlernten Skills, dann folgt die Kontaktaufnahme zu wichtigen Bezugspersonen und schließlich die zum professionellen System (Psychotherapeutin, Psychiaterin, Notärztin).

Posttraumatische Belastungsstörung (PTBS)
ICD-11-Codierung: 6B40. Folgende Kriterien müssen für die Diagnose einer PTBS erfüllt sein:
(1) Erleben eines oder mehrerer extrem bedrohlicher oder schrecklicher Ereignisse. (2) Wiedererleben des traumatischen Ereignisses oder der traumatischen Ereignisse in Form von lebhaften aufdringlichen Erinnerungen, Rückblenden oder Albträumen. Das Wiedererleben kann über eine oder mehrere Sinnesmodalitäten erfolgen

und wird typischerweise von starken oder überwältigenden Emotionen, insbesondere Angst oder Entsetzen, und starken körperlichen Empfindungen begleitet. (3) Vermeidung von Gedanken und Erinnerungen an das Ereignis bzw. die Ereignisse oder Vermeidung von Aktivitäten, Situationen oder Personen, die an das Ereignis bzw. die Ereignisse erinnern. (4) Anhaltende Wahrnehmung einer erhöhten aktuellen Bedrohung, die sich etwa durch Hypervigilanz oder eine verstärkte Schreckreaktion auf Reize wie unerwartete Geräusche äußert.
Die Symptome halten mindestens mehrere Wochen lang an und verursachen erhebliche Beeinträchtigungen in persönlichen, familiären, sozialen, schulischen, beruflichen oder anderen wichtigen Funktionsbereichen.
Nicht jedes Trauma löst automatisch eine PTBS aus. Nach Entführungen, sexueller Gewalt, Kindesmissbrauch oder Folter kommt es am häufigsten dazu, bei Betroffenen mit anderen Gewalterfahrungen und zivilen Kriegsopfern nicht ganz so häufig und bei Menschen, die mit lebensbedrohlichen Erkrankungen, schweren Verkehrsunfällen oder Naturkatastrophen konfrontiert worden sind, in moderaterem Ausmaß.

Psychoedukation
Vermittlung von evidenzbasiertem Wissen an Patientinnen und Patienten mit psychischen Störungen sowie an Angehörige. Wird häufig störungsübergreifend, mitunter aber auch störungsspezifisch individuell oder in Gruppen durchgeführt.

Psychopharmaka
Medikamente sind in der Behandlung von Traumafolgestörungen weder als alleinige Therapieform noch als primäre Therapie indiziert. Gelegentlich können sie zum Einsatz kommen, vor allem bei besonders schweren Formen mit gravierenden Schlafstörungen oder traumabezogenen Albträumen.

Psychotherapie

Behandlung psychischer Störungen mit psychotherapeutischen Techniken durch qualifizierte Fachpersonen (ärztliche oder psychologische Psychotherapeuten). Bei der Traumatherapie kommen vor allem die Kognitive Verhaltenstherapie und deren weitere Entwicklungen zum Einsatz. Für diese gibt es genügend wissenschaftliche Evidenz.

Der Begriff Psychotherapie ist im Unterschied zur Berufsbezeichnung »Psychotherapeut« oder »Arzt« nicht gesetzlich geschützt, sodass sich zahlreiche Gruppierungen und Zirkel gebildet haben, die de facto keine ausreichende Qualifizierung aufweisen. Insbesondere bei Traumafolgestörungen werden eine Vielzahl von Maßnahmen angeboten, die nicht wissenschaftlich evaluiert sind und den Betroffenen unter Umständen sogar schaden können. Davon sollte man dann besser die Finger lassen. Gute Auswahlkriterien sind einerseits die positive Nennung der Methode in der wissenschaftlichen Leitlinie[3] sowie die Kostenübernahme durch die Krankenkassen. Letzteres setzt eine ärztliche oder psychotherapeutische Feststellung voraus, dass eine Behandlung auch im konkreten Fall angezeigt ist.

PTBS

Siehe: Posttraumatische Belastungsstörung

Resilienz

Psychische Widerstandskraft und insbesondere die Fähigkeit, sich flexibel an die Umwelt anzupassen und aus der Erfahrung zu lernen. Resilienz steht im Wesentlichen also für kognitive und emotionale Flexibilität. Dazu kommt meist noch ein genereller Optimismus, also die allgemeine Überzeugung, dass eine Situation gut endet, auch wenn es im Moment keinen Anhaltspunkt dafür gibt. Zusammen führt dies zu einem starken Vertrauen in die eigene Problembewältigungsfähigkeit.

Selbstmitgefühl

Synonym: Compassionate Self bzw. mitfühlendes Selbst. Ziel des psychotherapeutischen Aufbaus von Selbstmitgefühl ist die Abkehr von Schulderleben, Scham, Ekel, Selbsthass und Selbstverachtung, also dem negativen Selbstkonzept, und die Hinwendung zu einem wohlwollenden, interessierten und unterstützenden Umgang mit sich selbst.

Selbstwert

Der Wert, den man sich selbst beimisst. Oft werden Begriffe wie Selbstvertrauen, Selbstwertgefühl, Selbstachtung, Selbstkonzept und Selbstsicherheit mehr oder weniger synonym verwendet.
In der Kognitiven Verhaltenstherapie fördert man die Wahrnehmung für selbstbezogene negative Einstellungen, stellt sie in den Gesamtzusammenhang und entwickelt daraus adäquate konstruktive bzw. positive Einstellungen.

Skills

Psychische und soziale Fertigkeiten. Es gibt viele Skills, die gesunde Menschen ganz automatisch und meist unbewusst einsetzen. Jede Fertigkeit, insbesondere aus dem Konzept der Dialektisch-Behavioralen Therapie (DBT), die in einer schwierigen Situation kurzfristig wirksam ist, um beispielsweise mit den eigenen Gefühlen, Anspannung und Dissoziationen besser umgehen zu können. Gemeinhin werden Skills in die Bereiche Stresstoleranz und Dissoziation, Umgang mit Gefühlen, zwischenmenschliche Fertigkeiten und Achtsamkeit unterteilt. Langfristig dürfen Skills nicht schaden, weshalb Essstörungen, Drogenkonsum oder Selbstverletzungen keine Skills sind, auch wenn sie innere Spannung kurzfristig positiv beeinflussen können.
Kurzfristig wirken Skills auf die bewusste Steuerung von automatisiertem Erleben und Verhalten, langfristig durch eine Veränderung der Einstellung zu sich selbst und den anderen Menschen.

Stress
Psychische und körperliche Reaktionen auf Anspannungen, die von innen (von der Person selbst) oder von außen kommen. Stress ist etwas anderes als ein Trauma bzw. eine Traumatisierung und kann sowohl positiv als auch negativ empfunden werden.

Stressreaktion, akute
Eine akute Stressreaktion (ICD-11-Codierung: QE84), auch akute Belastungsreaktion oder akute Stress- bzw. Belastungsstörung genannt, gehört nach dem neuen Klassifikationssystem ICD-11 nicht mehr zu den Traumafolgestörungen im engeren Sinne, sondern zu den Faktoren in Verbindung mit schädlichen oder traumatischen Ereignissen, die den Gesundheitszustand beeinflussen und zur Inanspruchnahme des Gesundheitssystems führen. Sie ist in der Regel keine zu behandelnde Erkrankung. Inhaltlich handelt es sich dabei um eine kurz andauernde, also maximal wenige Tage anhaltende, psychische Reaktion auf einen auslösenden Stressor oder ein Trauma, die auch ohne Therapie von alleine vorbeigeht.

Suizidalität
Lebensmüdigkeit, die sich abgestuft in Lebensüberdruss, Todeswunsch und konkreten Plänen sowie Umsetzungen (Suizidversuch, Suizid) zeigen kann.

Supervision
Beratung von Psychotherapeutinnen und -therapeuten durch weitere Experten, auch in Form einer Fallsupervision über einzelne Patientinnen und Patienten.

Trauerstörung, anhaltende
Anhaltende Trauerstörung (ICD-11-Codierung: 6B42): Nach dem Tod eines sehr nahestehenden Menschen kann eine dauerhafte und tiefgreifende Reaktion auftreten, die durch Sehnsucht nach oder kontinuierliche Beschäftigung mit dem Verstorbenen gekennzeichnet ist und mit intensivem emotionalen Schmerz einhergeht. Die

anhaltende Trauerstörung muss mindestens sechs Monate bestehen und eindeutig die erwarteten sozialen, kulturellen oder religiösen Normen der jeweiligen Kultur und des jeweiligen Kontextes der betroffenen Person übersteigen.

Trauma
Einmalige, mehrfache oder kontinuierlich auftretende außergewöhnliche Bedrohung. Die Konfrontation mit tatsächlichem oder drohendem Tod, ernsthafter Verletzung oder sexueller Gewalterfahrung kann bei einem Menschen eine psychische Erschütterung in Form einer Traumafolgestörung auslösen.

Traumaambulanz
Deutschlandweit befinden sich Traumaambulanzen im Aufbau. Für sogenannte schnelle Hilfen und Fallmanagement, insbesondere bei traumatisierten Menschen, gilt das neue Sozialgesetzbuch XIV. Es beinhaltet Hilfestellung für Betroffene und Angehörige im Antrags- und Leistungsverfahren. Betroffene erhalten in einer Traumaambulanz eine psychotherapeutische Frühintervention, um eine Traumafolgestörung oder deren Chronifizierung zu verhindern, sowie weitere Möglichkeiten der Unterstützung.

Traumagedächtnis
Das individuelle Traumagedächtnis stellt die eigene Verarbeitung traumatischer Ereignisse dar. Es beruht auf Gehirnaktivitäten.

Traumatherapie
Obschon ein großes Angebot an Psychotherapieformen besteht, ist nur eine professionelle traumafokussierte Therapie leitliniengerecht und sinnvoll.[4] Eine hohe Evidenz, also einen signifikanten wissenschaftlichen Nachweis der Wirksamkeit, weist lediglich die Expositionstherapie auf, während die Kognitive Verhaltenstherapie, andere kognitive Therapien sowie die Narrative Expositionstherapie einen mittelhohen Evidenzgrad aufweisen.[5] Auch das ist sehr gut, also sehr zu empfehlen.

Die in diesem Buch nicht genannten Therapieformen sind mit nur geringen Nachweisen ausgestattet und die meisten übrigen Angebote nicht ausreichend untersucht. Dies trifft auch für alle Arten von Internettherapien zu. Ihnen ist mit gebührender Skepsis zu begegnen.

Trigger

Interne und externe Reize, die mit der Traumatisierung in Zusammenhang stehen, aktivieren bei Menschen mit Traumafolgestörungen das Traumanetzwerk. Solche Trigger, auch Schlüsselreize genannt, sind oft Berührungen, Geräusche, Gerüche, sexuelle Erregungen, Dunkelheit oder räumliche Enge, aber auch eigene Gedanken an das Trauma. Sie haben in der Regel unmittelbar mit der Situation der Traumatisierung zu tun und führen zu starken emotionalen und körperlichen Reaktionen.

In den Medien und in der Umgangssprache wird »triggern« meist als Erregung von negativer Aufmerksamkeit verstanden. Mit dem wissenschaftlichen Begriff des Triggers im Traumakontext hat dies jedoch gar nichts zu tun.

Triggerwarnungen

Triggerwarnungen – im Kino oder im Fernsehen, im Internet, im Theater, in Büchern – sollen die Zuschauerinnen und Leser vor möglicherweise gleich folgenden verstörenden Inhalten schützen. Mittel der Wahl im Rahmen der Psychotherapie ist aber meist die Exposition, also die direkte und therapeutisch geleitete Auseinandersetzung mit potenziellen Triggern und gerade nicht deren Vermeidung. Triggerwarnungen sind letztlich nicht nur überflüssig, sondern allem Anschein nach für traumatisierte Menschen sogar schädlich.[6]

Typ-1- und Typ-2-Traumata

Traumata lassen sich hinsichtlich ihrer Ursachen unterteilen. Dabei wird berücksichtigt, ob das Trauma zufällig (akzidentiell) entstanden ist oder durch andere Menschen zugefügt wurde und ob es einmalig und kurz andauernd (Typ 1) oder häufig und sich wiederholend (Typ 2) war.

Typ 1, zufällig hervorgerufen: schwere Verkehrsunfälle, berufsbedingte Traumata bei Polizei, Feuerwehr, Rettungskräften, kurz dauernde Katastrophen (z. B. Wirbelsturm, Brand);

Typ 1, zwischen Menschen: sexuelle Übergriffe (z. B. Vergewaltigung), kriminelle und körperliche Gewalt sowie ziviles Gewalterleben (z. B. Banküberfall);

Typ 2, zufällig: technische Katastrophen, lang dauernde Naturkatastrophen wie Erdbeben oder Überschwemmung;

Typ 2, zwischen Menschen: sexuelle und körperliche Gewalt oder Missbrauch in der Kindheit bzw. im Erwachsenenalter, Kriegserleben, Geiselhaft, Folter und politische Inhaftierung (z. B. KZ-Haft).

Darüber hinaus gibt es medizinisch bedingte Traumata, einerseits zufällig ausgelöste (akute und chronische lebensgefährliche Erkrankungen, als notwendig erlebte medizinische Eingriffe, z. B. Defibrillation), andererseits durch andere Menschen zugefügte (komplizierter Behandlungsverlauf nach mutmaßlichem Behandlungsfehler).

Verhaltenstherapie, kognitive

Die am besten erforschte wissenschaftliche Methode der Psychotherapie; sie wurde in den letzten Jahren kontinuierlich weiterentwickelt.

Bei der Verhaltenstherapie versucht man mithilfe von Makroanalyse (Gesamtkontext, Auswirkungen aus dem Alltag, auf welchem Niveau funktioniert man, aufrechterhaltende Faktoren) und Mikroanalyse (Verhaltensgleichung: genaue Analyse einer Situation und ihrer Auswirkungen auf das individuelle Verhalten) möglichst genau zu verstehen und zu beschreiben, wie Emotionen, Kognitionen und Verhalten zusammenspielen. Dabei wird auch die Biografie berücksichtigt. Nach der Entwicklung eines individuellen Störungsmodells und von Therapiezielen werden spezifische Methoden und Techniken eingesetzt, um eine Besserung der Symptomatik zu erzielen. Zu den Techniken zählen etwa kognitive Umstrukturierung oder Exposition.

Die Kognitive Verhaltenstherapie (KVT) richtet den Fokus auf die Förderung der Selbstbeobachtung, um Patientinnen und Patienten in die Lage zu versetzen, ihre Erkrankung (besonders Depressionen, Angsterkrankungen und Traumafolgestörungen) durch gedankliche, also kognitive Neuorientierung und Korrektur sowie durch Verhaltensveränderungen zu überwinden. Dabei wird auch emotionales Erleben berücksichtigt.

Vermeidung

Die Vermeidung des Wiedererlebens von Traumata oder von Erinnerungen an diese kommt als Bewältigungsmechanismus bei PTBS und K-PTBS ausgesprochen häufig vor. Es werden Orte, Situationen, Dinge, Personen und anderes vermieden, die in einem Zusammenhang mit der Traumatisierung stehen, um nicht in Zustände mit Flashbacks, Dissoziationen oder unangenehmem Erleben zu geraten. Gerade Expositionsübungen nehmen das Vermeidungsverhalten in den Fokus und können dieses in der Regel wirkungsvoll verändern.

Anmerkungen

Vorwort

1 I. Schäfer, T. Ehring, U. Frommberger u. a. (Hrsg.), *S3-Leitlinie Posttraumatische Belastungsstörung*, Berlin 2025, im Druck.

2 V. E. Frankl, *Der Wille zum Sinn*, 7. Aufl., Göttingen 2016, S. 192.

Kapitel 1

1 H. Glaesmer, S. B. Gahleitner, I. Schäfer und C. Spitzer (Hrsg.), *Handbuch der Psychotraumatologie*, 5. Aufl., Stuttgart 2024; A. Maercker (Hrsg.), *Traumafolgestörungen*, 5. Aufl., Berlin 2019; I. Schäfer, T. Ehring, U. Frommberger u. a. (Hrsg.), *S3-Leitlinie Posttraumatische Belastungsstörung*, Berlin 2025, im Druck.

2 https://www.bfarm.de/DE/Kodiersysteme/Klassifikationen/ICD/ICD-11/uebersetzung/_node.html.

3 J. Klinger-König, A. Erhardt, F. Streit u. a., »Childhood trauma and somatic and mental illness in adulthood – findings of the NAKO health study [Kindheitstraumata und somatische sowie psychische Erkrankungen im Erwachsenenalter – Ergebnisse der NAKO Gesundheitsstudie]«, *Deutsches Ärzteblatt International* 121 (2024), S. 1–8.

4 U. Habel, L. Wagels, S. Ellendt, M. Scheller, A. Evler, R. Bergs, B. Clemens, A. Pütz, N. Kohn und F. Schneider, »Gewalt und Gesundheit. Symptome, Folgen und Behandlung betroffener Patientinnen und Patienten«, *Bundesgesundheitsblatt* 59 (2016), S. 17–27.

5 A. Maercker, T. Hecker, M. Augsburger und S. Kliem, »ICD-11 prevalence rates of posttraumatic stress disorder and complex posttraumatic stress disorder in a German nationwide sample«, *Journal of Nervous and Mental Disease* 206 (2018), S. 270–276.

6 A. Maercker und M. Augsburger, »Die posttraumatische Belastungsstörung«, in: A. Maercker (Hrsg.), *Traumafolgestörungen*, 5. Aufl., Berlin 2019, S. 26.

7 Zusammenfassend bei: A. Maercker und M. Augsburger, ebd., S. 25.

8 F. Jacobi, M. Höfler, J. Strehle u. a., »Psychische Störungen in der Allgemeinbevölkerung. Studie zur Gesundheit Erwachsener in Deutschland und ihr Zusatzmodul Psychische Gesundheit (DEGS1-MH)«, *Nervenarzt* 85 (2014), S. 77–87, sowie F. Jacobi, M. Höfler, J. Strehle u. a., »Erratum«, *Nervenarzt* 87 (2016), S. 88–90; siehe auch C. J. Bachmann, J. Czwikla, H. Jacobs, J. M. Fegert und F. Hoffmann, »Prävalenz und Versorgung

der Posttraumatischen Belastungsstörung in Deutschland: Eine bundesweite Auswertung von Krankenkassendaten aus den Jahren 2008 und 2017«, *Psychiatrische Praxis* 48 (2021), S. 316–323.

9 N. Morina, K. Stam, T. V. Pollet und S. Priebe, »Prevalence of depression and posttraumatic stress disorder in adult civilian survivors of war who stay in war-afflicted regions. A systematic review and meta-analysis of epidemiological studies«, *Journal of Affective Disorders* 239 (2018), S. 328–338.

10 U. K. Karunakara, F. Neuner, M. Schauer, K. Singh, K. Hill, T. Elbert und G. Burnham, »Traumatic events and symptoms of post-traumatic stress disorder amongst Sudanese nationals, refugees and Ugandans in the West Nile«, *African Health Sciences* 4 (2004), S. 83–93. »Erratum«: *African Health Sciences* 4 (2004), S. 193.

11 Die Fachgesellschaft DGPPN hat die wichtigsten Informationen mit Quellennachweisen zusammengefasst unter https://www.dgppn.de/schwerpunkte/zahlenundfakten.html.

12 F. Jacobi u. a., siehe Anm. 8.

13 F. Schneider, M. Erhart, W. Hewer, L. A. K. Loeffler und F. Jacobi, »Mortality and medical comorbidity in the severely mentally ill – a German registry study [Mortalität und somatische Komorbidität bei Menschen mit schweren psychischen Erkrankungen – eine deutsche Registerstudie]«, *Deutsches Ärzteblatt International* 116 (2019), S. 405–411.

14 https://de.statista.com/statistik/daten/studie/612073/umfrage/verteilung-der-diagnosen-bei-psychisch-bedingten-fruehrenten-in-deutschland/.

15 https://www.baua.de/DE/Themen/Monitoring-Evaluation/Zahlen-Daten-Fakten/Kosten-der-Arbeitsunfaehigkeit.html.

16 H. Glaesmer und C. Spitzer, »Transgenerationale Aspekte traumatischer Erfahrungen«, in: H. Glaesmer, S. B. Gahleitner, I. Schäfer und C. Spitzer (Hrsg.), *Handbuch der Psychotraumatologie*, 5. Aufl., Stuttgart 2024, S. 56–65.

17 C. Carlberg und F. Molnár, *Epigenetik des Menschen*, Cham 2023.

18 R. Yehuda, N. P. Daskalakis, L. M. Bierer, H. N. Bader, T. Klengel, F. Holsboer und E. B. Binder, »Holocaust exposure induced intergenerational effects on FKBP5 methylation«, *Biological Psychiatry* 80 (2016), S. 372–380.

19 T. Klengel, D. Mehta, C. Anacker u. a., »Allele-specific FKBP5 DNA demethylation mediates gene-childhood trauma interactions«, *Nature Neuroscience* 16 (2013), S. 33–41.

Kapitel 2

1 Die sozialrechtliche Vorgabe für die medizinische Klassifikation und die Diagnosen in Deutschland ist derzeit noch die ICD-10, die aber langsam von der ICD-11 abgelöst wird. Die in diesem Buch verwendete Fassung der ICD-11 und ihrer Kriterien ist eine

vorläufige, noch nicht amtliche Fassung der Kriterien der neuen, englischsprachigen ICD-11. Die deutsche Übersetzung wurde bislang nicht autorisiert, https://www.bfarm.de/DE/Kodiersysteme/Klassifikationen/ICD/ICD-11/uebersetzung/_node.html. Weitere Kennzeichen sowie Informationen und Hinweise zu den einzelnen Kategorien finden sich im englischen Auftritt der WHO unter https://icd.who.int/en.

2 American Psychiatric Association, *Diagnostisches und Statistisches Manual Psychischer Störungen – Textrevision – DSM-5-TR*® (Deutsche Ausgabe herausgegeben von P. Falkai und H.-U. Wittchen), Göttingen 2025; A. Pai, A. M. Suris, C. S. North, »Posttraumatic Stress Disorder in the DSM-5: controversy, change, and conceptual considerations«, *Behavioral Sciences (Basel)* 7 (2017), 7.

Kapitel 3

1 U. Frommberger, H. Frommberger und A. Maercker, »Der ›verzögerte Beginn‹ einer Posttraumatischen Belastungsstörung (PTBS) – ein diagnostisches und gutachterliches Problem mit Bezug zur politischen Inhaftierung in der DDR«, *Psychotherapie, Psychosomatik, Medizinische Psychologie* 70 (2020), S. 104–111.

2 F. Schneider und U. Habel (Hrsg.), *Psychosoziale Betreuung von Opferzeugen in Strafprozessen. Das Düsseldorfer Modell*, Baden-Baden 2000: Diese von Sandra Küpper und sehr vielen anderen Betroffenen berichteten Erfahrungen wurden vor langer Zeit vom Amtsgericht und Landgericht in Düsseldorf aufgegriffen, die eine gemeinsame psychosoziale Betreuung mit Sozialpädagoginnen mit uns einrichteten und evaluierten. Dazu gehörte ein separates Aufenthalts- und Spielzimmer für die Opferzeugen und ggf. ihre Kinder. Dadurch wurden die sehr nachvollziehbaren Befürchtungen gemindert, die Opfer wurden von den Tätern bzw. deren Begleitpersonen separiert. Sonst sitzen sie meistens vor dem Verhandlungssaal im gleichen Wartebereich, wo es regelmäßig zu Bedrohungen kommt. Dieses Modell ist inzwischen deutschlandweit von vielen Gerichten übernommen worden.

3 F. Schneider und G. Fink (Hrsg.), *Funktionelle MRT in Psychiatrie und Neurologie*, 2. Aufl., Berlin 2013.

4 F. Schneider, R. E. Gur, A. Alavi, M. E. Seligman, L. Harper Mozley, R. J. Smith, P. D. Mozley und R. C. Gur, »Cerebral blood flow changes in limbic regions induced by unsolvable anagram tasks«, *American Journal of Psychiatry* 153 (1996), S. 206–212. Mittels der Positronen-Emissions-Tomografie (PET) kann man nach Zuführung einer radioaktiv markierten Substanz feststellen, in welchen Hirnarealen in Abhängigkeit von Aufgaben welche Gehirnaktivierung vorhanden ist. Die PET ist diesbezüglich ein Vorläufer der funktionellen Kernspintomografie (fMRT).

5 C. Regenbogen und K. Pauly, »Posttraumatische Belastungsstörung«, in: F. Schneider und G. Fink, siehe Anm. 3, S. 705–713.

6 Eine Weiterführung dieser Thematik mit Neurofeedback ist von meinen früheren Mitarbeiterinnen und Mitarbeitern vorgelegt worden: J. Zweerings, P. Sarkheil, M. Keller u. a., »Rt-fMRI neurofeedback-guided cognitive reappraisal training modulates amygdala responsivity in posttraumatic stress disorder«, *NeuroImage: Clinical* 28 (2020), 102483. Eine der ersten Arbeiten zum Amygdala-Neurofeedback veröffentlichte ich vor vielen Jahren mit Kollegen: S. Posse, D. Fitzgerald, K. Gao, U. Habel, D. Rosenberg, G. J. Moore und F. Schneider, »Real-time fMRI of temporolimbic regions detects amygdala activation during single-trial self-induced sadness«, *Neuroimage* 18 (2003), S. 760–768.

7 G. A. Bonanno, »Loss, trauma, and human resilience: have we underestimated the human capacity to thrive after extremely aversive events?«, *American Psychologist* 59 (2004), S. 20–28.

8 A. Maercker und M. Augsburger, »Die posttraumatische Belastungsstörung«, in: A. Maercker (Hrsg.), *Traumafolgestörungen*, 5. Aufl., Berlin 2019, S. 13–45.

9 T. Ehring und A. Ehlers, *Ratgeber Trauma und Posttraumatische Belastungsstörung. Informationen für Betroffene und Angehörige*, 2. Aufl., Göttingen 2019, hier S. 26 ff.

10 N. Wahlsdorf, M. R. Sopp und T. Michael, »Trauma und Gedächtnis«, in: H. Glaesmer, S. B. Gahleitner, I. Schäfer und C. Spitzer (Hrsg.), *Handbuch der Psychotraumatologie*, 5. Aufl., Stuttgart 2024, S. 128–136.

11 A. Del Casale, S. Ferracuti, A. S. Barbetti u. a., »Grey matter volume reductions of the left hippocampus and amygdala in PTSD: a coordinate-based meta-analysis of magnetic resonance imaging studies«, *Neuropsychobiology* 81 (2022), S. 257–264.

12 M.-S. Lee, P. Anumagalla und M. N. Pavuluri, »Individuals with the post-traumatic stress disorder process emotions in subcortical regions irrespective of cognitive engagement: a meta-analysis of cognitive and emotional interface«, *Brain Imaging and Behavior* 15 (2021), S. 941–957; L. Schulze, A. Schulze, B. Renneberg, C. Schmahl und I. Niedtfeld, »Neural correlates of affective disturbances: a comparative meta-analysis of negative affect processing in Borderline Personality Disorder, Major Depressive Disorder, and Posttraumatic Stress Disorder«, *Biological Psychiatry: Cognitive Neuroscience and Neuroimaging* 4 (2019), S. 220–232; S. Xiao, Z. Yang, T. Su, J. Gong, L. Huang und Y. Wang, »Functional and structural brain abnormalities in posttraumatic stress disorder: a multimodal meta-analysis of neuroimaging studies«, *Journal of Psychiatric Research* 155 (2022), S. 153–162.

13 F. Caspar, K. Koch, F. Schneider, T. Berger und G. Wagner, »Psychotherapie und ihre neurobiologischen Voraussetzungen«, in: W. Senf, M. Broda, D. Voos und M. Neher (Hrsg.), *Praxis der Psychotherapie*, 6. Aufl., Stuttgart 2020, S. 154–178; G. A. Fonzo, M. S. Goodkind, D. J. Oathes u. a., »Amygdala and insula connectivity changes following psychotherapy for Posttraumatic Stress Disorder: a randomized trial«, *Biological Psychiatry* 89 (2021), S. 857–867.

14 Allerdings ist zu beachten, dass je nach vorherrschender Symptomatik unterschiedliche präfrontale Dysfunktionen auftreten. Dissoziationen sind mit stärkerer funktionel-

ler Konnektivität zwischen präfrontal-limbischen Arealen und stärkerer Top-down-Kontrolle assoziiert, was der Überregulation emotionaler Reaktionen entspricht.

15 Diagnostik und Therapie einer Traumafolgestörung erfolgen gemäß den aktuellen Erkenntnissen der Wissenschaft (A. Maercker, siehe Anm. 8; H. Glaesmer u. a., siehe Anm. 10), auf denen auch die medizinischen Leitlinien der Arbeitsgemeinschaft der Wissenschaftlichen Medizinischen Fachgesellschaften (AWMF) basieren. Auch für die posttraumatische Belastungsstörung (PTBS) gibt es eine solche Leitlinie (I. Schäfer, T. Ehring, U. Frommberger u. a. [Hrsg.], *S3-Leitlinie Posttraumatische Belastungsstörung*, Berlin 2025, im Druck). Eine solche S3-Leitlinie beschreibt Empfehlungen auf der Basis von Evidenz und strukturiertem Konsens. Etwa 20 wissenschaftliche Fachgesellschaften, Berufsverbände und andere Organisationen haben diese Leitlinie gemeinsam erstellt und legen regelmäßig eine Aktualisierung vor. Auch in diesem Buch orientiere ich mich sehr an dieser Leitlinie und weise im Text immer wieder auf deren Empfehlungen hin.

16 Bei den nicht traumafokussierten Techniken wird lediglich die Emotionsregulation, der Umgang mit posttraumatischen Belastungssymptomen oder die Lösung aktueller Probleme thematisiert. Dies reicht meist nicht aus. Allerdings sind diese dann angebracht, wenn es die Umstände bedingen, also Patientinnen und Patienten noch wegen anderer Dinge in einem nicht psychiatrischen Krankenhaus oder einer entsprechenden Rehaeinrichtung sind und somit auch keine Traumafokussierung, also keine Exposition, vorstellbar ist.

17 M. Bohus, *DBT-Skillstraining. Das Patienten-Manual*, Stuttgart 2024; M. Bohus und R. Vonderlin, »Dialektisch behaviorale Therapie für komplexe posttraumatische Belastungsstörung (DBT-PTBS): ein evidenzbasiertes störungsspezifisches Behandlungsprogramm«, *Nervenarzt* 95 (2024), S. 630–638; M. Bohus und K. Priebe, »Dialektisch-behaviorale Therapie für komplexe PTBS«, in: A. Maercker, siehe Anm. 8, S. 331–348.

18 Ein weiterer wichtiger phasenbasierter Ansatz ist STAIR/NET (*S*kills-*T*raining zur *A*ffektiven und *I*nterpersonellen *R*egulation, *N*arrative [*E*xpositions] *T*herapie), hier werden Emotionsdysregulation und dysfunktionale interpersonelle Schemata sowie eine traumafokussierte narrative Exposition genutzt (F. Neuner, C. Catani und M. Schauer, *Narrative Expositionstherapie [NET]*, Göttingen 2021; I. Schäfer, J. Borowski und M. Cloitre, »Behandlung der komplexen PTBS mit STAIR/Narrative Therapie«, in: A. Maercker, siehe Anm. 8, S. 311–330).

19 Dies sind z. B. Selbstmordgefährdung, akute wahnhafte (psychotische) Symptome, dissoziative Symptome, Selbstverletzung, Fremdaggression, Alkohol- oder sonstiger Drogenkonsum. Allerdings gibt es auch Umstände, unter denen sofort mit einer traumafokussierten Therapie begonnen werden sollte.

20 Siehe Kapitel 11 zu Renten- und Entschädigungsleistungen in F. Schneider, H. Frister, D. Olzen, *Begutachtung psychischer Störungen*, 5. Aufl., Berlin 2024, S. 433–524; D. Dominok, »Neuerungen im Sozialgesetzbuch für die Behandlung, Versorgung und Entschädigung psychisch reaktiver Traumafolgen«, in: H. Glaesmer u. a., siehe Anm. 10,

S. 776–785; M. Giesmann, I. Flatten-Whitehead, L. Specht, J. M. Fegert, J. Schellong, M. Rassenhofer und I. Schäfer, »Schnelle Hilfen für Betroffene von akuter Gewalt. Aktuelle Versorgung in Traumaambulanzen in Deutschland«, *Nervenarzt* 95 (2024), S. 597–606. Bis Ende 2024 war das Opferentschädigungsgesetz (OEG) gültig, was nun durch das SGB XIV abgelöst ist.

21 https://www.dgppn.de/die-dgppn/referate/sportpsychiatrie.html; K. Henkel und F. Schneider, »DGPPN-Referat ›Sportpsychiatrie und -psychotherapie‹«, in: M. C. Claussen und E. Seifritz (Hrsg.), *Lehrbuch der Sportpsychiatrie und -psychotherapie. Psychische Gesundheit und Erkrankungen im Leistungssport*, Bern 2022, S. 611–614.
Für die engagierte Arbeit wurde ich zusammen mit dem Referat, der Robert-Enke-Stiftung und meiner damaligen Klinik von der Initiative »Deutschland – Land der Ideen« 2012 als ein »Ausgewählter Ort« ausgezeichnet. Ich selbst bin auch von Anfang an Mitglied des Kuratoriums der Robert-Enke-Stiftung, für mich eine Auszeichnung, Depression im Sport gemeinsam mit dieser Stiftung bekämpfen zu können.

22 F. Schneider, mit einem Geleitwort von Teresa Enke, *Depressionen im Sport. Der Ratgeber für Sportler, Trainer, Betreuer und Angehörige*, München 2013.

Kapitel 4

1 H. Stoffels (Hrsg.), *Schicksale der Verfolgten. Psychische und somatische Auswirkungen von Terrorherrschaft*, Heidelberg 1991; G. Hardtmann (Hrsg.), *Spuren der Verfolgung. Seelische Auswirkungen des Holocaust auf die Opfer und ihre Kinder*, Gerlingen 1992.

2 W. G. Niederland, *Folgen der Verfolgung. Das Überlebenden-Syndrom, Seelenmord*, Frankfurt a. M. 1980.

3 S. Dörre, *Zwischen NS-»Euthanasie« und Reformaufbruch. Die psychiatrischen Fachgesellschaften im geteilten Deutschland*, Berlin 2021.

4 M. S. Bergmann, M. E. Jucovy und J. S. Kestenberg (Hrsg.), *Kinder der Opfer. Kinder der Täter. Psychoanalyse und Holocaust*, Gießen 2016; S. Bode, *Kriegsenkel. Die Erben der vergessenen Generation*, Stuttgart 2009.

5 H.-W. Schmuhl, *Die Gesellschaft deutscher Neurologen und Psychiater im Nationalsozialismus*, Berlin 2016; G. Schmidt, *Selektion in der Heilanstalt 1939–1945*. Neuausgabe von F. Schneider (Hrsg.) mit ergänzenden Texten, Berlin 2012.

6 https://www.dgppn.de

7 Der erste Schritt bestand schließlich darin, den ersten Paragrafen der Satzung der DGPPN auf der Mitgliederversammlung 2009 wie folgt zu ergänzen: »Die DGPPN ist sich ihrer besonderen Verantwortung um die Würde und Rechte der psychisch Kranken bewusst, die ihr aus der Beteiligung ihrer Vorläuferorganisationen an den Verbrechen des Nationalsozialismus, an massenhaften Krankenmorden und Zwangssterilisationen erwachsen.«

8 F. Schneider (Hrsg.), *Psychiatrie im Nationalsozialismus – Erinnerung und Verantwortung. Psychiatry under National Socialism – Remembrance and Responsibility*, Berlin 2011.

9 H.-W. Schmuhl, siehe Anm. 5; S. Dörre, siehe Anm. 3.

10 F. Schneider und P. Lutz, *erfasst, verfolgt, vernichtet. Kranke und behinderte Menschen im Nationalsozialismus. registered, persecuted, annihilated. The sick and disabled under National Socialism*, Berlin 2014; sowie https://www.dgppn.de/ausstellung mit frei zugänglicher Mediathek. Nach der Eröffnung 2014 im Deutschen Bundestag unter der Schirmherrschaft des damaligen Bundespräsidenten Joachim Gauck war sie an 76 Standorten in acht verschiedenen Ländern auf fünf Kontinenten zu sehen und wurde von über 500 000 Menschen besucht (F. Schneider, *erfasst, verfolgt, vernichtet. Kranke und behinderte Menschen im Nationalsozialismus. Die Dokumentation zur Ausstellung*, Berlin 2019).

11 Ich gehe davon aus, dass dies eine ähnliche Geschichte war wie die von Anna Lehnkering, über die ihre Nichte Sigrid Falkenstein und ich ein Buch geschrieben haben, um an sie zu erinnern: S. Falkenstein unter Mitarbeit von F. Schneider, *Annas Spuren. Ein Opfer der NS-»Euthanasie«*, München 2012.

12 Das Fachwort dafür ist psychogene Amnesie, also ein psychisch bedingter Gedächtnisverlust, oft durch Traumatisierungen.

13 H. Sahl, *Die Wenigen und die Vielen*, Frankfurt a. M. 2010, S. 11.

14 B. Andrews, C. R. Brewin, R. Philpott und L. Stewart, »Delayed-onset posttraumatic stress disorder: a systematic review of the evidence«, *American Journal of Psychiatry* 164 (2007), S. 1319–1326; R. Yehuda, J. Schmeidler, E. Labinsky, A. Bell, A. Morris, S. Zemelman und R. A. Grossman, »Ten-year follow-up study of PTSD diagnosis, symptom severity and psychosocial indices in aging holocaust survivors«, *Acta Psychiatrica Scandinavica* 119 (2009), S. 25–34.

15 G. Kancheli, *Lament*, München, ECM Records, 1999.

16 H. Sahl, *Wir sind die Letzten. Der Maulwurf. Gedichte*, 2. Aufl., Frankfurt a. M. 1991, S. 170.

Kapitel 5

1 A. Dreier und K. Laudien, *Einführung. Heimerziehung der DDR*, herausgegeben durch die Konferenz der Landesbeauftragten für die Unterlagen des Staatssicherheitsdienstes der ehemaligen Deutschen Demokratischen Republik und zur Aufarbeitung der Folgen der kommunistischen Diktatur, Schwerin 2012.

2 H. Knabe (Hrsg.), *Die vergessenen Opfer der Mauer. Inhaftierte DDR-Flüchtlinge berichten*, Berlin 2009.

3 U. Stary, »Wochenkrippen und Kinderwochenheime in der DDR«, Bundeszentrale für

politische Bildung, https://www.bpb.de/themen/deutschlandarchiv/262920/wochenkrippen-und-kinderwochenheime-in-der-ddr/.

4 Wie man aus Berichten von Betroffenen und aus Forschungen weiß, kam es in diesen Einrichtungen regelmäßig zu Demütigungen sowie zu körperlicher und seelischer Gewalt. Siehe etwa H. Fangerau, A. Dreier-Horning, V. Hess, K. Laudien und M. Rotzoll (Hrsg.), *Leid und Unrecht. Kinder und Jugendliche in Behindertenhilfe und Psychiatrie der BRD und DDR 1949–1990*, Köln 2021.

Kapitel 6

1 R. Rosner und B. Wagner, »Anhaltende Trauerstörung«, in: H. Glaesmer, S. B. Gahleitner, I. Schäfer und C. Spitzer (Hrsg.), *Handbuch der Psychotraumatologie*, 5. Aufl., Stuttgart 2024, S. 201–210; B. Wagner, *Komplizierte Trauer: Grundlagen, Diagnostik und Therapie,* Berlin 2013. Erst 1993 wurde der Begriff »pathologische Trauer« geprägt, vorher hat man diese Symptomatik weniger als Erkrankung gesehen.

2 Bei dem amerikanischen System DSM-5-TR® beträgt die Mindestdauer seit dem Tod der nahestehenden Person bei Erwachsenen zwölf Monate. Die unterschiedlichen Klassifikationssysteme haben zur Folge, dass viele Studien nicht miteinander verglichen werden können.

3 S. O. Lilienfeld, »Psychological treatments that cause harm«, *Perspectives on Psychological Science* 2 (2007), S. 53–70.

4 R. Rosner und H. Comtesse, »Therapie der anhaltenden Trauerstörung«, in: A. Maercker (Hrsg.), *Traumafolgestörungen*, 5. Aufl., Berlin 2019, S. 379–391.

5 J. Fiore, »A systematic review of the dual process model of coping with bereavement (1999–2016)«, *Omega* (Westport) 84 (2021), S. 414–458.

6 M. Johannsen, M. F. Damholdt, R. Zachariae, M. Lundorff, I. Farver-Vestergaard und M. O'Connor, »Psychological interventions for grief in adults. A systematic review and meta-analysis of randomized controlled trials«, *Journal of Affective Disorders* 253 (2019), S. 69–86; K. B. Komischke-Konnerup, R. Zachariae, P. A. Boelen, M. M. Marello und M. O'Connor, »Grief-focused cognitive behavioral therapies for prolonged grief symptoms. A systematic review and meta-analysis«, *Journal of Consulting and Clinical Psychology* 92 (2024), S. 236–248.

Inzwischen gibt es auch einige Weiterentwicklungen für die Psychotherapie bei anhaltender Trauerstörung auf der Basis der Kognitiven Verhaltenstherapie, z. B. die Integrative Kognitive Verhaltenstherapie, die auch als Gruppentherapie einsetzbar ist (R. Rosner, G. Pfoh, R. Rojas u. a., *Anhaltende Trauerstörung: Manuale für die Einzel- und Gruppentherapie*, Göttingen 2014).

Die Present Centered Therapy beinhaltet lediglich Psychoedukation sowie Problemlösen mit Übungen und ist als Alternative für Patientinnen und Patienten verfügbar, die sich keiner Exposition aussetzen möchten, oder dort, wo die Umstände eine Traumafokussierung nicht zulassen.

7 R. A. Bryant, L. Kenny, A. Joscelyne, N. Rawson, F. Maccallum, C. Cahill, S. Hopwood und A. Nickerson, »Treating prolonged grief disorder. A 2-year follow-up of a randomized controlled trial«, *Journal of Clinical Psychiatry* 78 (2017), S. 1363–1368. Erratum in: *Journal of Clinical Psychiatry, 79* (2018), 18lcx12157.

Kapitel 7

1 https://www.bbk.bund.de/DE/Themen/Internationale-Angelegenheiten/Kleeblatt-Mechanismus/kleeblatt-mechanismus_node.html.

2 K. Priebe, C. Stiglmayr und C. Schmahl, *Dissoziation. Theorie und Therapie*, Berlin 2013.

3 In dem Diagnosemanual DSM-5-TR® wird für die PTBS ein »dissoziativer Subtyp« beschrieben, der neben den eigentlichen PTBS-Kriterien des DSM-5-TR® Intrusionen, Vermeidung, kognitive und Stimmungsveränderungen, anhaltende Übererregung und eben dissoziative Depersonalisation oder auch Derealisation voraussetzt; American Psychiatric Association, *Diagnostisches und Statistisches Manual Psychischer Störungen – Textrevision – DSM-5-TR®* (Deutsche Ausgabe von P. Falkai und H.-U. Wittchen), Göttingen 2025.

4 K. Priebe u. a., siehe Anm. 2.

5 https://www.aerzte-ohne-grenzen.de/unsere-arbeit/aktuelles/ukraine-medizinischen-zuege-wie-funktionieren-sie.

6 https://www.who.int/publications/i/item/9789241548205; https://www.aerzte-ohne-grenzen.de/presse/ukraine-krieg-trauma-psychologische-hilfe; https://www.who.int/publications/i/item/9789240084278; https://www.mhfa-ersthelfer.de/de/.

7 https://www.rki.de/DE/Themen/Gesundheit-und-Gesellschaft/Gesundheitliche-Einflussfaktoren-A-Z/F/Flucht-Gesundheit/Merkblatt-Psychische-Gesundheit.html?templateQueryString=merkblatt+psychische+gesundheit.

8 https://www.bundeswehr.de/de/betreuung-fuersorge/ptbs-hilfe; P. Zimmermann, *Trauma und moralische Konflikte. Einführung und Manual für die präventive und therapeutische Arbeit mit Einsatzkräften*, Stuttgart 2022; P. Zimmermann, »Traumatisierungen nach militärischen Einsätzen«, in: H. Glaesmer, S. B. Gahleitner, I. Schäfer und C. Spitzer (Hrsg.), *Handbuch der Psychotraumatologie*, 5. Aufl., Stuttgart 2024, S. 291–300.

Kapitel 9

1 F. Schulz-Kindermann, *Psychoonkologie. Grundlagen und therapeutische Praxis*, 2. Aufl., Weinheim 2021; C. Diegelmann, M. Isermann und T. Zimmermann, *Psychoonkologie. Resilienz innovativ stärken – Ein Praxishandbuch*, Stuttgart 2023; V. Tschuschke, *Psychoonkologie. Psychologische Aspekte der Entstehung und Bewältigung von Krebs*, 3. Aufl., Stuttgart 2018; V. Tschuschke, *Psychoonkologie praktizieren. Welche Hilfe wann und bei wem?*, Stuttgart 2020.

Kapitel 10

1 J. Bengel, K. Becker-Nehring und J. Hillebrecht, »Psychologische Frühinterventionen«, in: A. Maercker (Hrsg.), *Traumafolgestörungen*, 5. Aufl., Berlin 2019, S. 189–216.

2 H. M. Stileman und C. A. Jones, »Revisiting the debriefing debate: Does psychological debriefing reduce PTSD symptomatology following work-related trauma? A meta-analysis«, *Frontiers in Psychology* 14 (2023), 1248924; G. Gartlehner, C. A. Forneris, K. A. Brownley u. a., *Interventions for the prevention of posttraumatic stress disorder (PTSD) in adults after exposure to psychological trauma*, Rockville (MD) 2013; J. I. Bisson, L. A. Wright, K. A. Jones, C. Lewis, A. J. Phelps, M. Sijbrandij, T. Varker und N. P. Roberts, »Preventing the onset of post traumatic stress disorder«, *Clinical Psychology Review* 86 (2021), 102004; R. J. McNally, R. A. Bryant und A. Ehlers, »Does early psychological intervention promote recovery from posttraumatic stress?«, *Psychological Science in the Public Interest* 4 (2003), S. 45–79.

3 K. Clemens und C. Lüdke, »Psychologische Soforthilfe. Debriefing kann schaden«, *Deutsches Ärzteblatt PP* 7 (2002), S. 316.

4 J. Bengel u. a., siehe Anm. 1, S. 192 ff.

5 A. Nikendei, *Psychosoziale Notfallversorgung (PSNV). Praxisbuch Krisenintervention*, 2. Aufl., Edewecht 2017.

6 J. Müller-Lange, U. Rieske und J. Unruh (Hrsg.), *Handbuch Notfallseelsorge*, 3. Aufl., Edewecht 2013.

7 M. Paulzen und F. Schneider, »Leitsymptome«, in: F. Schneider und I. Schneider (Hrsg.), *Facharztwissen Psychiatrie, Psychosomatik und Psychotherapie*, 3. Aufl., Berlin 2025, im Druck.

8 Angelehnt an eine traumafokussierte, kognitiv-verhaltenstherapeutische Frühintervention (TF-KVT). Die Elemente dieser Behandlung sind Psychoedukation, Exposition in der Vorstellung, kognitive Umstrukturierung und Angstbewältigung mit Entspannungs- und Atemtechniken (J. Bengel u. a., siehe Anm. 1).

9 C. Mackesy, *Der Junge, der Maulwurf, der Fuchs und das Pferd*, Berlin 2020.

Kapitel 11

1 R. Rosner, C. Henkel, K. Ginkel und R. Mestel, »Was passiert nach der stationären Stabilisierung mit komplex traumatisierten PTB-Patientinnen? Die Bedeutung von Stabilisierung und Konfrontation für die Behandlung traumatisierter Frauen«, *Zeitschrift für Psychiatrie, Psychologie und Psychotherapie* 58 (2010), S. 127–135.

2 Siehe das Kapitel über Sandra Küpper; I. Schäfer, T. Ehring, U. Frommberger u.a. (Hrsg.), *S3-Leitlinie Posttraumatische Belastungsstörung*, Berlin 2025, im Druck.

3 In den letzten Jahren wurde die Dialektisch-Behaviorale Therapie für K-PTBS (DBT-PTBS) entwickelt, da eine einfache »Stabilisierung« oder klassische Exposition in solchen Fällen für die bei der K-PTBS zusätzlichen Symptome wie affektive Dysregulation, negatives Selbstkonzept und die gestörten sozialen Beziehungen meist nicht ausreicht. Insofern ist es wichtig, dass mit der DBT-PTBS nun ein Verfahren zur Verfügung steht, welches speziell diese Konstellationen berücksichtigt. M. Bohus und R. Vonderlin, »Dialektisch behaviorale Therapie für komplexe posttraumatische Belastungsstörung (DBT-PTBS): ein evidenzbasiertes störungsspezifisches Behandlungsprogramm«, *Nervenarzt* 95 (2024), S. 630–638; M. Bohus, *DBT-Skillstraining: Das Patienten-Manual*, Stuttgart 2024; M. Bohus, N. Kleindienst, C. Hahn u.a., »Dialectic behavior therapy for posttraumatic stress disorder (DBT-PTSD) compared with cognitive processing therapy (CPT) in complex presentations of PTSD in women survivors of childhood abuse: A randomized clinical trial«, *JAMA Psychiatry* 77 (2020), S. 1235–1245.

4 T. Ehring und A. Ehlers, *Ratgeber Trauma und Posttraumatische Belastungsstörung. Informationen für Betroffene und Angehörige*, 2. Aufl., Göttingen 2019, S. 28; T. Ehring, »Die Traumaerinnerung ordnen. Verwendung der Schrankmetapher zur Vorbereitung auf das imaginative Nacherleben«, in: K. Priebe und A. Dyer (Hrsg.), *Metaphern, Geschichten und Symbole in der Traumatherapie*, Göttingen 2014, S. 71–76.

5 K. Priebe, »Vermeidungsverhalten reduzieren – Die Analogie des Wasserballs«, in: K. Priebe und A. Dyer, siehe Anm. 4, S. 65–69.

6 A. Bellot, M. J. Muñoz-Rivas, J. Botella und I. Montorio, »Factors associated with revictimization in intimate partner violence: a systematic review and meta-analysis«, *Behavioral Sciences* (Basel) 14 (2024), S. 103.

7 M. Bohus und K. Priebe, »Dialektisch-behaviorale Therapie für komplexe PTBS«, in: A. Maercker (Hrsg.), *Traumafolgestörungen*, 5. Aufl., Berlin 2019, S. 331–348, hier S. 343 f.; C. Stierle, *Compassion Focused Therapy in der Praxis*, Weinheim 2022.

8 M. Bohus und K. Priebe, siehe Anm. 7, S. 344.

9 C. Stierle, siehe Anm. 7, S. 97 ff.

Kapitel 12

1 Commitment ist ein Konzept, das vor allem durch die DBT (M. M. Linehan, *Dialektisch-Behaviorale Therapie der Borderline-Persönlichkeitsstörung*, München 2008) und die ACT (S. C. Hayes, K. D. Strosahl und K. G. Wilson, *Akzeptanz- & Commitment-Therapie. Achtsamkeitsbasierte Veränderungen in Theorie und Praxis*, Paderborn 2014) propagiert wurde. Zusammenfassend bei M. Franz und S. Lucke, *Borderline-Störung. Krisenintervention und störungsspezifische Behandlung*, Göttingen 2021.

2 Vor über 30 Jahren habe ich das Therapeutische Reiten mit psychisch kranken Menschen ebenfalls ausprobiert. Noch in meiner Zeit als Assistenzarzt bin ich mit einigen Patienten von meiner Station einmal die Woche zu einem Reitstall gefahren. Es half den Patienten sehr, sich auf sich selbst zu konzentrieren und anderen zu vertrauen. Damals habe ich diese Arbeit in zwei Artikeln zusammengefasst (F. Schneider und H.-J. Gaertner, »Therapeutisches Reiten mit psychiatrischen Patienten. 1. Ein Literaturüberblick«, *Psycho* 18 [1992], S. 10–14; F. Schneider und H.-J. Gaertner, »Therapeutisches Reiten mit psychiatrischen Patienten. 2. Erfahrungen und Empfehlungen für die Praxis«, *Psycho* 18 [1992], S. 15–19).

Heute gibt es viel mehr Literatur darüber, allerdings weiterhin kaum richtige Studien mit psychisch kranken Menschen und nur ganz wenige mit Bezug zur PTBS, z. B. W. R. Marchand, R. Lackner, A. Hartquist, L. Finnell und E. Nazarenko, »Evaluation of a mindfulness and self-compassion-based psychotherapy incorporating horses for Veterans who have experienced trauma«, *Complementary Therapies in Medicine* 72 (2023), 102914; E. Schramm, C. Breuninger, R. Wohlfarth, M. Elsaesser, H. Piosczyk und T. Fangmeier, »Effectiveness of nature- and animal assisted mindfulness for relapse prevention in depressed patients with a history of childhood maltreatment«, *Frontiers in Psychiatry* 13 (2022), 899318.

3 M. Bohus, *DBT-Skillstraining: Das Patienten-Manual*, Stuttgart 2024; zusammenfassend auch bei: M. Franz und S. Lucke, siehe Anm. 1.

Kapitel 13

1 T. Teismann und J. Margraf, *Exposition und Konfrontation*, Göttingen 2017; P. Neudeck, *Expositionsverfahren. Techniken der Verhaltenstherapie*, Weinheim 2015.

2 M. Franz und S. Lucke, *Borderline-Störung. Krisenintervention und störungsspezifische Behandlung*, Göttingen 2021; M. Bohus, *DBT-Skillstraining. Das Patienten-Manual*, Stuttgart 2024.

3 Die wichtigsten wissenschaftlichen Modelle und Theorien, aus denen auch Therapien für PTBS abgeleitet wurden, sind das Traumagedächtnis-Modell nach Foa, das Duale Traumagedächtnis-Modell nach Brewin, das Kognitive Störungsmodell nach Ehlers und

Clark, das Sozial-Interpersonelle Modell nach Maercker und Horn, das Narrations-Gedächtnis-Modell nach Schauer, Neuner und Elbert, das Verkettungs-Modell nach Cloitre sowie speziell für die K-PTBS das Gedächtnis-Affekt-Modell von Bohus u. a. Für eine wissenschaftlich fundierte Übersicht siehe »Teil II: Therapie« in A. Maercker (Hrsg.), *Traumafolgestörungen*, 5. Aufl., Berlin 2019, sowie A. B. Horn und A. Maercker, »Psychologische Theorien zum Verständnis der Posttraumatischen Belastungsstörung«, in: H. Glaesmer, S. B. Gahleitner, I. Schäfer und C. Spitzer (Hrsg.), *Handbuch der Psychotraumatologie*, 5. Aufl., Stuttgart 2024, S. 29–40.

4 »Eye Movement Desensitization and Reprocessing« wurde als spezifisch traumafokussierte Psychotherapiemethode entwickelt. Geführte Augenbewegungen während Expositionen sollen die Bewältigung und Einordnung von traumatischen Gedächtnisinhalten in die Vergangenheit unterstützen. Siehe dazu F. Shapiro, *EMDR – Grundlagen und Praxis. Handbuch zur Behandlung traumatisierter Menschen*, 3. Aufl., Paderborn 2022; O. Schubbe und T. Gruyters, »Eye Movement Desensitization and Reprocessing«, in: H. Glaesmer u. a., siehe Anm. 3, S. 95–604.

5 U. Schnyder, A. Ehlers, T. Elbert, E. B. Foa, B. P. R. Gersons, P. A. Resick, F. Shapiro und M. Cloitre, »Psychotherapies for PTSD: what do they have in common?«, *European Journal of Psychotraumatology* 6 (2015), 28186.

6 Wie insbesondere im Kapitel zu Sandra Küpper beschrieben, gibt es dafür wissenschaftliche Leitlinien, in diesem Fall über PTBS: I. Schäfer, T. Ehring, U. Frommberger u. a. (Hrsg.), *S3-Leitlinie Posttraumatische Belastungsstörung*, Berlin 2025, im Druck.

Kapitel 14

1 In ihrem Notfallkoffer gab es vier Hilfestufen, also Maßnahmen, die die Patientinnen oder Patienten je nach Schwere einer Krise der Reihe nach ergreifen sollten: zunächst Soforthilfe und Selbsthilfe mit Achtsamkeits- und Atemübungen, dann die Aktivierung des sozialen Netzes, also etwa Bekannte anrufen. Die dritte Stufe sah vor, sich professionelle Hilfe zu suchen. Und falls auch das nicht mehr half, sollte man sich in der Notaufnahme einer psychiatrisch-psychotherapeutischen Klinik vorstellen. A. Precht, *Der Trauma-Notfallkoffer. Praktische Übungen zur Selbsthilfe*, Stuttgart 2023; K. Lühr, C. Zens und M. Müller-Engelmann, *Therapie-Tools Posttraumatische Belastungsstörung*, 2. Aufl., Weinheim 2024.

2 J. Schemmel, L. Datschewski-Verch, R. Volbert, »Recovered memories in psychotherapy: a survey of practicing psychotherapists in Germany«, *Memory* 32 (2024), S. 176–196. Diese Forschergruppe hat eine Umfrage unter gut 250 deutschen Psychotherapeutinnen und -therapeuten durchgeführt. Fast 80 Prozent berichteten über sehr vereinzelt auftretende Fälle von Gedächtniswiederherstellung bei ihren Patientinnen und Patienten, die negative und positive Kindheitserfahrungen umfassten. In der Studie gaben

etwa 20 Prozent der Befragten an, dass die Wiederherstellung von Gedächtnisinhalten ihre Aufgabe sei. Letzteres sehen die meisten Kliniker und Wissenschaftlerinnen gar nicht so. Auch ich bin der festen Überzeugung, dass die Patientinnen und Patienten uns schon berichten werden, was sie für relevant erachten, früher oder später. Man darf ihnen nichts suggerieren.

3 M. M. Wachendörfer und A. Oeberst, »Differences between true and false autobiographical memories: a scoping review«, *European Psychologist* 28 (2023), S. 247–264.

4 J. Schellong, A. Schellong, U. Gast, U. Frommberger, A. Jatzko und I. Schäfer, »Trauma und Erinnerung – ein Beitrag zur aktuellen Debatte in Recht und Psychotherapie«, *Nervenarzt* 95 (2024), S. 608–615.

5 J. Schemmel, »Wann gefährdet Psychotherapie die Glaubhaftigkeit in Strafverfahren (und wann nicht)? Erläuterungen und Handlungsempfehlungen für Psychotherapeut*innen«, *Psychotherapeutenjournal* 23 (2024), S. 233–241.

6 S. Ahrens-Eipper und A. Walter, »Psychotherapie und Strafverfahren – kein Widerspruch. Hintergründe und berufspraktische Hinweise für Psychotherapeut*innen«, *Psychotherapeutenjournal* 23 (2024), S. 242–250.

Kapitel 15

1 U. K. Karunakara, F. Neuner, M. Schauer, K. Singh, K. Hill, T. Elbert und G. Burnham, »Traumatic events and symptoms of post-traumatic stress disorder amongst Sudanese nationals, refugees and Ugandans in the West Nile«, *African Health Sciences* 4 (2004), S. 83–93; »Erratum«, *African Health Sciences* 4 (2004), S. 193.

2 https://www.baff-zentren.org.

3 A. Heinz und F. Schneider, »Psychiatrische und psychotherapeutische Versorgung geflüchteter Personen. Herausforderungen und Perspektiven«, *Nervenarzt* 88 (2017), S. 1–2; H. Brücker, J. Croisier, Y. Kosyakova, H. Kröger, G. Pietrantuono, N. Rother und J. Schupp, »Geflüchtete machen Fortschritte bei Sprache und Beschäftigung«, *DIW Wochenbericht* 86 (4) (2019), S. 55–70; Bundesweite Arbeitsgemeinschaft der Psychosozialen Zentren für Flüchtlinge und Folteropfer – BAfF (Hrsg.), *Flucht & Gewalt. Psychosozialer Versorgungsbericht Deutschland 2024*, Berlin 2024; M. Hauser und K. Griese, »›Zeigt auf die Täter, nicht auf mich.‹ Sexualisierte Gewalt in bewaffneten Konflikten«, in: H. Glaesmer, S. B. Gahleitner, I. Schäfer und C. Spitzer (Hrsg.), *Handbuch der Psychotraumatologie*, 5. Aufl., Stuttgart 2024, S. 418–431; A. Liedl und C. Knaevelsrud, »Psychotraumatologische Folgen von Folter«, in: H. Glaesmer u. a., ebd., S. 432–441; Y. Nesterko, H.-J. Assion und H. Glaesmer, »Psychotraumatologie im Kontext von Flucht und Migration«, in: H. Glaesmer u. a., ebd., S. 442–452.

4 H. Schröder, K. Zok und F. Faulbaum, »Gesundheit von Geflüchteten in Deutschland –

Ergebnisse einer Befragung von Schutzsuchenden aus Syrien, Irak und Afghanistan«, *WIdO-monitor* 15(1) (2018), S. 1–20.

5 M. Bajbouj, J. Alabdullah, S. Ahmad, S. Schidem, H. Zellmann, F. Schneider und I. Heuser, »Psychosoziale Versorgung von Flüchtlingen in Deutschland. Erkenntnisse aus der Not- und Entwicklungshilfe«, *Nervenarzt* 89 (2018), S. 1–7.

6 F. Schneider, M. Bajbouj und A. Heinz, »Psychische Versorgung von Flüchtlingen in Deutschland. Modell für ein gestuftes Vorgehen«, *Nervenarzt* 88 (2017), S. 10–17. Die Nationale Akademie der Wissenschaften Leopoldina hatte schon vor einigen Jahren eine interdisziplinäre Arbeitsgruppe eingerichtet. Wir haben dort den enormen Hilfebedarf und die Umsetzungsmöglichkeiten für psychische Störungen bei traumatisierten Flüchtlingen beschrieben (Nationale Akademie der Wissenschaften Leopoldina [Hrsg.], *Traumatisierte Flüchtlinge – schnelle Hilfe ist jetzt nötig*, Halle [Saale] 2018). Viel zu wenig wurde bislang davon umgesetzt.

7 S. Kemna, M. Bringmann, C. Karnouk u. a., »Predictors of symptom change in the mental health of refugees and asylum seekers (MEHIRA) study examining the effects of a stepped and collaborative care model – a multicentered rater-blinded randomized controlled trial«, *Journal of Affective Disorders* 370 (2025), S. 45–53.

8 M. Schauer, *Die einfachste Psychotherapie der Welt. Wie wir die Ursachen von Stress und Krankheit behandeln und den Kreislauf von Trauma und Gewalt durchbrechen*, Hamburg 2024; M. Schauer, F. Neuner und T. Elbert, *Narrative Exposure Therapy (NET) for survivors of traumatic stress*, 3. Aufl., Göttingen 2024; F. Neuner, C. Catani und M. Schauer, *Narrative Expositionstherapie (NET)*, Göttingen 2021; S. Siehl, K. Robjant und A. Crombach, »Systematic review and meta-analyses of the long-term efficacy of narrative exposure therapy for adults, children and perpetrators«, *Psychotherapy Research* 31 (2021), S. 695–710.

9 Die Therapeuten stehen über den spendenfinanzierten Verein »vivo international« im Austausch, sie werden darüber ausgebildet und die weltweiten Einsätze in Krisenregionen organisiert und finanziert, www.vivo.org. Einen interessanten kurzen Einblick in diese Arbeit gibt es hier: https://www.youtube.com/watch?v=5ghDnIDStMg.

10 F. Neuner u. a., siehe Anm. 8, S. 3. Drei Betrachtungsebenen werden von den NET-Entwicklern genannt, die sehr wichtig sind. Einmal sind es die Erlebnisse während des Traumas. Dies sind körperliche und seelische Reaktionen auf völlig unvorhergesehene und unvorstellbare Bedrohungen. Dann gibt es das Abspeichern dieser Erlebnisse, also deren Codierung im eigenen Gedächtnis. Das Auseinanderlaufen der Gedächtnissysteme führt zu ausgeprägtem Bedrohungserleben und bruchstückhaftem Wissen über den Kontext der Traumaerfahrung. Sie werden nachvollziehbar als Kern der PTBS und als die Grundlage für die Aufrechterhaltung der Störung angesehen. Drittens muss man die Bewältigungs- oder sogenannten Copingversuche der Patienten und Patientinnen betrachten, in deren Rahmen die Konsolidierung des Traumagedächtnisses mehr oder weniger automatisch betrieben wird. Meist führt dies zu Rückzug sowie zur Vermei-

dung aller mit dem Trauma verbundenen Dinge, Personen und Situationen, und es kommen die aufdrängenden Erinnerungen in Flashbacks. Hinzu kommen oft emotionale Instabilität und kompensatorisches Verhalten wie Aggression und Reizbarkeit.

Kapitel 16

1 Diese sind zum Beispiel Physiotherapie, Ergotherapie, Soziotherapie, Gymnastik, kognitives Training, Gesprächsgruppen mit unterschiedlichen Schwerpunkten oder Angehörigengruppen.

2 Dies sind die ICD-11-Kriterien für eine depressive Episode, formale Bezeichnung: einzelne depressive Episode, schwergradig, ohne psychotische Symptome, nach ICD-11-Codierung: 6A70.3; die Nationale Versorgungsleitlinie Unipolare Depression gibt eine sehr gute Übersicht zur Symptomatik, Diagnostik und zur Pharmakotherapie und Psychotherapie: https://register.awmf.org/de/leitlinien/detail/nvl-005, frühere Auflagen habe ich mit anderen federführend herausgegeben; dazu auch zwei Ratgeber: F. Schneider und T. Nesseler, *Depressionen im Alter. Die verkannte Volkskrankheit. Hilfe für Betroffene und Angehörige*, München 2011, sowie F. Schneider, *Depressionen im Sport. Der Ratgeber für Sportler, Trainer, Betreuer und Angehörige.* Mit einem Geleitwort von Teresa Enke, München 2013.

3 F. Schneider, *Demenz. Der Ratgeber für Patienten und Angehörige. Verstehen, therapieren, begleiten*, München 2012.

4 J. Thünker und R. Pietrowsky, *Alpträume. Ein Therapiemanual*, 2. Aufl., Göttingen 2021; R. Pietrowsky, *Was uns den Schlaf raubt. Albträume in Psychologie, Kunst und Kultur*, Freiburg 2014.

5 In der Beschreibung der PTBS der ICD-11 heißt es u. a.: Wiedererleben des traumatischen Ereignisses oder der traumatischen Ereignisse in der Gegenwart in Form von lebhaften aufdringlichen Erinnerungen, Rückblenden oder Albträume; Albträume können grundsätzlich aber auch eigenständig auftreten und sind dann diagnostisch als Albtraumstörung zu codieren.

6 J. Thünker und R. Pietrowsky, siehe Anm. 4. Ein neuerer Ansatz der Albtraumtherapie wurde als Targeted Memory Reactivation beschrieben. Dabei wird die Albtraummodifikation mit physiologischen Messungen und der Applikation von Tönen im REM-Schlaf unterstützt. Dies könnte eine Erfolg versprechende Methode werden: S. Schwartz, A. Clerget und L. Perogamvros, »Enhancing imagery rehearsal therapy for nightmares with targeted memory reactivation«, *Current Biology* 32 (2022), S. 4808–4816.

7 J. Thünker und R. Pietrowsky, siehe Anm. 4, S. 78 ff. und S. 91 ff.

Kapitel 17

1 H. Glaesmer und J. Rosendahl, »Traumatisierungen im Kontext schwerer körperlicher Erkrankungen und medizinischer Behandlungen«, in: H. Glaesmer, S. B. Gahleitner, I. Schäfer und C. Spitzer (Hrsg.), *Handbuch der Psychotraumatologie*, 5. Aufl., Stuttgart 2024, S. 405–417.

2 L. Frölich und F. Schneider, »Neurokognitive Störungen: Delir, leichte neurokognitive Störung und andere organische psychische Erkrankungen«, in: F. Schneider und I. Schneider (Hrsg.), *Facharztwissen Psychiatrie, Psychosomatik und Psychotherapie*, Berlin 2025, im Druck.

3 H. Böhner, T. Hummel, W. Sandmann und F. Schneider, »Aktuelle Diagnostik und Therapie postoperativer Delirien«, *Deutsche Medizinische Wochenschrift* 126 (2001), S. 504–506.

4 H. Myhren, O. Ekeberg, K. Tøien, S. Karlsson und O. Stokland, »Posttraumatic stress, anxiety and depression symptoms in patients during the first year post intensive care unit discharge«, *Critical Care* 14 (2010), R14; H.-P. Kapfhammer, »Depressive, Angst- und posttraumatische Belastungsstörungen als Konsequenzen intensivmedizinischer Behandlung«, *Nervenarzt* 87 (2016), S. 253–263.

5 J. C. Jackson, P. P. Pandharipande, T. D. Girard u. a., »Depression, post-traumatic stress disorder, and functional disability in survivors of critical illness in the BRAIN-ICU study: a longitudinal cohort study«, *Lancet Respiratory Medicine* 2 (2014), S. 369–379; A. M. Parker, T. Sricharoenchai, S. Raparla, K .W. Schneck, O. J. Bienvenu und D. M. Needham, »Posttraumatic stress disorder in critical illness survivors: a metaanalysis«, *Critical Care Medicine* 43 (2015), S. 1121–1129.

6 Eine umfassende Übersicht gibt dazu U. Boeken, *Neues Leben mit dem neuen Herzen. Hinweise und Tipps für die Zeit vor und nach einer Herztransplantation*, München 2021.

7 Die Deutsche Stiftung Organtransplantation (DSO) hat berechnet, dass Ende des Jahres 2024 deutschlandweit 8260 Personen auf ein Spenderorgan warteten. Im ganzen Jahr 2024 wurden in Deutschland aber nur 2854 Organe gespendet.

8 Left Ventricular Assist Device, LVAD. Dies ist ein linksventrikuläres Hilfssystem, was also die Aufgaben der defekten linken Herzkammer übernimmt.

9 Alois Brettschneider erhielt das HeartWare®-Herzunterstützungssystem, eine Herzpumpe. Das LVAD verwendet eine Durchflusskreiselpumpe mit einem elektromagnetisch angetriebenen Impeller, um Blut vom Herzen zur Hauptschlagader zu transportieren. Eine neuere Untersuchung zum Auftreten von psychischen Störungen kurz oder lang nach Implantation solcher Systeme ergab folgende Ergebnisse: PTBS-Raten von über 23 % der entsprechend versorgten Patienten, Depression 15 %, Suizidgedanken 11 % und Angststörungen 17 % (R. N. Sladen, M. A. Shulman, A. Javaid u. a., »Postdischarge functional capacity, health-related quality of life, depression, anxiety, and post-traumatic stress disorder in patients receiving a long-term left ventricular assist device«, *Journal of*

Cardiac Failure 28 [2022], S. 83–92). Die Häufigkeit von Angstsymptomen scheint bei den Partnern und Partnerinnen sogar noch höher zu sein (C. Brouwers, J. Denollet, K. Caliskan, N. de Jonge, A. Constantinescu, Q. Young, A. Kaan und S. S. Pedersen, »Psychological distress in patients with a left ventricular assist device and their partners: an exploratory study«, *European Journal of Cardiovascular Nursing* 14 [2015], S. 53–62).

10 Alois Brettschneider nutzte das Programm von NovaVision, https://novavision.de.

11 W. v. Scheidt, B. Reichart, B. Meiser u. a., »Unique 40-year survival after heart transplantation with normal graft function and spontaneous operational tolerance«, *Clinical Research in Cardiology* 113 (2024), S. 661–671.

Kapitel 18

1 Dies entspricht den Prinzipien der Gesprächspsychotherapie nach Karl Rogers, die auch »klientenzentrierte Psychotherapie« genannt wird (R. Tausch und A.-M. Tausch, *Gesprächspsychotherapie. Hilfreiche Gruppen- und Einzelgespräche in Psychotherapie und alltäglichem Leben*, 9. Aufl., Göttingen 1990; J. Eckert, E.-M. Biermann-Ratjen und D. Höger [Hrsg.], *Gesprächspsychotherapie. Lehrbuch*, 2. Aufl., Berlin 2012).
Ich finde die alte Bezeichnung »non-direktive Psychotherapie« noch treffender. Das Wichtigste ist bei dieser Therapieschule die Kraft der therapeutischen Beziehung, um dem Leben wieder zu einem Sinn zu verhelfen. Der Therapeut oder die Therapeutin unterstützt dabei nur, eigene Wege zu finden und zu gehen.

2 E. E. Werner und R. S. Smith, *Vulnerable but invincible. A longitudinal study of resilient children and youth*, New York 1982; E. E. Werner, »Vulnerable but invincible: high-risk children from birth to adulthood«, *Acta Paediatrica* 86 (1997), S422, S. 103–105, sowie E. E. Werner, »Vulnerable but invincible: high risk children from birth to adulthood«, *European Child & Adolescent Psychiatry* 5 (1996), Supplement 1, S. 47–51.

3 Eine deutsche Arbeitsgruppe hat während der COVID-19-Pandemie mehrere typische Resilienztypen bestimmt: S. K. Schäfer, A. M. Kunzler, R. Kalisch, O. Tüscher und K. Lieb, »Trajectories of resilience and mental distress to global major disruptions«, *Trends in Cognitive Sciences* 26 (2022), S. 1171–1189.

Kapitel 19

1 L. Frölich, L. Hausner und F. Schneider, »Neurokognitive Störungen: Demenzen«, in: F. Schneider und I. Schneider (Hrsg.), *Facharztwissen Psychiatrie, Psychosomatik und Psychotherapie*, 3. Aufl., Berlin 2025, im Druck.

2 D. Cicchetti, »Resilience under conditions of extreme stress: a multilevel perspective«, *World Psychiatry* 9 (2010), S. 145–154.

3 M. Van Schoors, E. Van Lierde, K. Steeman, L. L. Verhofstadt und G. M. D. Lemmens, »Protective factors enhancing resilience in children of parents with a mental illness: a systematic review«, *Frontiers in Psychology* 14 (2023), 1243784; H. S. Herbert, M. Manjula und M. Philip, »Growing up with a parent having schizophrenia: experiences and resilience in the offsprings«, *Indian Journal of Psychological Medicine* 35 (2013), S. 148–153.

4 F. Häßler, R. Schepker und D. Schläfke (Hrsg.), *Kindstod und Kindstötung*, Berlin 2008; F. Schneider, H. Frister und D. Olzen, *Begutachtung psychischer Störungen*, 5. Aufl., Berlin 2024.

5 J. Strough, A. M. Parker, L. Ayer, V. Parks und M. L. Finucane, »Aging and emotional well-being after disasters: vulnerability and resilience«, *Gerontologist* 64 (3) (2023), gnad099.

6 G. A. Bonanno, *Das Ende des Traumas. Wie das Wissen über Resilienz unser Traumaverständnis revolutioniert*, Stuttgart 2024; M. D. Seery, E. A. Holman und R. C. Silver, »Whatever does not kill us: cumulative lifetime adversity, vulnerability, and resilience«, *Journal of Personality and Social Psychology* 99 (2010), S. 1025–1041.

7 A. Maercker, L. Pielmaier und S. B. Gahleitner, »Risikofaktoren, Resilienz und posttraumatische Reifung«, in: H. Glaesmer, S. B. Gahleitner, I. Schäfer und C. Spitzer (Hrsg.), *Handbuch der Psychotraumatologie*, 5. Aufl., Stuttgart 2024, S. 41–55.

8 R. G. Tedeschi und L. G. Calhoun, »The posttraumatic growth inventory: measuring the positive legacy of trauma«, *Journal of Traumatic Stress* 9 (1996), S. 455–471.

9 S. E. Taylor, M. E. Kemeny, G. M. Reed, J. E. Bower und T. L. Gruenewald, »Psychological resources, positive illusions, and health«, *American Psychologist* 55 (2000), S. 99–109; R. G. Tedeschi und L. G. Calhoun, »Posttraumatic growth: conceptual foundations and empirical evidence«, *Psychological Inquiry* 15 (2004), S. 1–18; T. Zoellner und A. Maercker, »Posttraumatic growth in clinical psychology – a critical review and introduction of a two component model«, *Clinical Psychology Review* 26 (2006), S. 626–653.

10 J. Mangelsdorf, M. Eid und M. Luhmann, »Does growth require suffering? A systematic review and meta-analysis on genuine posttraumatic and postecstatic growth«, *Psychological Bulletin* 145 (2019), S. 302–338.

11 Und es ist wichtig, dass Kinder und Jugendliche entwicklungsabhängig auch negative Erfahrungen machen, um ihre Wünsche und Vorstellungen an der Realität zu messen und sich damit auseinanderzusetzen.

12 D. Cicchetti, siehe Anm. 2.

Danksagung

1 F. Schneider (Hrsg.), *Irgendwie kommt es anders – Psychiater erzählen*, Berlin 2012.

Glossar

1 American Psychiatric Association, *Diagnostisches und Statistisches Manual Psychischer Störungen – Textrevision – DSM-5-TR®* (Deutsche Ausgabe herausgegeben von P. Falkai und H.-U. Wittchen), Göttingen 2025.

2 https://www.bfarm.de/DE/Kodiersysteme/Klassifikationen/ICD/ICD-11/uebersetzung/_node.html; dies ist eine vorläufige, noch keine amtliche Fassung der Kriterien der neuen ICD-11. Siehe auch L. Hölzel und M. Berger (Hrsg.), *ICD-11 – Psychische Störungen. Innovationen und ihre Bewertung,* Berlin 2024, sowie P. Tyrer (Hrsg.), *ICD-11: Neue Entwicklungen in Diagnostik und Klassifikation psychischer Störungen. Konzepte nachvollziehen und umsetzen* (Deutsche Ausgabe herausgegeben von W. Gaebel), Göttingen 2025.

3 I. Schäfer, T. Ehring, U. Frommberger u. a. (Hrsg.), *S3-Leitlinie Posttraumatische Belastungsstörung*, Berlin 2025, im Druck.

4 Ebd.

5 Zusammengefasst bei A. Maercker, »Systematik und Wirksamkeit der Therapiemethoden«, in: A. Maercker (Hrsg.), *Traumafolgestörungen*, 5. Aufl., Berlin 2019, S. 217–227.

6 N. Wahlsdorf, T. Michael, J. Lass-Hennemann und R. Sopp, »Triggerwarnungen: Hilfreich, wirkungslos – oder sogar schädlich?«, *Psychotherapeutenjournal* 23 (2024), S. 50–56; N. Wahlsdorf, M. R. Sopp und T. Michael, »Trauma und Gedächtnis«, in: H. Glaesmer, S. B. Gahleitner, I. Schäfer und C. Spitzer (Hrsg.), *Handbuch der Psychotraumatologie*, 5. Aufl., Stuttgart 2024, S. 128–136.

Weiterführende Literatur

M. Augsburger und A. Maercker, *Posttraumatische Belastungsstörungen. PTBS und KPTBS: Ein Leitfaden für die Diagnostik und Behandlung*, Stuttgart 2020.

G. A. Bonanno, *Das Ende des Traumas. Wie das Wissen über Resilienz unser Traumaverständnis revolutioniert*, Stuttgart 2024.

T. Ehring und A. Ehlers, *Ratgeber Trauma und Posttraumatische Belastungsstörung. Informationen für Betroffene und Angehörige*, 2. Aufl., Göttingen 2019.

H. Glaesmer, S. B. Gahleitner, I. Schäfer und C. Spitzer (Hrsg.), *Handbuch der Psychotraumatologie*, 5. Aufl., Stuttgart 2024.

B. van der Kolk, *Verkörperter Schrecken. Traumaspuren in Gehirn, Geist und Körper und wie man sie heilen kann*, 9. Aufl., Lichtenau 2024. (Davon liegt – unter anderem Titel – auch eine Taschenbuchausgabe vor: *Das Trauma in dir. Wie der Körper den Schrecken festhält und wie wir heilen können*, Berlin 2023.)

A. Maercker (Hrsg.), *Traumafolgestörungen*, 5. Aufl., Berlin 2019.

K. Priebe und A. Dyer (Hrsg.), *Metaphern, Geschichten und Symbole in der Traumatherapie*, Göttingen 2014.

I. Schäfer, T. Ehring, U. Frommberger u. a. (Hrsg.), *S3-Leitlinie Posttraumatische Belastungsstörung*, Berlin 2025, im Druck.

M. Schauer, *Die einfachste Psychotherapie der Welt. Wie wir die Ursachen von Stress und Krankheit behandeln und den Kreislauf von Trauma und Gewalt durchbrechen*, Hamburg 2024.

F. Schneider und I. Schneider (Hrsg.), *Facharztwissen Psychiatrie, Psychosomatik und Psychotherapie*, 3. Aufl., Berlin 2025, im Druck.

Register